Siegfried Kasper
Hans-Jürgen Möller (Hrsg.)

Therapeutischer
Schlafentzug

Klinik und
Wirkmechanismen

Springer-Verlag Wien GmbH

o. Univ.-Prof. Dr. Siegfried Kasper
Klinische Abteilung für Allgemeine Psychiatrie,
Universitätsklinik für Psychiatrie, Wien, Österreich

Univ.-Prof. Dr. Hans-Jürgen Möller
Psychiatrische Klinik, Klinikum Innenstadt, Universität München,
Bundesrepublik Deutschland

Die Wiedergabe von Gebrauchsnamen, Handelsnamen, Warenbezeichnungen
usw. in diesem Buch berechtigt auch ohne besondere Kennzeichnung
nicht zu der Annahme, daß solche Namen im Sinne der Warenzeichen- und
Markenschutz-Gesetzgebung als frei zu betrachten wären und daher von
jedermann benutzt werden dürfen.

Produkthaftung: Für Angaben über Dosierungsanweisungen und
Applikationsformen kann vom Verlag keine Gewähr übernommen werden.
Derartige Angaben müssen vom jeweiligen Anwender im Einzelfall anhand
anderer Literaturstellen auf ihre Richtigkeit überprüft werden.

Satz: Vogel Medien GmbH, A-2100 Korneuburg

Graphisches Konzept: Ecke Bonk

Gedruckt auf säurefreiem, chlorfrei gebleichtem Papier-TCF

ISBN 978-3-211-82746-8   ISBN 978-3-7091-6592-8 (eBook)
DOI 10.1007/978-3-7091-6592-8

Vorwort

Der therapeutische Schlafentzug, von manchen Autoren auch Wachtherapie genannt, ist eine in deutschsprachigen Ländern häufig angewandte Therapieform bei Patienten mit depressiven Erkrankungen. Vorwiegend im stationären und erst nach genauer Kenntnis auch im ambulanten Setting erfreut sich die anfangs paradox erscheinende, aber sehr effiziente Therapieform großer Beliebtheit. Die überzeugenden Erfolge der klinischen Behandlung, insbesondere wenn wiederholt angewandt, haben Forscherinnen und Forscher schon früh veranlaßt, Vorstellungen über den Wirkmechanismus zu entwickeln. Diese haben, nach deren empirischer Überprüfung, einen weiterführenden Einblick in die Pathophysiologie depressiver Erkrankungen und antidepressiver Therapieverfahren ermöglicht. Der im Gegensatz zur medikamentös-antidepressiven Behandlung auftretende rasche Wirkungseintritt läßt auf einen unterschiedlichen Wirkmechanismus schließen und die Hoffnung aufrecht erhalten, daß dessen genauere Kenntnis auch für medikamentöse Ansätze genutzt werden kann.

Das vorliegende Buch richtet sich in seiner monographischen Zusammenstellung sowohl an einen praktisch (mit Schwerpunkt im ersten Teil des Buches) als auch wissenschaftlich (mit Schwerpunkt im zweiten Teil des Buches) tätigen Leserkreis. Von namhaften, auf dem Gebiet der Schlafentzugsbehandlung tätigen, Forscherinnen und Forschern wurden deshalb in diesem Buch Beiträge sowohl zur Klinik als auch zu den damit verbundenen biologischen Grundlagen erarbeitet. Wenn es uns gelungen ist, durch die dabei aufgezeigten Ansätze zur weiteren Verbreitung der Schlafentzugsbehandlung beizutragen und damit verbundene Forschungsvorhaben zu stimulieren, so haben wir unser Ziel erreicht.

Wien und München, im Frühjahr 1996   S. Kasper und H.-J. Möller

Inhaltsverzeichnis

Klinik des therapeutischen Schlafentzugs

Vom Schlafdefizit zur Wachtherapie
Zur Entwicklung des antidepressiven Schlafentzuges

R. Tölle

Schlafdefizit

Dr. Heinrich Hansjakob, Schriftsteller, Theologe und Politiker, erkrankte 56jährig an einer schweren Depression und ließ sich am 6. 1. 1894 in die Anstalt Illenau in Baden aufnehmen. Er hatte dieses Krankenhaus, das seit dem Wirken von C. F. W. Roller als „Musteranstalt" galt, bereits 40 Jahre zuvor kennengelernt, als sein Vater dort aus gleichem Grunde behandelt wurde. Hansjakob litt auch an ausgeprägter Schlafstörung und äußerte den Wunsch, einmal richtig schlafen zu können. Er erhielt ein Schlafmittel (das damals übliche Paraldehyd). Hierüber schrieb er in sein Tagebuch:

„Am Morgen wachte ich auf und mit mir meine Schwermut. Und schon heute zeigte sich die spätere Regel, daß auf eine gute Nacht ein schlechter Tag folgte und umgekehrt. Solch ein närrisches Spiel treiben mit uns kranke Nerven. Haben sie nachts geruht, so plagen sie tagsüber, waren sie nachts schlaflos, so bleiben sie den folgenden Tag zahm, oder richtiger, die Aufregung und Spannung der Nacht dauert fort und verhütet Depressionen."

Was H. Hansjakob vor 100 Jahren mitteilte, ist eine der keineswegs seltenen Beschreibungen eines merkwürdigen Zusammenhanges („närrisches Spiel") zwischen Schlaf und Depression (Melancholie). Dieses psychopathologische Phänomen, das (wie wir heute wissen) therapeutisch bedeutsam ist, blieb lange Zeit unbeachtet. Auch Hansjakobs Arzt, der Direktor der Illenau, Geheimrat Dr. Heinrich Schüle, ist hierauf anscheinend nicht eingegangen; denn die Krankengeschichte enthält hierüber nichts (Hansjakob siehe Ausgabe Winter). Auch in Schüles Lehrbuch „Klinische Psychiatrie", das allerdings schon 1886 erschien, findet man nichts über den Zusammenhang zwischen Schlaf und Depressionstiefe.

Hansjakob war seinerzeit ein bekannter Mann, seine Schriften fanden viele Leser. Sein Tagebuch „Aus kranken Tagen" wurde von Psychiatern beachtet. Birnbaum zitiert in „Psychopathologische Dokumente" (1920) ausführlich aus dem Tagebuch, Kanngießer (1926) diskutiert die Diagnose, und Lange-Eichbaum geht in „Genie, Irrsinn, Ruhm" (1928) auf Hansjakob ein. Birnbaum zitiert zwar diese Stelle, jedoch unvollständig und ohne Kommentar. Bezeichnenderweise endet die Zitierung mit den Worten „. . . schlechter Tag folgte". Die „umgekehrte" Erfahrung von Hansjakob hielt Birnbaum anscheinend nicht für mitteilenswert.

Auch später hörten Psychiater von Patienten immer wieder solche Selbstbeobachtungen, ohne sie zu beachten oder zu bewerten. Manche erinnerten sich nachträglich hieran (nachdem der Schlafentzug als antidepressive Therapie Bedeutung gewonnen hatte), wie wir aus Zuschriften erfuhren.

Warum wurde die therapeutische Bedeutung dieser Mitteilungen lange Zeit nicht erkannt? Anscheinend standen mehrere Umstände der Bewertung der Beobachtung entgegen, insbesondere die eindrücklichen Klagen depressiver Patienten über die Schlafstörung. Sie ist das häufigste aller Depressionssymptome, so daß die Schlafstörung in der Depressionslehre als „Achsensymptom" galt. Wie sollte man daran denken, daß eine Verstärkung dieser Störung therapeutisch nützlich sein könnte? Dieser Gedanke lag um so ferner, als diese Patienten selbst hauptsächlich von schlechtem Befinden, auch nach gutem Schlaf, zu sprechen pflegen, da sie in der melancholischen Verfassung alles Ungünstige hervorheben, während sie Positives (wie auch Symptomminderung nach schlechtem Schlaf) weniger erleben bzw. mitteilen können.

Das ärztliche Bemühen zielte vielmehr auf die Bekämpfung der Schlafstörung ab. Es wurden sogar Schlafkuren angewandt, allerdings bei Depressiven ohne Erfolg. Durch Schlafen kann eine Depression nicht gebessert werden.

Die Erfahrung, daß auf mangelnden oder fehlenden Schlaf eine Aufhellung der Depression folgen könne, setzte sich erst durch, nachdem W. Schulte hierauf hingewiesen hatte. Allerdings hat auch er die Zusammenhänge zunächst im Sinne der vorherrschenden Lehrmeinung gesehen: Wie andere Krankheiten (z. B. Epilepsie) könnten „womöglich auch Depressionen" durch Schlaflosigkeit provoziert werden (1955 und 1959). Später aber hörte Schulte von einem Kranken, sodann von zwei weiteren Patienten, daß diese nach schlafloser Nacht einen hinsichtlich der Depressivität besseren Tag erlebt hatten. Er reihte diese Beobachtungen unter „ungewöhnliche Bilder und Verläufe" ein (1966), sah hierin eher Ausnahmen (nicht eine „Regel", wie Hansjakob schrieb) und zog hieraus keine weiteren Konsequenzen. Jedoch ist es Schultes Verdienst, diese kasuistischen Entdeckungen nicht auf sich beruhen zu lassen, sondern sie immer wieder anzusprechen: „So gibt es doch melancholisch Kranke, die, wenn sie sich absichtlich am Nachtschlaf gehindert haben, . . . am nächsten Morgen frischer und leistungsfähiger sind, als wenn sie ungehindert geschlafen hätten" (1969).

Schultes Berichte gaben seinen Mitarbeitern eine entscheidende Anregung, aus den kasuistischen Beobachtungen eine therapeutische Hypothese zu entwickeln, zu der im übrigen chronobiologische Überlegungen (bei Depressiven veränderte circadiane Rhythmik, die möglicherweise durch Modifikation des Schlafes beeinflußbar sei) Anlaß gaben.

Schlafentzug

Es ging nun um folgende *Fragestellung:* Sind jene Beobachtungen von Schlafdauer und Depressionstiefe nur zufällige Ausnahmen, oder bewirkt ärztlich verordneter und systematisch durchgeführter Schlafentzug unter kontrollierten Bedingungen eine Reduzierung der Depressionssymptomatik?

Die *erste Untersuchung* des Schlafentzuges (mit therapeutischer Fragestellung) ergab unerwartet eindeutige Befunde (Pflug und Tölle 1969, 1971a, b): Totaler Schlafentzug für eine Nacht wirkt bei der Mehrzahl der Behandelten eindrucksvoll antidepressiv (als ein Beispiel Abb. 1); allerdings folgt nach einer weiteren durchschlafenen Nacht häufig ein Rückfall; gleichzeitig gegebene antidepressive Medikamente mildern den Rückfall, erhalten also den Schlafentzugseffekt (Abb. 1); Wiederholungen sind nützlich (Abb. 2); der Effekt ist dem der Elektrokrampftherapie vergleichbar; *Indikationen* sind neben endogenen Depressionen (Melancholien) auch schwere neurotische Depressionen, allerdings mit geringerem Effekt.

Die antidepressive Wirkung tritt im Laufe der Nacht meist gegen 4.00 Uhr (zum Teil auch etwas früher oder später) ein. „Nach Mitternacht ging es los. Tränen flossen in Strömen. Erst Tränen der Verzweiflung, später gegen Morgen Tränen gemischt mit Funken des Glücks ... Den aufkommenden Frühsommermorgen erlebte ich auf dem Balkon der Station. Ich hörte wieder die Vögel singen und roch wieder die Natur. So wußte ich, es war vorbei." Der Patient, der dieses schrieb, beobachtete eine Mitpatientin: „Schlag 4.00 morgens legte sie ihr Strickzeug, das sie die ganze Nacht bewegt hatte, langsam auf den Tisch. Sie sah mich an, tastete vorsichtig ihren Brustkorb ab und sagte: Es ist weg. So als ob sie es noch nicht begreifen konnte. Sie sprang dann auf und sagte fest und glücklich: Es ist wirklich weg."

Diese *Ergebnisse* wurden bald bestätigt, zunächst von mitteleuropäischen, dann von skandinavischen und amerikanischen Psychiatern. Eine *Metaanalyse*, die Wu und Bunney (1990) aufgrund von 61 Publikationen durchführten, ergab eine ausgeprägte Response bei 59 Prozent der Patienten. Die Ergebnisse liegen eher noch höher, wenn man bedenkt, daß die Selbstbeurteilung, die der Erfolgskontrolle im allgemeinen zugrunde gelegt

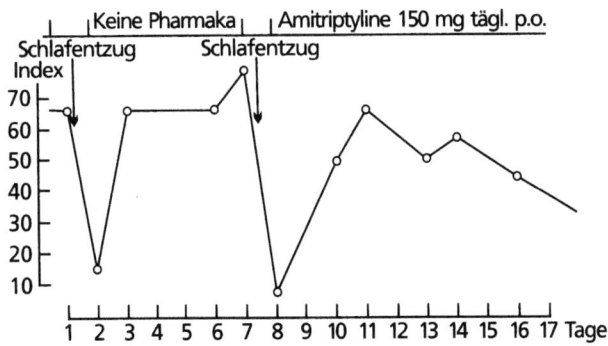

Abb. 1. Totaler Schlafentzug bei einer 56jährigen Frau; zweite Phase einer endogenen Depression (nach Pflug und Tölle 1971)

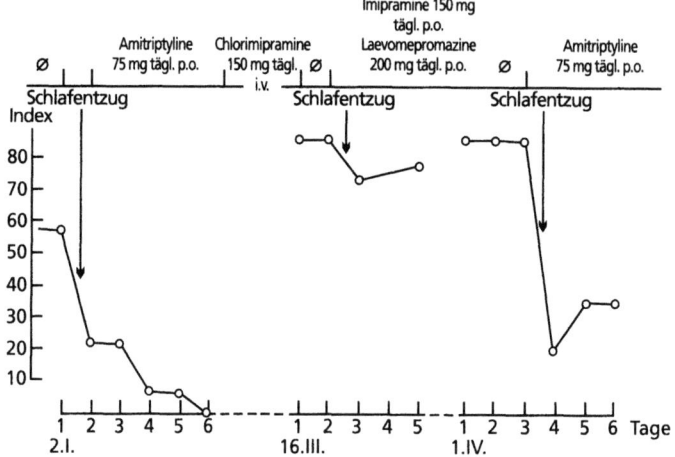

Abb. 2. Totaler Schlafentzug bei einem 61jährigen Mann mit multiphasiger Depression (nach Pflug und Tölle 1971)

wird, oft zu ungünstig ausfällt unter dem Eindruck von Müdigkeit oder vegetativer Mißbefindlichkeit am Morgen nach dem Schlafentzug.

Die *Verträglichkeit* ist sehr gut. Die gelegentlichen Umschläge in Hypomanie oder Manie werden in manchen Veröffentlichungen als Komplikationen mitgeteilt. Tatsächlich aber sind sie als therapeutische Erfolge zu registrieren, da somit die depressive Phase beendet ist. So erleben die Patienten den nach Wachtherapie eintretenden Umschlag, und so sollte ihn auch der Arzt werten, zumal ausgeprägte Manien mit Komplikationen nicht beobachtet wurden. Leider aber ist die schlafentzugsbedingte Manieprovokation bzw. Phasenbeendigung ein seltenes Ereignis.

Nachdem die antidepressive Wirksamkeit des Schlafentzuges erwiesen war (ausführlicher hierzu Rudolf in Kapitel 2), wurden *spezielle* Fragen untersucht: zunächst der Ablauf der *Schlafentzugsnacht*, über den allerdings immer noch relativ wenig Verläßliches bekannt ist (Rudolf und Tölle 1978). Ein Mittagsschlaf sollte am Entzugstag vermieden werden. Untersuchungen des Nap nahmen unverhältnismäßig breiten Raum in der Schlafentzugsforschung ein. Für den *zweiten Tag* nach Schlafentzug wurde gezeigt, daß es neben den bereits genannten Rückfällen gelegentlich auch nun erst einsetzende Effekte gibt (sogenannte Tag-2-Responder). Die Untersuchung der Beeinflussung des Schlafes in den folgenden Nächten ergab widersprüchliche Befunde.

Ungefähr gleichzeitig mit dem totalen Schlafentzug war der *Entzug von REM-Schlafphasen* als antidepressives Mittel untersucht worden (Vogel 1968). Trotz zunächst günstig erscheinender Effekte konnte sich dieser *selektive Schlafentzug* nicht durchsetzen, da er methodisch sehr aufwendig ist und daher nicht allgemein anwendbar ist, aber auch weil die anfänglich beschriebenen Therapieeffekte nicht bestätigt wurden.

Einen Schritt weiter führte die Entwicklung des *partiellen Schlafentzuges* (Schilgen et al. 1975, Schilgen und Tölle 1980). Hierzu gaben wiederum eine klinische Erfahrung und eine chronobiologische Überlegung Anlaß. Im Hinblick auf die Kranken war zu fragen, ob der Schlafentzug eine ganze Nacht andauern müsse. Denn vielen melancholischen Patienten ist sehr daran gelegen, früh schlafen zu gehen, sie suchen den Schlaf, weil nur er sie des qualvollen depressiven Erlebens enthebt (Schlaf als „Mantel, der alle Sorgen zudeckt" nach Cervantes). Daher schien es angeraten, den Patienten zunächst abends schlafen und erst später wachen zu lassen. Die chronobiologische Überlegung ging von circadian angelegten Untersuchungen physiologischer Funktionen aus, die gezeigt hatten, daß z. B. Kreislaufparameter ihren nächtlichen Umschlag in den meisten Fällen um ca. 2.00 bis 3.00 Uhr aufwiesen (Rudolf und Tölle 1977). Da dieser Umschlag möglicherweise ein Korrelat des Umschlages der Depressivität (zum Morgentief hin) sein könnte, war ein Versuch angeraten, diesem Zeitpunkt sozusagen zuvorzukommen, das heißt, die Patienten ab 1.30 Uhr wachen zu lassen.

Dieser partielle Schlafentzug in der *zweiten Nachthälfte* ergab mindestens ebenso günstige antidepressive Effekte wie der totale Schlafentzug (Abb. 3). Demgegenüber wirkt der Schlafentzug in der *ersten Nachthälfte* wesentlich weniger antidepressiv (Goetze und Tölle 1981). Später Schlafentzug bewirkt bei 70 Prozent der Behandelten eine mindestens 20prozentige Symptomreduktion. Einige Autoren bestätigten diese Befunde; Sack et al. (1988) bewiesen in einer Cross-over-Studie die Überlegenheit des späten gegenüber dem frühen partiellen Schlafentzug. Offen bleibt allerdings die Frage, ob hierfür mehr der Zeitabschnitt oder die Dauer des Schlafentzuges ausschlaggebend ist; denn nach Giedke et al. (1992) ist bei spätem Schlafentzug das Schlafdefizit größer als bei frühem.

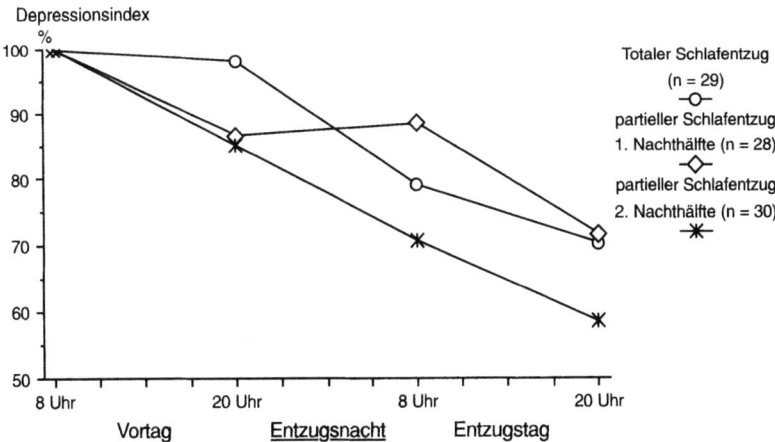

Abb. 3. Vergleich von drei Modifikationen des therapeutischen Schlafentzuges (Mittelwerte des Depressionsindex in Prozent des Ausgangswertes) (nach Goetze und Tölle 1981)

Klinisch ist es wichtig, herauszufinden, ob auch bei einem *Weckzeitpunkt* später als 1.30 Uhr der antidepressive Effekt ungeschmälert eintritt. Der Weckzeitpunkt 2.00 Uhr (Sack et al. 1988) schien noch günstig, Wecken um 2.30 Uhr aber ungünstiger als um 1.30 Uhr (Fischer et al. 1990), ab 3.00 Uhr deutlich ungünstig (Elsenga et al. 1983). Schlafentzug, der auf die Zeit von 3.00 bis 5.00 Uhr beschränkt ist, wirkt wesentlich weniger als totaler Schlafentzug (Giedke et al. 1990). Eingehende Untersuchungen stehen noch aus.

Der partielle Schlafentzug in der zweiten Nachthälfte zeichnet sich dadurch aus, daß er effektiv und aus der Sicht des Patienten akzeptabel ist (siehe unten). Dennoch setzt er sich nur sehr zögernd durch. Nicht wenige Psychiater wenden noch totalen Schlafentzug an, teils aus Unkenntnis, teils weil ihnen bei wissenschaftlichen Untersuchungen der totale Schlafentzug experimentell mehr entgegenkommt. Es ist allerdings zu fragen, ob aus klinischer Sicht totaler Schlafentzug den Patienten immer noch zugemutet werden darf und ob experimentell gesehen nicht doch besser *die* Variante des Schlafentzuges erforscht werden sollte, die klinisch die bedeutsamere ist.

Die günstige Wirkung des Schlafentzuges bei *therapieresistenten Depressionen* wurde von mehreren Autoren beschrieben und auch belegt (Dessauer et al. 1985; siehe Abb. 4). Es wäre aber falsch, die Anwendung des Schlafentzuges auf diese Indikation zu beschränken, wie man gelegentlich liest.

Hier und bei anderen schweren Depressionen bewähren sich *Wiederholungen* der Schlafentzugsbehandlung. Die Abstände wurden unterschiedlich gewählt, meist zwischen 2 und 7 Tagen. Eine Studie von Kuhs versucht nun, die optimale Frequenz zu bestimmen. Wichtige Ergebnisse der wiederholten Anwendung sind die Erfahrungen, daß Schlafentzugseffekte aus-

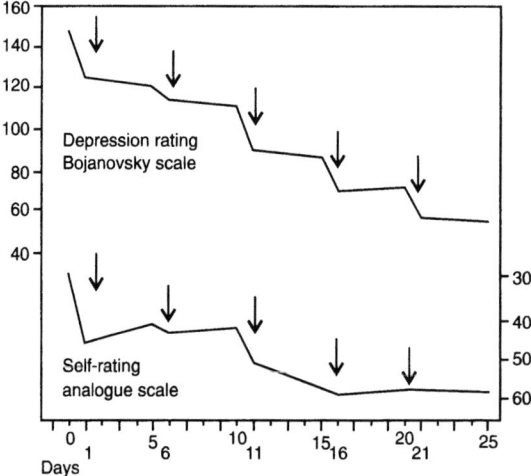

Abb. 4. Wiederholte Wachtherapie (↓) bei 25 endogen Depressiven bei Therapieresistenz (nach Dessauer et al. 1985)

gesprochen variabel sind, daß eine Vorhersage des einzelnen Versuches bisher nicht gelingt und daß nach anfänglicher Non-Response bei weiteren Versuchen durchaus Response eintreten kann: Auch wer von einem ersten Schlafentzug nicht oder kaum profitiert, hat eine gut 60prozentige Chance der Besserung bei der zweiten bzw. dritten Behandlung (Telger et al. 1990).

Ein Arzt, der an zahlreichen melancholischen Phasen erkrankte, berichtete über den regelmäßigen Einsatz des Schlafentzuges: „Für gewöhnlich tritt schon bei der ersten Wachtherapie eine spürbare Besserung ein, die aber erst nach vier bis sechs Wachtherapien länger anhält und ein erträgliches Leben ermöglicht. Auf diese Weise ist es mir gelungen, nur in größeren Abständen eine stationäre Behandlung zu benötigen. Die Ursache dieser stationären Behandlungen war jedes Mal, daß nicht frühzeitig Wachtherapie eingesetzt wurde."

Eine wesentliche Erweiterung des Indikationsgebietes brachten die Befunde von Fähndrich (1981, 1982) zur Schlafentzugsbehandlung *depressiver Syndrome bei schizophrenen und schizoaffektiven Psychosen* einschließlich der postremissiven Depressionszustände (Abb. 5). Damit wurde die Erfahrung abgerundet, daß depressive Syndrome auf Schlafentzug ansprechen, nämlich endogene und neurotische Depressionen, depressive Syndrome bei Schizophrenie und bei Hirnkrankheiten (z. B. M. Parkinson), also unabhängig von nosologischen Zuordnungen. Bei anderen psychopathologischen Syndromen hingegen wurden keine nennenswerten therapeutischen Effekte festgestellt.

Manche klinisch wichtige Frage ist noch offen, z. B. die nach den langfristigen Effekten der (wiederholten) Schlafentzüge bzw. nach einer mög-

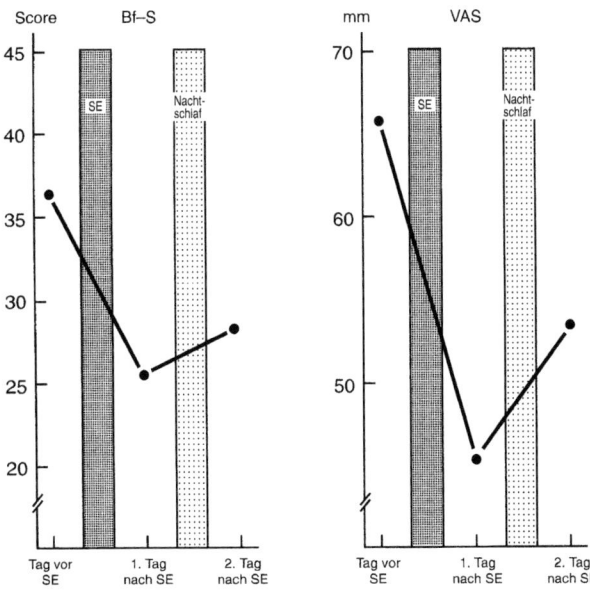

Abb. 5. Totaler Schlafentzug bei 21 depressiven Schizophreniekranken (nach Fähndrich 1982)

lichen Phasenabkürzung durch Schlafentzug, die in einzelnen Fällen zu beobachten ist, gruppenstatistisch aber noch nicht belegt wurde. Zu wenig bekannt ist noch über Interaktionen zwischen Pharmakotherapie und Schlafentzug. Es gibt mehrere Hinweise dafür, daß Pharmakotherapie die Schlafentzugswirkung insofern unterstützen kann, als bei gleichzeitig gegebenen Antidepressiva die Tag-2-Rezidive seltener werden (Wu und Bunney 1990) und unter Lithium die Wirkung des Schlafentzuges verlängert wird (Baxter et al. 1986, Grube et al. 1990, Szuba et al. 1994).

Die klinisch wichtigste Frage in diesem Zusammenhang lautet, ob die *Kombination Antidepressivum + Wachtherapie* der reinen medikamentösen Behandlung im Behandlungsverlauf überlegen ist. Diese Fragestellung wurde auffallend wenig untersucht, obwohl bereits die ersten Erfahrungen und eine Studie von Loosen et al. (1976) hierauf hinwiesen. Erst kürzlich erbrachte eine Untersuchung (Kuhs et al. 1995) den Beweis: Nach vier Wochen ist das Behandlungsergebnis bei den kombiniert Behandelten signifikant günstiger.

Durch die Schlafentzugstherapie erhielt die *chronobiologische Depressionsforschung* neue Impulse. Psychopathologisch zeigte sich, daß die *circadiane Schwankung der Depressionssymptomatik* in ihrer „typischen" Ausprägung (Morgentief) keineswegs so häufig bzw. typisch ist, wie lange angenommen wurde; auch intraindividuell erweist sie sich nicht als stabil und konstant (Stallone et al. 1973, Tölle und Goetze 1987, Tölle 1991). Daher kann es nicht verwundern, daß auch die prädiktive Bedeutung dieser Tagesschwankung für den Schlafentzugseffekt ungewiß ist und von den Autoren unterschiedlich angegeben wird. Eher ist eine durchgehende Neigung zur typischen Tagesschwankung („diurnality" nach Reinink et al. 1990; auch Gordijn et al. 1994) ein Prädiktor.

Therapeutisch nützlicher erscheint es, einem anderen Hinweis nachzugehen: Wenn keine *Tagesschwankung der Depressionssymptomatik* festzustellen ist oder die seltenere inverse Tagesrhythmik (Abendtief) besteht, kann Schlafentzug anscheinend eine typische Tagesschwankung (mit Morgentief) provozieren (Rudolf und Tölle 1978a). Das ist insofern bedeutsam, als die typische Tagesschwankung als prognostisch günstiges Merkmal gilt. Weitere Untersuchungen müssen klären, ob dieser Schlafentzugseffekt regelmäßig eintritt und welche Bedeutung ihm für den Behandlungsablauf zukommt.

Parallel zu den bisher referierten klinischen Studien wurden *biologischpsychiatrische Untersuchungen* im Zusammenhang mit dem therapeutischen Schlafentzug durchgeführt, ebenfalls in großer Zahl, jedoch nicht mit jenem Übergewicht, das in anderen Bereichen der Psychiatrie festzustellen ist. In der Erforschung des therapeutischen Schlafentzuges (Wachtherapie) halten sich klinische und biologisch-psychiatrische Forschungsinitiativen ungefähr die Waage, wenigstens wenn man die Zahl der Publikationen vergleicht.

Nach den ersten Untersuchungen, die sich auf leicht zugängliche physiologische und klinisch-chemische Parameter beschränkten und nach somatischen Korrelaten suchten (Bojanowsky et al. 1973, 1974), wurden bald

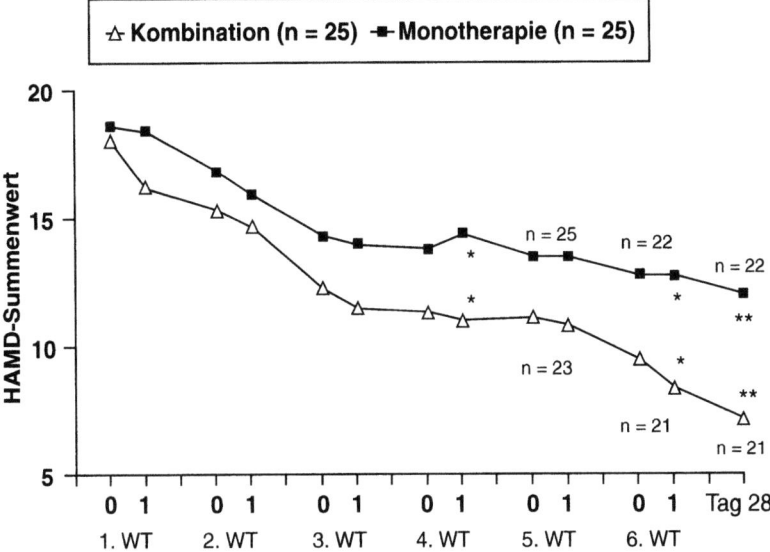

Abb. 6. Vergleich Kombination antidepressiver Medikation + Wachtherapie versus medikamentöse Monotherapie (nach Kuhs et al. 1995). * $p < 0,05$; ** $p < 0,01$

neurochemische Untersuchungen aufgenommen, beginnend mit *Transmitter-Studien* von Matussek et al. (1974). Es folgten zahlreiche weitere Studien in diesem Gebiet, jedoch zeigte sich, daß den Umsetzungen von Noradrenalin und Serotonin bei Schlafentzug offenbar nicht die gleiche und auch nicht eine entsprechende Bedeutung zukommt wie bei der antidepressiven Pharmakotherapie.

Weitere Untersuchungen mit neurophysiologischen, neurochemischen und neuroendokrinologischen Methoden verfolgten die Ziele, *quantifizierbare Beziehungen* zwischen diesen Meßgrößen und dem Ausmaß des therapeutischen Schlafentzugseffektes festzustellen sowie diese biologischen Parameter in circadianen Versuchsanordnungen mit und ohne Schlafentzug zu erfassen. Hierüber wird in den einzelnen Kapiteln dieses Buches ausführlich berichtet (siehe auch Kuhs und Tölle 1991), so daß hier nur wenige Anmerkungen folgen sollen. Die mitgeteilten Befunde divergieren erheblich. Die Beziehungen zwischen klinischen und biologischen Effekten bleiben unklar, zumal es kaum Hinweise auf Spezifität gibt; denn die bei antidepressivem Schlafentzug festgestellten biologischen Veränderungen sind den Schlafentzugseffekten bei Gesunden sehr ähnlich.

Schlafuntersuchungen zielten einerseits auf den Einfluß des Schlafentzuges auf den Schlaf (in den folgenden Nächten) ab, insbesondere auf die Schlaftiefe, auf REM-Latenz und REM-Rebound. Die Ergebnisse sind noch unbestimmt, teilweise widersprüchlich. Andererseits wurde untersucht, welche

Beziehungen zwischen vorausgegangener Schlafstörung und Schlafent-
zugs-Response besteht, ebenfalls noch nicht mit sicheren Ergebnissen.

Eine klinisch sehr bedeutsame Frage wurde bisher ausgeklammert: Dürfen wir – angesichts der festgestellten Beziehungen zwischen Schlaf und
Depressivität und insbesondere des antidepressiven Schlafentzugseffektes
– überhaupt noch die Schlafstörung der depressiven Patienten behandeln?
Wirken wir damit antitherapeutisch? Andererseits: Können wir dem durch
Schlafstörung gequälten melancholischen Patienten die Hilfe von Schlaf-
mitteln vorenthalten?

Chronobiologische Überlegungen rückte Papousek (1975) in das Zentrum
der Erforschung affektiver Psychosen, auch im Zusammenhang mit den
Schlafentzugseffekten (1978). So lag es nahe, neurochemische und neuroendokrinologische Parameter in ihrem circadianen Ablauf und unter
der Einwirkung von Schlafentzug zu untersuchen. Ohne in diesem Kapitel
auf Einzelheiten einzugehen kann zusammenfassend festgestellt werden,
daß diese Untersuchungen wohl zu einzelnen interessanten Ergebnissen
geführt, aber kaum etwas zum Wirkungsmechanismus des Schlafentzuges
beigetragen haben.

Die chronobiologischen Hypothesen (wie De[Re]synchronisationshypo-
these, [De]Regulationshypothese, Phase-advance/delay-Hypothese) wurden nur durch einzelne Befunde gestützt, nicht aber insgesamt erwiesen,
ebensowenig andere Hypothesen (Arousalhypothese, Streßhypothese).
Auch unsere anfängliche Annahme (1971), bei endogener Depression
(Melancholie) bestehe möglicherweise eine Veränderung der circadianen
Rhythmik und in diese Veränderung greife der Schlafentzug ein, läßt sich
nicht beweisen. Ob der Schlafentzugseffekt über eine Beeinflussung der
circadianen Rhythmik zustande kommt, kann heute ebensowenig beant-
wortet werden wie die Frage, ob die affektiven Psychosen „Rhythmus-
krankheiten" sind.

Psychische Faktoren für das Zustandekommen des Schlafentzugseffektes
wurden wenig untersucht. Erwartungseinstellungen spielen offensichtlich
kaum eine wesentliche Rolle (Pflug und Tölle 1971, Buddeberg und Dittrich 1978). Tiefenpsychologische Hypothesen (Bestrafung, Verhinderung
der Traumarbeit) blieben spekulativ. Offensichtlich handelt es sich bei
dem antidepressiven Schlafentzugseffekt um einen biologischen Vorgang.

Wachtherapie

Psychische Faktoren sind in anderer Hinsicht bedeutsam, nämlich für die
praktische Durchführung im Sinne einer patientengerechten therapeutischen Gestaltung des Schlafentzuges. Ein wichtiger Schritt in diese Richtung war der Übergang vom totalen zum partiellen Schlafentzug (siehe
oben). Mit zunehmender Erfahrung erwies sich, wie wichtig die persönliche Betreuung des wachenden Patienten ist. Die *Betreuung* sollte nicht einer Nachtschwester als Nebenaufgabe übertragen werden. Besser bewährt
es sich, in einer bestimmten Nacht der Woche (oder in zwei Nächten) eine

Gruppe von Patienten wachen und von einem „Wachtherapeuten" betreuen zu lassen. Diese Aufgabe kann ein(e) Schwester/Pfleger oder ein(e) geschulte(r) Student/Studentin übernehmen.

Der *Wachtherapeut* führt die Patienten der einzelnen Stationen nach dem Wecken um 1.30 Uhr in einem geeigneten Raum zusammen, wo ein nächtliches Programm stattfindet, das in ein oder zwei Mahlzeiten, verschiedenen Beschäftigungen (Gesellschaftsspielen), etwas Sport besteht. Besonders beliebt ist ein nächtlicher Spaziergang. Wesentlich ist die persönliche Betreuung der einzelnen wachenden Depressionspatienten hinsichtlich ihrer Stimmung, aber auch der Müdigkeit und etwaiger vegetativer Mißbefindlichkeiten. Die Akzeptanz dieser Angebote ist durchgehend gut bis sehr gut (Fischer et al. 1990, Ramseier 1993, Saller et al. 1993).

Eine Patientin berichtet: „Vor zehn Jahren wurde ich zum ersten Mal mit einer schweren Depression in die psychiatrische Klinik eingeliefert. Eine Methode, gegen diese Depression anzugehen, war der Schlafentzug. Ich mußte eine ganze Nacht aufbleiben und mich allein bzw. mit Hilfe einer Schwester wachhalten. – Nun bin ich wieder depressiv in die Klinik aufgenommen worden. Aus dem Schlafentzug von früher hat sich die Wachtherapie entwickelt, an der ich mehrfach teilgenommen habe. Ich durfte mich abends hinlegen und wurde um 1.30 Uhr von der Nachtschwester geweckt. Mit mir zusammen versammelten sich Patienten von mehreren Stationen in der Caféteria der Klinik. Zuerst wurde gefrühstückt, und dann machte sich die Gruppe mit einem Wachtherapeuten auf, zu einem ausgedehnten Spaziergang. Im Anschluß daran wurde die Zeit mit verschiedenen Spielen genutzt. Auf diese Weise wurde es uns Patienten erleichtert, uns sinnvoll zu beschäftigen und wachzubleiben."

Diese Maßnahmen verbessern zwar nicht den antidepressiven Effekt (Fischer et al. 1990), was wiederum ein Hinweis auf einen biologischen Wirkungsmechanismus ist. Wohl aber erleichtern sie den Zugang zum Schlafentzug und verbessern wesentlich dessen Akzeptanz. Wie nützlich der therapeutische Rahmen ist, zeigt sich auch im Vergleich mit dem zu Hause durchgeführten Schlafentzug ambulanter Patienten. Unter den geschilderten Bedingungen erscheint es berechtigt, von einer „*Wachtherapie*" zu sprechen.

Diese Bezeichnung zu benutzen hat mehrere Gründe. Der frühere Terminus „Schlafentzug" war der experimentellen Medizin entlehnt und gab dem Verfahren den Charakter eines Versuches, was *nach* der Experimentierphase überholt und wenig patientengerecht erschien. Zudem klingt „Entzug" nicht gut, am wenigsten für den depressiven Patienten, der bei seinem spezifischen Verlusterleben den verordneten Schlafentzug wie einen weiteren Verlust, wenn nicht als Strafe zu werten geneigt ist. „Wachtherapie" hingegen eröffnet sprachlich und in den Details der beschriebenen Durchführung dem Patienten eine andere Perspektive: Er erkennt ein wirksames *natürliches* Mittel und sieht, wie die Pharmakotherapie (gegen die manche Kranke Einwände haben) sinnvoll ergänzt wird; er kann selbst zur Behandlung beitragen, etwas gegen seine Depression tun.

Wir können dem Patienten weiterhin verständlich machen, daß auch bei einem Ausbleiben des Soforteffektes durch Wiederholungen erreicht werden kann, daß sein Leidenszustand schneller gemildert wird (als ohne

Wachtherapie). Und auch wenn der Effekt zeitlich begrenzt bleibt (Tag-2-Rezidiv), gewinnt der Patient doch die positive Erfahrung, daß sein Zustand gebessert werden kann und daß er wieder hoffen darf, wenn ein so einfacher Eingriff die Krankheit mildert, die Depression also offensichtlich beeinflußbar ist. Wenn die Wachtherapie so vorbereitet und durchgeführt wird, stellt sie für die Kranken kein Problem mehr dar. Die meisten äußerten den Wunsch nach Wiederholung.

Größer sind die Probleme offensichtlich auf seiten der Ärzte, erkennbar an dem erstaunlichen Umstand, daß viele Psychiater die Wachtherapie überhaupt nicht in ihr Behandlungsrepertoire aufgenommen haben. Eine Umfrage in der Schweiz ergab 1991, daß nur in drei der befragten 30 psychiatrischen Kliniken die Wachtherapie eingesetzt wird (Ramseier 1993).

Warum aber bleibt vielen Kranken diese Hilfe vorenthalten? Warum haben die Ärzte nicht genug Initiative bzw. zu viel Bedenken? Erscheint die Schlafentzugsbehandlung in der Durchführung zu aufwendig? Oder sind Vorurteile im Spiel („. . . auf diese Weise kann doch nicht . . .")? Oder unbewußte Ängste, vielleicht in Erinnerung daran, daß Schlafentzug einmal (im frühen 19. Jahrhundert) zu den repressiv wirkenden Sedierungsmitteln der Psychiatrie gehörte (Heinroth 1818)?

Hier sind die eingangs angestellten Überlegungen wieder aufzugreifen. Warum hat der Arzt Bedenken, dem Patienten etwas wegzunehmen? Der Schlaf ist, auch in der allgemeinen Bewertung durch Laien, sozusagen sakrosankt. „Oh, mordet nicht den Heil'gen Schlaf!", sagt F. Schiller (in „Wallenstein"), ähnlich Jean Paul: „Verflucht sei, wer den Schlaf stört." Ärzten kommt es offenbar noch weniger in den Sinn, Kranken Schlaf zu entziehen; denn es ist ärztliches Prinzip, dem Patienten etwas zu geben, nicht aber ihm etwas zu nehmen, am wenigsten dem Depressiven seinen Schlaf zu rauben.

Das weist auf ein weiteres Hemmnis hin. Was der Arzt dem Patienten üblicherweise zukommen läßt, sind hauptsächlich Pharmaka – der Mediziner gibt Medizin. So auch in der Psychiatrie: Psychopharmakotherapie ist so dominant geworden, daß andere Behandlungsverfahren sich nur schwer behaupten können. Das ist auch in Depressionsbüchern erkennbar, in denen das Therapiekapitel unterteilt wird in: Medikamentöse Behandlung/nichtmedikamentöse Behandlung. Letzteres subsumiert Schlafentzug, Krampfbehandlung und Psychotherapie, die unübersehbar als zweitrangig eingestuft werden. Das führt leicht zur Vernachlässigung therapeutischer Möglichkeiten. Demgegenüber lehren die klinischen Erfahrungen, daß psychiatrische Behandlung vielseitig und dabei weniger methodenorientiert als patientenbezogen sein soll.

Zusammenfassend ist heute, 25 Jahre nach der Einführung, zur Entwicklung des Verfahrens festzustellen: Die beste Methode ist der wiederholte partielle Schlafentzug (in der 2. Nachthälfte), der in einer betreuten Gruppe durchgeführt wird und die Bezeichnung *„Wachtherapie"* verdient. Das Standardverfahren in der Behandlung endogener Depressionen (Melancholien) und anderer schwerer Depressionen ist die Kombination von antidepressiver Pharmakotherapie und Wachtherapie auf der Basis einer psychotherapeutischen Führung des Kranken.

Literatur

Baxter LR, Liston EH, Schwartz JM, et al (1986) Prolongation of the antidepressant response to partial sleep deprivation by lithium. Psychiatry Res 19: 17–23

Birnbaum K (1920) Psychopathologische Dokumente. Springer, Berlin, S 126

Bojanovsky J, Pflug B, Tölle R, Uber TH (1973) Vegetative Effekte des therapeutisch angewandten Schlafentzuges bei Depressiven: Ophthalmodynamographie und Pupillometrie. Nervenarzt 44: 161–163

Bojanovsky J, Koch W, Tölle R (1974) Elektrolytveränderungen unter antidepressiver Therapie. Arch Psychiatr Nervenkr 218: 379–386

Buddeberg C, Dittrich A (1978) Psychologische Aspekte des Schlafentzugs. Arch Psychiatr Nervenkr 225: 249–261

Dessauer M, Goetze U, Tölle R (1985) Periodic sleep deprivation in drug-refractory depression. Neuropsychobiology 13: 111–116

Elsenga S, van den Hoofdakker RH (1983b) Clinical effects of several sleep/wake manipulations on endogenous depression. Sleep Res 12: 326

Fähndrich E (1981) Effects of sleep deprivation on depressed patients of different nosological groups. Psychiatry Res 5: 277–285

Fähndrich E (1982) Schlafentzugs-Behandlung depressiver Syndrome bei schizophrenen Grunderkrankungen. Nervenarzt 53: 279–283

Fischer H, Telger K, Tölle R (1990) Wachtherapie als Gruppenbehandlung. Fundam Psychiatr 4: 69–73

Fischer H, Tölle R, Telger K (1990) Wachtherapie: Zur Zeitwahl beim partiellen Schlafentzug in der Depressionsbehandlung. Schweiz Arch Neurol Psychiatr 141: 235–243

Giedke H, Wormstall H, Haffner H-T (1990) Therapeutic sleep deprivation in depressives, restricted to the two nocturnal hours between 3.00 and 5.00. Prog Neuropsychopharmacol Biol Psychiatry 14: 37–47

Giedke H, Geilenkirchen R, Hauser M (1992) The timing of partial sleep deprivation in depression. J Affect Disord 25: 117–128

Goetze U, Tölle R (1981) Antidepressive Wirkung des partiellen Schlafentzuges während der 1. Hälfte der Nacht. Psychiatr Clin 14: 129–149

Gordijn HCM, Beersma DGM, Bouhuys AL, Reinink E, van den Hoofdakker RH (1994) An longitudinal study of diurnal mood variation in depression; characteristics and significance. J Affect Disord 31: 261–273

Grube M, Hartwich P (1990) Maintenance of antidepressant effect of sleep deprivation with the help of lithium. Eur Arch Psychiatry Clin Neurosci 240: 60–61

Hansjakob H (1895) Aus kranken Tagen. Erinnerungen an einen freiwilligen Anstaltsaufenthalt. Weiß, Heidelberg (Nachdruck der 2. Auflage von 1897, herausgegeben von W. Winter, Schauenburg, Laar 1993)

Heinroth JCA (1818) Lehrbuch der Störungen des Seelenlebens oder der Seelenstörungen und ihrer Behandlung, Bd 2. FCW Vogel, Leipzig, S 113

Kanngießer F (1926) Ein Beitrag zur Krankengeschichte des Heinrich Hansjakob. Arch Psychiat Nervenkr 26: 299–301

Kuhs H, Tölle R (1991) Sleep deprivation therapy. Review. Biol Psychiatry 29: 1129–1148

Kuhs H, Färber D, Tölle R (1995) Repeated sleep deprivation in combination with amitriptyline versus amitriptyline alone. A controlled clinical study (im Druck)

Lange-Eichbaum W (1928) Genie, Irrsinn und Ruhm, 6. Aufl, 1967. Reinhardt, München Basel

Loosen PT, Ackenheil M, Athen D, et al (1974) Schlafentzugsbehandlung endogener Depression. Arzneimittelforschung/Drug Res 24: 1075–1077

Matussek N, Ackenheil M, Athen D, et al (1974) Catecholamine metabolism under sleep deprivation therapy of improved and not improved depressed patients. Pharmacopsychiatry 7: 108–114

Papousek M (1975) Chronobiologische Aspekte der Zyklothymie. Fortschr Neurol Psychiatr 43: 381–440

Papousek M (1978) Chronobiologische Aspekte des therapeutischen Schlafentzugs bei endogener Depression. In: Heimann H, Pflug B (Hrsg) Rhythmus-Probleme in der Psychiatrie. Fisher, Stuttgart

Pflug B, Tölle R (1969) Die Behandlung endogener Depressionen durch Schlafentzug. Zentralbl Neurol Psychiat 196: 7

Pflug B, Tölle R (1971a) Therapie endogener Depressionen durch Schlafentzug. Nervenarzt 42: 117–124

Pflug B, Tölle R (1971b) Disturbance of the 24-hour-rhythm in endogenous depression by sleep deprivation. Int Pharmacopsychiatry 6: 187–196

Ramseier M (1993) Regelmäßig eingesetzte stationäre Gruppen-Wachtherapie im Urteil von Pflegepersonal und Patienten. Schweiz Arch Neurol Psychiat 144: 241–250

Reinink E, Bouhuys AL, Wirz-Justice A (1990) The prediction of the antidepressant response to total sleep deprivation by diurnal variation in mood. Psychiatry Res 32: 113–124

Rudolf GAE, Tölle R (1977) Circadian rhythm of circulatory functions in depressives and on sleep deprivation. Int Pharmacopsychiatry 12: 174–183

Rudolf GAE, Tölle R (1978a) Sleep deprivation and circadian rhythm in depression. Psychiatr Clin 11: 198–212

Rudolf GAE, Tölle R (1978b) The course of the night with total sleep deprivation as antidepressant therapy. Waking Sleeping 2: 83–91

Saller K, Funda E, Geisler G, Hofmann G, Klein HE (1993) Die antidepressive Wirkung des Schlafentzuges (Wachtherapie) im Rahmen eines klinischen Gesamtbehandlungsplans. Krankenhauspsychiatrie 4: 112–119

Sack DA, Duncan W, Rosenthal NE, Mendelson WE, Wehr TA (1988) The timing and duration of sleep in partial sleep deprivation therapy of depression. Acta Psychiatr Scand 77: 219–224

Schilgen B, Bischofs W, Blaszkiewicz, Bremer W, Rudolf GAE, Tölle R (1975) Totaler und partieller Schlafentzug in der Behandlung von Depressionen. Arzneimittelforschung 26: 1171–1173

Schilgen B, Tölle R (1980) Partial sleep deprivation as therapy for depression. Arch Gen Psychiatry 37: 267–271

Schüle H (1886) Klinische Psychiatrie. Spezielle Pathologie und Therapie der Geisteskrankheiten. In: von Ziemsen H (Hrsg) Handbuch der speziellen Pathologie und Therapie, Bd 16. Vogel, Leipzig

Schulte W (1955) Der Schlaf der Epileptiker, Schizophrenen und Manisch-depressiven. Dtsch Med Wochenschr 51: 1872–1875

Schulte W (1959) Fortschritte der Somatotherapie bei Psychosen während der letzten zehn Jahre. Med Klin 9: 356–360

Schulte W (1966) Kombinierte Psycho- und Pharmakotherapie bei Melancholikern. In: Kranz HN, Petrilowitsch (Hrsg) Probleme der pharmakopsychiatrischen Kombinations- und Langzeitbehandlung. Rothenburger Gespräch 150–169. Karger, Basel

Schulte W (1969) Klinische Erfahrungen über das Herausgeraten aus der melancholischen Phase. In: Hippius H, Selbach H (Hrsg) Das depressive Syndrom. Urban & Schwarzenberg, München, S 415–420

Stallone BF, Huba GJ, Lawlor WG, Fieve RR (1973) Longitudinal studies of diurnal variations in depression: a sample of 643 patients days. Br J Psychiatry 123: 311–318

Szuba MP, Baxter LR, Lori L, et al (1994) Lithium sustains the acute antidepressant effects of sleep deprivation: preliminary findings from a controlled study. Psychiatr Res 51: 283–295

Telger K, Tölle R, Fischer H (1990) Zur Wiederholbarkeit der antidepressiven Wachtherapie (partieller Schlafentzug). Psychiatr Praxis 17: 121–125

Tölle R (1991) Zur Tagesschwankung der Depressionssymptomatik. Fortschr Neurol Psychiat 59: 103–116

Tölle R, Goetze U (1987) On the daily rhythm of depression symptomatology. Psychopathology 20: 237–249

Vogel GW, Traub AC, Ven-Horin P, Meyers GM (1968) REM deprivation. II. The effects on depressed patients. Arch Gen Psychiatry 18: 301–311

Wu JC, Bunney WE (1990) The biological basis of an antidepressant response to sleep deprivation and relapse: review and hypothesis. Am J Psychiatry 147: 14–21

Korrespondenz: Prof. Dr. med. R. Tölle, Klinik für Psychiatrie der Universität, Albert-Schweitzer-Straße 11, D-48129 Münster/Westfalen, Bundesrepublik Deutschland

Klinische Effekte des therapeutischen Schlafentzugs

G. A. E. Rudolf

Einleitung

Die Beobachtung, daß die Vermeidung von Nachtschlaf, d. h. eine nicht durchschlafene Nacht, die Symptome einer klinisch manifesten Depression (Melancholie) reduzieren kann, wurde zu Anfang von Fachkollegen und später auch von einer breiten ärztlichen Öffentlichkeit mit großer Skepsis registriert. Es konnte doch nicht sein, daß über eine Manipulation des Schlafes im Sinne einer weiteren Verkürzung der Schlafzeit (partieller Schlafentzug) oder einer völligen Vermeidung des Nachtschlafes (totaler Schlafentzug) eine Besserung der depressiven Beschwerden zu erreichen ist.

Die Schlafstörung, als ein Leitsymptom der Depression angesehen, zeigt sich in Form qualitativer und quantitativer Defizite. Diese versucht man in der täglichen Behandlungspraxis durch Schlafmittel und sedierende, schlaffördernde Antidepressiva zu beseitigen. Der Gedanke, durch Vermeidung des an sich schon gestörten Schlafes das Leiden an einer Depression zu vermindern, erscheint abwegig. Auch die Patienten reagieren in der Regel in ähnlicher Weise: Sie versuchen, durch eine medikamentöse Sedierung eine Verbesserung ihres gestörten Nachtschlafes und damit eine Linderung eines Teiles ihrer Beschwerden zu erreichen. Wenn der behandelnde Arzt in dieser Situation entgegen allen Erwartungen neben anderen Behandlungsmaßnahmen auch einen therapeutischen Schlafentzug – besser eine „Wachtherapie" – vorschlägt, hat der Kranke zuerst den Eindruck, als ob der Teufel mit Beelzebub ausgetrieben werden soll.

Daß dieses jedoch nicht der Fall ist, hat die klinische Forschung seit 25 Jahren bewiesen. Die antidepressive Wirksamkeit des Schlafentzuges steht heute als gesichertes Phänomen außer Zweifel. Das ist in zahlreichen Studien mit methodischer Akribie, aber auch in phantasievoller Breite erarbeitet worden (Übersichten über die Wirkungen des Schlafentzuges bei Rudolf et al. 1977, Gillin 1983, Kuhs und Tölle 1986, 1991, Leibenluft und Wehr 1992).

Die den klinischen Effekten des therapeutischen Schlafentzuges zugrundeliegenden Prozesse sind höchst komplexer Natur. Die Hypothesen über die biologischen Grundlagen und Wirkmechanismen werden im zweiten Teil dieses Buches dargestellt. Es ist aber auch denkbar, daß weitere, z. B. psychologische Faktoren wie die Erwartungshaltung und die Suggestibilität des Erkrankten, seine Persönlichkeitsstruktur, die Wahrnehmung der eigenen Leistungsfähigkeit, nämlich entgegen allen Vorurteilen und negativen Erwartungen doch wach bleiben zu können, die Gestaltung und Durchführung der Wachtherapie mit ansprechenden Tätigkeiten und Beschäftigungen, die Gespräche mit anderen Patienten und mitwachendem Personal u. a. m. einen positiven Einfluß auf das Befinden und Verhalten des depressiv Erkrankten am Tag nach dem Schlafentzug haben können. Das wird häufig als Argument gegen die Feststellung angeführt, daß allein der Schlafentzug den positiven Wandel des depressiven Krankheitsbildes bewirkt hat. Mit letzter Sicherheit können die genannten und andere Faktoren nicht als zumindest mitwirkende Konstellationen für eine wesentliche Besserung der Depressionssymptomatik ausgeschlossen werden, da es bei der Untersuchung des Schlafentzugseffektes unmöglich ist, plazebokontrollierte Studien durchzuführen. Der therapeutische Effekt des Schlafentzuges muß einerseits vor diesem Hintergrund möglicher Wirkungsinteraktionen gesehen werden. Es steht heute aber – wie nachfolgend deutlich zu machen versucht wird – außer Frage, daß der Schlafentzug *die* zentrale Intervention darstellt, ohne die sich das depressive Krankheitsbild nicht eindrucksvoll und akut verändern würde.

Es geht in diesem Beitrag um die Frage, ob der Schlafentzug unter bewußter Ausklammerung der genannten intervenierenden Faktoren bei einem depressiven Patienten einen klinischen Effekt hat, d. h., ob sich im Vergleich zu Zeitpunkt A nach Durchführung des Schlafentzuges zum Zeitpunkt B eine positive Veränderung des depressiven Krankheitsbildes zeigt. Das soll nachfolgend allein auf phänomenologischer Ebene beschrieben werden. Weiterführende Fragen aus der klinischen Praxis werden in den nachfolgenden Kapiteln diskutiert.

Methoden der Erfassung des Schlafentzugseffektes

Die Beurteilung bzw. Messung des Schlafentzugseffektes wurde mit unterschiedlichsten Untersuchungsinstrumenten durchgeführt, z. T. wurden lediglich einfache qualitative Kriterien verwendet, wie „gebessert", „unverändert", „verschlechtert", „entlassungsfähig" u. a., oder mehrstufige Beurteilungen, wie ausgeprägte, mäßige, leichte, keine Besserung, Verschlechterung. In neueren Studien wurden überwiegend die für die Dokumentation der Befunde bei antidepressiven Pharmakotherapien verwendeten standardisierten Untersuchungsinstrumente (Selbst- und Fremdbeurteilungsskalen) eingesetzt. Mit den Vor- und Nachteilen der psychometrischen Erfassung des antidepressiven Schlafentzugseffektes setzt sich Möller in einem nachfolgenden Kapitel dieses Buches kritisch auseinander.

Um den Schlafentzugseffekt ausreichend genau zu erfassen, ist als Mindestanforderung davon auszugehen, daß täglich zwei Befundmessungen mindestens einen Tag vor und zwei Tage nach der Schlafentzugsbehandlung durchgeführt werden. Der Grund dafür liegt zum einen in der Tatsache, daß durch die Schlafentzugsbehandlung eine sogenannte typische Tagesschwankung (morgendliches „Tief" und abendliches „Hoch") provoziert oder verstärkt werden kann. Wird in einem solchen Fall die sogenannte Morgendifferenz, d. h. werden die Meßergebnisse des Morgens vor dem Schlafentzug mit denen des Tages nach diesem verglichen, kann sich ein relativ ungünstiger Effekt zeigen. Der Vergleich der sogenannten Abenddifferenzen gibt dagegen ein positives Bild der Schlafentzugswirkung wider. Flacht sich dagegen die Tagesschwankung am Tag nach dem Schlafentzug ab, ist das Gegenteil der Fall. Es erscheint daher sinnvoll, die sogenannte Tagesmitteldifferenz zu berechnen, d. h., den Mittelwert der Befunde aus den Untersuchungen des Vortages mit dem des sogenannten Nachtages zu vergleichen (Rudolf et al. 1977, Rudolf und Tölle 1978a). Will man die nicht seltenen Schlafentzugseffekte über den Nachtag hinaus erfassen (z. B. die sogenannten Tag-2-Responder oder noch später positiv reagierende Patienten), muß über mehrere Tage nach dem Schlafentzug in der oben beschriebenen Weise verfahren werden (s. dazu auch Philipp 1978).

Die Methoden der Schlafentzugsbehandlung

Die, wenn nachfolgend von Schlafentzug gesprochen wird, angewandten Methoden sind der totale und der partielle Schlafentzug. Diese Formen der Schlafentzugsbehandlung haben sich wegen ihrer Praktikabilität allgemein durchgesetzt. Der sogenannte selektive Schlafentzug, bei dem mit Hilfe polygraphischer Ableitungen im Schlaflabor der REM-Schlaf verhindert („entzogen") wird (Vogel et al. 1968, 1975), kann allein schon wegen seines hohen technisch-apparativen Aufwandes nicht als Routinemethode in der Klinik eingesetzt werden.

Wie Tölle im ersten Kapitel dieses Buches beschreibt, begann die systematische klinische Forschung mit dem totalen Schlafentzug für eine ganze Nacht. Der Patient mußte insgesamt ca. 36 Stunden ununterbrochen wach bleiben. Bei dieser Art der Behandlung wurde beobachtet, daß der Umschlag der depressiven Störung, d. h. eine Besserung der Symptomatik, in der zweiten Nachthälfte begann (Rudolf und Tölle 1978b).

Psychophysiologische Untersuchungen wiesen zudem darauf hin, daß offensichtlich parallel zu der Besserung der psychopathologischen Symptomatik im somatisch-funktionellen Bereich ebenfalls ein Umschlagspunkt zu erkennen war: Die zirkadianen Kurven von Herzfrequenz, systolischem Blutdruck und Kerntemperatur zeigten nach 2.00 Uhr nachts ihren Tiefpunkt (Rudolf und Tölle 1977, Goetze und Tölle 1987a). Das führte zu der Überlegung, die Zeit des Wachseins einzugrenzen und den klinischen Effekt eines partiellen Schlafentzuges in der zweiten Nachthälfte (ab 1.30 Uhr) zu untersuchen (Schilgen et al. 1976, Schilgen und Tölle 1980). Es zeigte sich, daß der Effekt des partiellen Schlafentzugs in der zweiten Nachthälfte dem des totalen Schlafentzugs gleichkam (Schilgen

und Tölle 1980), während der partielle Schlafentzug in der ersten Nachthälfte eine geringere antidepressive Wirkung hatte (Goetze und Tölle
1981, Parry und Wehr 1987, Elsenga et al. 1988, Sack et al. 1988a). Späteres Wecken des Patienten, etwa um 2.30 Uhr, hat zwar noch einen erkennbaren gleichen antidepressiven Effekt (Fischer et al. 1990a), doch hat sich
gezeigt, daß ein noch späteres Wecken ab 3.00 Uhr oder später einen geringeren Schlafentzugseffekt hervorruft (Elsenga und van den Hoofdakker 1983b). Giedke et al. (1992) sehen diese unterschiedliche Effektivität
bei Schlafentzug in der ersten bzw. zweiten Nachthälfte nicht so deutlich
und meinen, daß der depressive Patient auch von dem Schlafentzug in der
ersten Nachthälfte profitieren könnte.

Mögliche andere, den Schlafentzugseffekt beeinflussende Faktoren

Im Gegensatz zu Studien über den antidepressiven Effekt von Medikamenten ist eine Placebo- oder im Vergleich mit einem alternativen Behandlungsverfahren durchgeführte Studie unter der hier anstehenden Fragestellung nicht möglich. Unter diesen Vorbehalten haben bisherige Studien, die gezielt auch der Frage nach der Bedeutung möglicherweise
intervenierender Variablen nachgingen, gezeigt, daß *psychologische Faktoren*
keinen Einfluß auf den negativen oder positiven Effekt des Schlafentzugs
ausüben. Das gilt hinsichtlich der positiven oder negativen Erwartungshaltung des Patienten, seiner Beziehung zum Therapeuten oder seiner Persönlichkeitsstruktur (Buddeberg und Dittrich 1978). Auch die Art, wie die
Wachzeit verbracht worden ist, hat keinen Einfluß auf den Schlafentzugseffekt, gleichgültig ob der Patient allein oder in einer Gruppe wachte oder
ob er durch Aktivitäten mitwachender Hilfskräfte über die schwierige Zeit
gebracht wurde (Fischer et al. 1990b, Baumgartner und Sucher 1990).

Das *aktuelle Lebensalter* zum Zeitpunkt der Schlafentzugsbehandlung
scheint die klinische Wirkung des Schlafentzugs nicht zu beeinflussen
(Bhanji und Roy 1975, Svendsen 1976, Bhanji et al. 1978, Gerner et al.
1979, Kvist und Kirkegaard 1980, Fähndrich 1981, Holsboer-Trachsler und
Ernst 1986, Elsenga und van den Hoofdakker 1987, Baumgartner et al.
1990a, Nieder 1991, Saller et al. 1993). Andererseits beobachteten Cole
und Müller (1976), Pühringer et al. (1978), Rudolf und Tölle (1978a),
Schilgen und Tölle (1980) und Richard et al. (1982) erkennbar bessere Effekte bei älteren, Pflug (1978) dagegen bei jüngeren Patienten. Ungünsti-
gere Ergebnisse fand van Scheyen (1977) bei älter als 70jährigen.

Ebenso scheint die *Geschlechtszugehörigkeit* keinen Einfluß auf die Wirkung des Schlafentzugs zu haben (Bhanji und Roy 1975, Pflug 1976, Larsen
et al. 1976, Svendsen 1976, Bhanji et al. 1978, Gerner et al. 1979, Kvist und
Kirkegaard 1980, Fähndrich 1983, Elsenga und van den Hoofdakker 1987,
Saller et al. 1993).

Der Schlafentzugseffekt ist unabhängig von der aktuellen *Depressionstiefe*
(Pflug und Tölle 1971a, van den Burg und van den Hoofdakker 1975,
Bhanji et al. 1978, Kvist und Kirkegaard 1980, Kasper et al. 1988), doch

sind eindeutigere Effekte eher bei schweren als bei leichteren depressiven Krankheitsbildern zu beobachten (Zimanova und Vojtechovsky 1974, Post et al. 1976, Rudolf und Tölle 1978a, Duncan et al. 1980, Schilgen und Tölle 1980, Vovin und Fakturovic 1985, Saller et al. 1993). Dem widersprechen Befunde von Bhanji und Roy (1975), Bhanji et al. (1978), Elsenga und van den Hoofdakker (1987) sowie Holsboer-Trachsler et al. (1988).

Daß die *Schwere des gesamten Krankheitsverlaufes* (Zahl der bisherigen depressiven Phasen, Gesamtdauer der Erkrankung) positiv mit dem wahrscheinlich positiven Schlafentzugseffekt korreliert, stellten Roy-Byrne et al. (1984a) fest. Dem stehen jedoch auch Befunde von Bhanji und Roy (1975), Bhanji et al. (1978), Svendsen (1976) und Elsenga und van den Hoofdakker (1987) gegenüber.

In welcher Weise die gleichzeitige Medikation von Antidepressiva oder die Lichttherapie den Schlafentzugseffekt beeinflussen, beschreiben Kasper und Neumeister in weiteren Kapiteln dieses Buches. Die negative Rolle, die ein zwischenzeitliches Einschlafen („Naps") während der eigentlich notwendigen Wachzeit spielt, wird von Berger ausführlich dargestellt.

Bei welchem Depressionstyp wirkt der Schlafentzug?

Hauptindikationen für die Behandlung mit dem totalen oder partiellen Schlafentzug sind die depressiven Affektpsychosen, gleichgültig, ob sie im Rahmen unipolarer oder bipolarer Erkrankungen auftreten, wobei der Behandlungseffekt von diesen beiden Verlaufsformen offenbar unabhängig ist (Larsen et al. 1976, Pflug 1976, Svendsen 1976, Gerner et al. 1979, Schilgen und Tölle 1980, Elsenga und van den Hoofdakker 1987, Wehr 1992). Fähndrich (1981) und Szuba et al. (1991) sahen aber besonders gute Effekte bei Depressiven, die unter einer bipolaren Affektpsychose litten. Die positive Wirkung war nicht davon abhängig, ob es sich um die erste oder eine wiederholte Phase der Erkrankung handelte (Elsenga und van den Hoofdakker 1987, Saller 1993).

Die Frage des Alters bei der Erstmanifestation (Früh- oder Späterkrankung) spielt offenbar auch keine wesentliche Rolle, wenngleich Pühriger et al. (1978), Rudolf und Tölle (1978a) und Schilgen und Tölle (1980) einen besseren Erfolg des Schlafentzugs bei Patienten sahen, deren Erstmanifestationsalter der Depression nach dem 45. Lebensjahr lag.

Der Therapieerfolg ist unter syndromalem Aspekt um so wahrscheinlicher, je mehr die Erkrankung dem Typ der „endogenen" Form des depressiven Syndroms ähnlich ist.

Neurotische Depressionen reagieren offenbar weniger positiv auf den Schlafentzug (Pflug und Tölle 1971a, Müller und Fialho 1974, Litt 1979, Nieto et al. 1980, Sydor 1985). Andererseits profitierten auch neurotisch Depressive, wenn sie sogenannte Vitalsymptome zeigten, vom Schlafentzug, nach Wu und Bunney (1990) jedoch deutlich geringer als Patienten mit sogenannter endogener Depression (48% gegenüber 67%).

Häufig kann bei Patienten mit schnell wechselnden Phasen (sogenannten Rapid cyclers) durch den Schlafentzug die Rhythmik durchbrochen oder sogar aufgehalten werden (Christodoulou et al. 1978, Lovett-Doust und Christie 1980, Papadimitriou et al. 1981, Churchill und Dilsaver 1990, Gill et al. 1993). In den meisten Fällen kommt es nach Wehr et al. (1982) zu einem Umkippen in ein manisch-hypomanisches Syndrom.

Depressive Syndrome im Verlauf einer schizophrenen oder schizoaffektiven Psychose können ebenfalls von einem therapeutischen Schlafentzug profitieren (Fähndrich 1982, Holsboer-Trachsler und Ernst 1982, Höchli et al. 1985), wobei dieses nicht vom Typus der schizophrenen Erkrankung abhängig ist (Fähndrich 1982). Es wird auch über einen positiven Schlafentzugseffekt bei prämenstruellen Syndromen mit depressiver Symptomatik berichtet (Parry und Wehr 1987, Parry et al. 1990).

Keinerlei positive Effekte des Schlafentzugs zeigen sich bei der Anwendung des Schlafentzugs bei Panikstörungen (Roy-Byrne et al. 1986) und Zwangserkrankungen (Joffe und Swinson 1988). Das gilt auch für primär degenerative Demenzen mit depressiver Symptomatik (Buysse et al. 1988, Letemendia et al. 1986).

Die Wirkung des Schlafentzugs auf die Depressionssymptomatik

Die Ergebnisse der ersten Studien über die klinische Wirkung des Schlafentzugs (Pflug und Tölle 1971a, Pflug 1972, 1973, 1976, Bojanowsky et al. 1973, Rudolf und Tölle 1978a et al.) stellten den erstaunlichen Befund einer *Reduktion der Depressionssymptome* am Tag nach dem einmaligen Schlafentzug dar. Eine deutliche bis mäßige globale Besserung gegenüber dem Ausgangswert des Vortages wurde in den jeweiligen Studien bei knapp 40% bis über 60% der Patienten gesehen. Nur höchst selten kam es zu einer völligen Remission der Depressionssymptomatik. Etwa ein Drittel der Patienten erfährt nach einmaliger Durchführung des Schlafentzugs keine erkennbaren positiven Wirkungen. Der einmalige (unwirksame) Schlafentzug führt bei diesen Patienten aber auch nur in ganz seltenen Fällen zu einer Verschlechterung der Depressionssymptomatik.

Über den therapeutischen Effekt wiederholter Schlafentzüge berichtet Wiegand in einem späteren Kapitel. Nachfolgend wird also nur über die Wirkung des einmaligen Schlafentzugs gesprochen.

Kuhs und Tölle (1986) haben die Daten klinischer Studien mit genügend detaillierten Angaben über die kurzfristige antidepressive Wirkung des einmaligen totalen Schlafentzugs bei endogen-depressiven Patienten zusammengestellt (s. Tabelle 1). Aus ihnen ist zu erkennen, daß der Schlafentzugseffekt nach gruppenstatistischen Mittelwertberechnungen als gegeben anzusehen ist, auch wenn in den jeweiligen Untersuchungen unterschiedliche Beurteilungskriterien herangezogen wurden. In einer Übersichtsarbeit, in der Wu und Bunney (1990) die Behandlungsergebnisse von mehr als 1.700 Patienten in 61 weltweit durchgeführten Studien zusammengestellt haben, kamen die Autoren zu dem Ergebnis, daß bei 59% der Behandelten ein deutlicher antidepressiver Effekt des Schlafentzugs zu erkennen war.

Abzugrenzen von der Veränderung der Depressionssymptomatik ist die subjektive *Befindlichkeit während der durchwachten Nacht,* wie sie von dem Patienten selbst, z. B. mit Hilfe der Befindlichkeitsskala von von Zerssen et al. (1970) erfaßt werden kann. Die Patienten berichteten über eine „kritische" Zeit während des Wachseins zwischen 2.00 und 6.00 Uhr, während der sie sich unspezifisch unwohl und müde fühlten und auch unter vegetativen Beschwerden (Pflug und Tölle 1971a, b, Zimanova und Vojtechovsky 1974, Pflug 1976, Rudolf und Tölle 1978b), gelegentlich auch unter Kopfschmerzen (Bhanji und Roy 1975) litten. Während bei sogenannten Respondern bezogen auf die Depressionssymptomatik ab ca. 4.00 bis 5.00 Uhr bei kontinuierlicher Messung ein positiver Umschlag hinsichtlich der depressiven Verstimmung zu erkennen ist (Haug und Fähndrich 1988, Roy-Byrne et al. 1984a), ist dieses bei den beschriebenen Mißbefindlichkeitsphänomenen nicht zu beobachten. Auch gesunde Versuchspersonen leiden während der durchwachten Nacht unter diesen Beschwerden (Pflug und Tölle 1971a).

Einzelne Depressionssymptome werden nach den klinischen Studien durch den Schlafentzug offenbar unterschiedlich beeinflußt. Besonders günstig wirkt sich der Schlafentzug auf die depressive Grundstimmung, auf die Suizidalität und die gehemmte oder agitierte Psychomotorik aus (Pflug und Tölle 1971b, van den Burg und van den Hoofdakker 1975, Cole und Müller 1976, Larsen et al. 1976, Pflug 1976, Svendsen 1976, Rudolf und Tölle 1987b, Wasik und Puchal 1978). Depressive Gedankeninhalte werden ebenfalls positiv beeinflußt (Kraft et al. 1984). Offenbar nimmt auch das Gefühl innerer Kraft zu, während die seelische Anspannung nachläßt (van den Hoofdakker et al. 1989, Bouhuys et al. 1990a). Auch die Stimme scheint sich positiv zu verändern (Bouhuys et al. 1990b). Bei Non-Respondern ist nach Befunden von Kasper et al. (1988a) eine Steigerung der motorischen Unruhe zu beobachten.

Die bei vielen depressiven Patienten zu beobachtenden „typischen" Tagesschwankungen der Depressionssymptomatik (mit morgendlichem „Tief" und abendlichem „Hoch") wird durch den Schlafentzug bei einem Drittel der Patienten verstärkt oder umgekehrt oder bleibt unverändert (Rudolf und Tölle 1978a).

Bei Patienten mit umgekehrter, also nicht „typischer" Tagesschwankung, d. h. mit morgendlichem „Hoch" und abendlichem „Tief", führt der Schlafentzug zumeist zu einer „typischen" Tagesschwankung. Bei Depressionen ohne Tagesschwankungen bewirkt der Schlafentzug bei ca. 18% eine uneinheitliche Schwankung der Symptomatik, bei etwa der gleichen Zahl ein Auftreten von Tagesschwankungen (Tölle und Goetze 1987).

Der antidepressive Effekt des Schlafentzugs bleibt nahezu in der Regel nicht erhalten. Nach der dann wieder durchschlafenen Nacht kommt es zu einem Rückfall. Es ist aber auch von Patienten berichtet worden, die am ersten Tag nach dem Schlafentzug keine Besserung zeigten, dagegen jedoch am zweiten Tag (sogenannte Tag-2-Responder). Saller et al. (1993) meinen, daß Patienten mit Depressionen im Verlauf einer bipolaren Affektpsychose eher Tag-2-Responder sein könnten. Auch einzelne nahezu völlige Besse-

Tabelle 1. Kurzfristige antidepressive Wirksamkeit des totalen Schlafentzugs (einmalig) bei endogen depressiven Patienten*

Autor	Zahl der Patienten	gleichz. Pharmakother.	Beurteilungsinstrument	Ergebnis**	Rezidive/sonstige Besonderheiten
Amin et al. (1980)	22	–	Hamilton-Skala (HAM)-D-Reduktion > 30%	12 Responder kein Tag-2-Resp.	n = 7; Tag-2-Rezidiv
Bhanji and Roy (1975)	28	+	globale Erf.-beurt.	17-Responder	teilw. mehrmalig SE
Bhanji et al. (1978)	20	+	globale Erf.-beurt.	12 Resp., davon 6 Tage-2-Resp.	
Bojanovsky et al. (1973)	15	–	Bojanovsky-Chloupkowa-Skala (Morgendiffer.)	32,2%	
Buddeberg and Dittrich (1978)	12	+	Boj.-Skala (Morgendiff.); Selbstbeurt. (Göetze-Polaritätenprofil)	45,7%, n. Selbstbeurt. weitere Besserung am 2. Tg. n. SE	
v. d. Burg und v. d. Hofdakker (1975)	10	–	glob. Erf.-beurt.	9 Resp.	stets Tag-2-Rezidiv, zweimal SE
Duncan et al. (1980)	16	–	Besserung/Verschlechterung	9 Resp.	
Ebert et al. (1991)	10	–	HAM-D	5 Resp.	Diagnose: Major Depression
Fähndrich (1981)	38	+	VAM-S, HAM-D, BfS	bip. Depr. günstigeres Ergebnis als unipol. Depr.	Wiederverschlechterung am 2. Tag n. SE
Gerner et al. (1979)	25	–	Besserung/Verschlechterung	16 Resp.; n = 5: Besserung länger als 2 Tg.	
Goetze (1981)	16	+	HAM-D (Tagesmitteldiff. = TMD)	16%; antidepr. Wirk. bis 5. Tg. n. SE	
Haug (1992)	140	–	HAM-D, BfS	40%	Diagnose: Major Depression
Larsen et al. (1976)	19	–	glob. Erf.-beurt.	6 Resp.	teilw. mehrmalig SE

(fortgesetzt)

Tabelle 1 (Fortsetzung)

Studie	n	Effekt	Skala/Methode	Ergebnis	Anmerkung
Lit (1973)	39	+	glob. Erf.-beurt.	26-Resp.	
Loosen et al. (1974)	13	−	Cronholm-Ottoson-Skala Bf-S (Morgendiff.)	28,5%/23,1% n = 2: Tag-2-R.	
Nieto et al. (1980)	8	+	HAM-D (Morgendiff.)	56,4%	
Pflug und Tölle (1971)	23	−	Boj.-Skala (Morgendiff.)	37,2%	
Pflug (1972)	12	(+)	idem	66,0%	
Pflug (1973)	94	(+)	idem	54,4%	
Pflug (1976)	45	(+)	idem	n = 16: Remission	meist Tag-2-Rezidiv, teilw. mehrmal. SE
Philipp (1978)	34	+	Bf-S (TMD)	1. Tg. n. SE: 29% 5. Tg. n. SE: 38%	totaler u. part. SE
Post et al. (1976)	19	−	Nurses' Global Rating (Morgendiff.)	20,9%	meist Tag-2-Rezidiv
Pühringer et al. (1978)	53	(+)	glob. Erf.-beurteilung	36 Resp.	
Reist et al. (1994)	21	−	HAM-D-Reduktion	15 Resp.	Diagnose: Major Depression
Riemann et al. (1991)	48	(+)	HAM-D-Reduktion	26 Resp.	Diagnosen: Major Depression mit Melancholie (42), Bipolar Disorder (6)
Rudolf und Tölle (1978a)	29	+	Boj.-Skala a) Morgendiff. b) TMD Bf-S a) Morgendiff. b) Morgendiff.	21,0% 22,6% 10,3% 10,3%	
Schmocker et al. (1975)	30	+	HAM-D, Morgendiff. Bf-S, Morgendiff. Bf-S, TMD	57,8% 28,3% 26,1%	
Voss und Kind (1974)	9	+	glob. Erf.-beurteilung	8 Resp.	
Wirz-Justice et al. (1979)	52	−	HAM-D-Reduktion > 33%	34-Resp.	
Yamaguchi et al. (1978)	20	+	Boj.-Skala, Reduktion > 50%	12 Resp.	
Svendsen (1976)	24	+	Entlassungsfähigkeit	7 Resp.	

* aus Kuhs und Tölle (1986), erweitert; **Prozentzahlen bedeuten mittlere Reduzierung der Depressionssymptomatik

rungen von Dauer sind zu beobachten gewesen (Rudolf und Tölle 1978a, Schilgen und Tölle 1980) oder so weitgehende und anhaltende Remissionen, daß die Patienten aus klinischer Behandlung entlassen werden konnten (Müller und Fialho 1974, Sidorowicz 1976, Svendsen 1976).

Welche Rolle die gleichzeitige Gabe von Antidepressiva im Bemühen um die Verhinderung der Verschlechterung am ersten oder zweiten Tag nach dem Schlafentzug spielen kann, wird von Kasper in einem der folgenden Kapitel dargestellt; die Rolle von wiederholten Schlafentzügen hinsichtlich der Erhaltung des Schlafentzug-Effektes beschreibt Wiegand.

Mögliche negative Effekte der Schlafentzugsbehandlung

Grundsätzlich kann festgestellt werden, daß die Schlafentzugsbehandlung nahezu frei von unerwünschten Begleiterscheinungen ist. Dennoch haben in den letzten 25 Jahren verschiedene Autoren auf höchst selten auftretende negative Begleiterscheinungen oder Folgen hingewiesen:

Es wurde beobachtet, daß durch den Schlafentzug eine hypomanische Stimmung oder manische Phase ausgelöst wurde (Kretschmar und Peters 1973, Cole und Müller 1974, Zimanova und Vojtechovsky 1974, Bhanji und Roy 1975, Pflug 1976, van Scheyen 1977, Stoddard et al. 1977, Knowles et al. 1979, Vovin et al. 1979, Roy-Byrne et al. 1984, Dessauer et al. 1985, Wehr 1990, 1992, Szuba et al. 1992). Ebenfalls selten sind offenbar auch psychotische Zustände provoziert worden (Kretschmar und Peters 1973, Bhanji und Roy 1975, van den Burg und van den Hoofdakker 1975, Pflug 1976, van Scheyen 1977). Ein in der Behandlungspraxis auch mögliches Risiko scheint die Provokation von Krampfanfällen zu sein, die bei einer vorbestehenden (vielleicht nicht erkannten) Epilepsie oder durch Medikamentenentzug möglich ist.

Insgesamt handelt es sich bei der Schlafentzugsbehandlung um eine sichere, nebenwirkungsarme therapeutische Maßnahme, wenn man einmal von den Mißbefindlichkeitsphänomenen während der Schlafentzugsnacht absieht.

Literatur

Amin M (1978) Response to sleep deprivation and therapeutic results with antidepressants. Lancet ii: 165

Baumgartner A, Sucher N (1990) The influence of physical activity and posture on the antidepressant effect of sleep deprivation in depressed patients. J Affect Disord 20: 93–99

Baumgartner A, Gräf KJ, Kürten I, Meinhold H, Scholz P (1990a) Neuroendocrinological investigations during sleep deprivation. I. Concentrations of thyrotropin, thyroid hormones, cortisol, prolactin, luteinizing hormone, follicle-stimulating hormone, estradiol, and testosterone in patients with major depressive disorder at 8 AM before and after total sleep deprivation. Biol Psychiatry 28: 556–568

Bhanji S, Roy GA (1975) The treatment of psychotic depression by sleep deprivation: a replication study. Br J Psychiatry 127: 222–226

Bhanji S, Roy GA, Baulieu C (1978) Analysis of mood change during and following sleep deprivation therapy. Acta Psychiatr Scand 58: 379–383

Bojanovsky J, Pflug B, Tölle R, Uber TH (1973) Vegetative Effekte des therapeutisch angewandten Schlafentzuges bei Depressiven; Ophthalmodynamographie und Pupillometrie. Nervenarzt 44: 161–163

Bouhuys AL, Schutte HK, Beersma DGM, Nieboer GLJ (1990) Relations between depressed mood and vocal parameters before, during and after sleep deprivation: a circadian rhythm study. J Affect Disord 19: 249–258

Buddeberg C, Dittrich A (1978) Psychologische Aspekte des Schlafentzugs. Arch Psychiatr Nervenkr 225: 249–261

Burg van den W, van den Hoofdakker RH (1975) Total sleep deprivation on endogenous depression. Arch Gen Psychiatry 32: 1121–1125

Buysse J, Reynolds CF, Kupfer DJ, et al (1988) Electroencephalographic sleep in depressive pseudodementia. Arch Gen Psychiatry 45: 568–575

Christodoulou GN, Malliaras DE, Lykouras EP, Papadimitriou GN, Stefanis GN (1978) Possible prophylactic effects of sleep deprivation. Am J Psychiatry 135: 375–376

Churchill CM, Dilsaver SC (1990) Partial sleep deprivation to prevent 48-hour mood cycles. Acta Psychiatr Scand 81: 398–399

Cole MG, Müller HF (1976) Sleep deprivation in the treatment of elderly depressed patients. J Am Geriatr Soc 24: 308–313

Dessauer M, Goetze U, Tölle R (1985) Periodic sleep deprivation in drug-refractory depression. Neuropsychobiology 13: 111–116

Duncan WC, Gillin JC, Post RM, Gerner RW, Wehr RA (1980) Relationship between EEG sleep patterns and clinical improvement in depressed patients treated with sleep deprivation. Biol Psychiatry 15: 879–889

Ebert D, Feistel H, Barocka A (1991) Effects of sleep deprivation on the limbic system and the frontal lobes in affective disorders: a study with Tc-99m-HMPAO SPECT. Psychiatry Res Neuroimaging 40: 247–251

Elsenga S, van den Hoofdakker RH (1983) Clinical effects of several sleep/wake manipulations on endogenous depression. Sleep Res 12: 326

Elsenga S, van den Hoofdakker RH (1978) Response to total sleep deprivation and climipramine in endogenous depression. J Psychiatr Res 21: 157–161

Elsenga S, van den Hoofdakker RH, Dols LCW (1988) Clinical effects of early and late partial sleep in endogenous depression. In: Koalla WP, Obál F, Schulz H, Visser P (eds) Sleep '86. Fischer, Stuttgart, pp 448–450

Fähndrich E (1981) Effects of sleep deprivation on depressed patients of different nosological groups. Psychiatry Res 5: 277–285

Fähndrich E (1982) Schlafentzugs-Behandlung depressiver Syndrome bei schizophrenen Grunderkrankungen. Nervenarzt 53: 279–283

Fähndrich E (1983) Effects of sleep deprivation as a predictor of treatment response to antidepressant medication. Acta Psychiatr Scand 68: 341–344

Fischer H, Tölle R, Telger K (1990a) Wachtherapie: Zur Zeitwahl beim partiellen Schlafentzug in der Depressionsbehandlung. Schweiz Arch Neurol Psychiatry 141: 235–243

Fischer H, Telger K, Tölle R (1990b) Wachtherapie als Gruppenbehandlung. Fundam Psychiatr 4: 69–73

Gerner RH, Posat RM, Fillin JCH, Bunney WE (1979) Biological and behavioral effects of one night's sleep deprivation in depressed patients and normals. J Psychiatr Res 15: 21–40

Giedke H, Geilenkirchen R, Hauser M (1992) The timing of partial sleep deprivation in depression. J Affect Disord 25: 117–128

Gill DS, Ketter TA, Port RM (1993) Antidepressant response to sleep deprivation as a function of time into depressive episode in rapid cycling bipolar patients. Acta Psychiatr Scand 87: 102–109

Gillin JC (1983) The sleep therapies of depression. Prog Neuropsychopharmacol Biol Psychiatry 7: 351–364

Goetze U, Tölle R (1981) Antidepressive Wirkung des partiellen Schlafentzuges während der 1. Hälfte der Nacht. Psychiatr Clin 14: 129–149

Goetze U, Tölle R (1987) Circadian rhythm of free urinary cortisol, temperature and heart rate in endogenous depressives and under antidepressant therapy. Neurospychobiology 18: 175–184

Haug HJ, Fähndrich E (1988) A turning point for mood during sleep deprivation therapy – Does it exist? Pharmacopsychiatry 21: 418–419

Haug HJ (1992) Prediction of sleep deprivation outcome by diurnal variation of mood. Biol Psychiatry 31: 271–278

Höchli D, Trachlser E, Luckner N v, Woggon B (1985) Partial sleep deprivation therapy of depressive syndromes in schizophrenic disorders. Pharmacopsychiatry 18: 134–135

Holsboer-Trachsler E, Ernst K (1986) Sustained antidepressive effects of repeated partialsleep deprivation. Psychopathology 19: 172–176

Holsboer-Trachsler E, Wiedemann K, Holsboer F (1988) Serial partial sleep deprivation in depression – clinical effects and dexamethasone suppression test results. Neuropsychobiology 19: 73–78

Hoofdakker van den RH, Bouhuys AL, Beersma DGM (1989) The effects of sleep deprivation and sleep on depressive mood and subjective arousal. Biol Psychiatry 26: 733–736

Joffe RT, Swinson RP (1988) Total sleep deprivation in patients with obsessive-compulsive disorder. Acta Psychiatr Scand 77: 483–487

Kasper S, Katzinski L, Lenarz T, Richter P (1988) Auditory evoked potentials and total sleep deprivation in depressed patients. Psychiatry Res 25: 91–100

Knowles JB, Southmayd SE, Delva N, et al (1981) Sleep deprivation: outcome of controlled single case studies of depressed patients. Can J Psychiatry 26: 330–333

Kraft AM, Willner P, Gillin GC, Janowsky D, Neborsky R (1984) Changes in thought content following sleep deprivation in depression. Compr Psychiatry 25: 283–289

Kretschmar JH, Peters UH (1973) Schlafentzug zur Behandlung der endogenen Depression. In: Jovanovic UJ (ed) The nature of sleep. Fischer, Stuttgart, pp 175–177

Kuhs H, Tölle R (1986) Schlafentzug (Wachtherapie) als Antidepressivum. Fortschr Neurol Psychiatr 54: 341–355

Kuhs H, Tölle R (1991) Sleep deprivation therapy. Biol Psychiatry 29: 1129–1148

Kvist J, Kirkegaard C (1980) Effects of repeated sleep deprivation on clinical symptoms and the TRH test in endogenous depression. Acta Psychiatr Scand 62: 494–502

Larsen JK, Lindberg ML, Skovgaard B (1976) Sleep deprivation as treatment for endogenous depression. Acta Psychiatr Scand 54:167–173

Leibenluft E, Wehr TA (1992) Is sleep deprivation useful in the treatment of depression? Am J Psychiatry 149: 159–168

Letemendia FJJ, Prowse AW, Southmayd SE (1986) Diagnostic applications of sleep deprivation. Can J Psychiatry 31: 731–736

Lit A (1973) Elektroschock en saapanhouding. Tijdschr Psychiatr 15: 56–64

Lit A (1979) Depressies en doorwaakte nachten.Tidschr Psychiatr 21: 137–144

Loosen P, Ackenheil M, Athen D, Beckmann D, Benkert O, Dittmar T, Hippius H, Matussek N, Rüther E, Scheller M (1974) Schlafentzugsbehandlung endogener Depression. Arzneimittelforschung/Drug Res 24: 1075–1077

Lovett-Doust JW, Christie H (1980) Repeated sleep deprivation as a therapeutic Zeitgeber for circular type manic depressive disturbance. Chronobiologia 7: 505–511

Müller C, Fialho O (1974) L'Agrypnie un nouveau traitement anti-depresseur. L'Evolut Psychiatr 3: 663–670

Nieder J (1991) Avantages et limites de la privation de la sommeil en taut que méthode thérapeutique. Psychol Med 23: 804–806

Nieto D, Garnica R, Perez-Payan H (1980) La agripnia en el tratamiento de la depression. Arch Neurobiol 43: 327–336

Papadimitriou GN, Christodoulou FN, Trikkas GM, Malliaras DE, Lykouras EP, Stefanis CN (1981) Sleep deprivation psychoprophylaxis in recurrent affective disorders. Biol Psychiatr 160: 56–61

Parry BL, Wehr TA (1987) Therapeutic effects of sleep deprivation in patients with premenstrual syndrome. Am J Psychiatry 144: 808–810

Parry BL, Mendelson WB, Duncan WB, Sack DA, Wehr TA (1990) Sleep and sleep deprivation studies in patients with premenstrual depression. Neuropsychopharmacology 5: 624–635

Pflug B (1972) Über den Schlafentzug in der ambulanten Therapie endogener Depression. Nervenarzt 43: 614–622

Pflug B (1973) Depression und Schlafentzug. Neue therapeutische und theoretische Aspekte. Habilitationsschrift, Tübingen

Pflug B (1976) The effects of sleep deprivation on depressed patients. Acta Psychiatr Scand 53: 148–158

Pflug B (1978) The influence of sleep deprivation on the duration of endogenous depressive episodes. Arch Psychiatr Nervenkr 225: 173–177

Pflug B, Tölle R (1971a) Therapie endogener Depressionen durch Schlafentzug. Nervenarzt 42: 117–124

Pflug B, Tölle R (1971b) Disturbance of the 24-hour-rhythm in endogenous depression and the treatment of endogenous depression by sleep deprivation. Int Pharmacopsychiatry 6: 187–196

Philipp M (1978) Depressionsverlauf nach Schlafentzug. Nervenarzt 49: 120–123

Post RM, Kotin J, Goodwin FK (1976) Effects of sleep depression on mood and central amine metabolism in depressed patients. Arch Gen Psychiatry 33: 627–632

Pühringer W, Wirz-Justice A, Hole G (1978) Clinical implications of sleep deprivation therapies in affective disorders. Vortrag, Barcelona

Reist C, Chen DD, Chhoeu A, Berry RB, Bunney WE Jr (1994) Effects of sleep on the antidepressant response to sleep deprivation. Biol Psychiatry 35: 794–797

Richard J, Jotterand E, Puskas I (1982) De l'agrypnie dans la melancholie de l'age avance. Ann Med Psychol Paris 140: 321–341

Riemann D, Wiegand M, Berger M (1990) Are there predictors for sleep deprivation response in depressed patients? Biol Psychiatry 29: 707–710

Roy-Byrne PP, Uhde TW, Post RM (1984) Antidepressant effects of one night's sleep deprivation: clinical and theoretical implications. In: Post RM, Ballenger JC (eds) Neurobiology of mood disorders. Williams & Wilkins, Baltimore

Roy-Byrne PP, Uhde TW, Post RM (1986) Effects of one night's sleep deprivation on mood and behavior in panic disorders. Arch Gen Psychiatry 43: 895–899

Rudolf GAE, Tölle R (1977) Circadian rhythm of circulatory functions in depressives and on sleep deprivation. Int Pharmacopsychiatry 12: 174–183

Rudolf GAE, Tölle R (1978a) Sleep deprivation and circadian rhythm in depression. Psychiatr Clin 11: 198–212

Rudolf GAE, Tölle R (1978b) The course of the night with total sleep deprivation as antidepressant therapy. Waking Sleeping 2: 83–91

Rudolf GAE, Schilgen B, Tölle R (1977) Antidepressive Behandlung mittels Schlafentzug. Nervenarzt 48: 1–11

Sack DA, Duncan W, Rosenthal NE, Mendelson WE, Wehr TA (1988) The timing and duration of sleep in partial sleep deprivation therapy of depression. Acta Psychiatr Scand 77: 219–224

Saller K, Funda E, Geisler P, Hofmann G, Kleins HE (1993) Die antidepressive Wirkung des Schlafentzuges (Wachtherapie) im Rahmen eines klinischen Gesamtbehandlungsplans. Krankenhauspsychiatrie 4: 112–119

van Scheyden JD (1977) Slappdeprivatie bij de behandeling van unipolaire (endogene) vitale depressies. Ned T Geneesk 121: 564–568

Schilgen B, Tölle R (1980) Partial sleep deprivation as therapy for depression. Arch Gen Psychiatry 37: 267–271

Schilgen B, Bischofs W, Blaszkiewicz F, Bremer W, Rudolf GAE, Tölle R (1976) Totaler und partieller Schlafentzug in der Behandlung von Depressionen. Arzneimittelforschung/Drug Res 26: 1171–1173

Schmocker M, Baumann P, Reyero R, Heimann H (1975) Der Schlafentzug. Eine klinische, psychophysiologische und biochemische Untersuchung. Arch Psychiat Nervenkr 221: 111–122

Sidorowicz W (1976) Sleep deprivation in treatment of depression. Psychiatr Pol 10: 503–507

Stoddard FJ, Post RM, Bunney WE (1977) Slow and rapid psychobiological alterations in a manic-depressive patient: clinical phenomenology. Br J Psychiatry 130: 72–78

Svendsen K (1976) Sleep deprivation therapy in depression. Acta Psychiatr Scand 54: 184–192

Szuba MP, Baxter LR, Fairbanks LA, Guze BH, Schartz JM (1991) Effects of partial sleep deprivation on the diurnal variation of mood and motor activity in major depression. Biol Psychiatry 30: 817–829

Sydor L (1985) Sleep deprivation effects on the clinical pattern and certain neurophysiological parameters of psychogenic depression syndromes. Psychiatr Pol 19: 285–290

Tölle R, Goetze U (1987) On the daily rhythm of depression symptomatology. Psychopathology 20: 237–249

Vogel GW, Traub AC, Ven-Horin P, Meyers GM (1968) REM deprivation. II. The effects on depressed patients. Arch Gen Psychiatry 18: 301–311

Vogel GW, Thurmond A, Gibbons P, Sloan K, Boyd M, Walker M (1975) REM sleep reduction effects on depression syndromes. Arch Gen Psychiatry 32: 765–777

Voss A, Kind H (1974) Ambulante Behandlung endogener Depression durch Schlafentzug. Schweiz Rundschau Med 63: 564–565

Vovin RY, Fakturovich AY (1985) Sleep deprivation as a method of treating endogenous depression. Zh Nevropatol Psikhiatr 85: 560–565

Wasik A, Puchala G (1978) Analysis of sleep deprivation as a treatment method in depressive states. Psychiatr Pol 12: 463–468

Wehr TA (1990) Effects of wakefulness and sleep on depression and mania. In: Montplaisir J, Godbout R (eds) Sleep and biological rhythms. Basic mechanisms and applications to psychiatry. Oxford University Press, New York Oxford

Wehr TA (1992) Improvement of depression and triggering of mania by sleep deprivation. J Am Med Assoc 267: 548–551

Wehr TA, Goodwin FK, Justice AW, Breitmaier J, Craig C (1982) 48-hour sleep-wake cycles in manic-depressive illness. Arch Gen Psychiatry 39: 559–565

Wirz-Justice A, Pühringer W, Hole G (1979) Response to sleep deprivation as a predictor of therapeutic results with antidepressants. Am J Psychiatry 136: 1222–1223

Wu JC, Bunney WE (1990) The biological basis of an antidepressant response to sleep deprivation and relapse: review and hypothesis. Am J Psychiatry 147: 14–21

Ymaguchi N, Maeda K, Kuromaru S (1978) The effect of sleep deprivation on the circadian rhythm of plasma cortisol level in depressive patients. Folia Psychiatr Neurol Japon 32: 479–487

Zimanova J, Vojtechovsky M (1974) Sleep deprivation as a potentiation of antidepressive pharmacotherapy? Act Nerv Super (Praha) 16: 188–189

Korrespondenz: Prof. Dr. med. G. A. E. Rudolf, Klinik für Psychiatrie, Westfälische Wilhelms-Universität Münster, Albert-Schweitzer-Straße 11, D-48149 Münster, Bundesrepublik Deutschland

Prädiktoren für das Ansprechen auf den therapeutischen Schlafentzug

T. Kapitany

Wie bei allen antidepressiven Therapieformen spricht nur ein Teil der depressiven Patienten auf Schlafentzug positiv an. Die Metaanalyse von 61 Studien an insgesamt etwa 1.700 Patienten (Wu und Bunney 1990) ergab, daß 59% der Patienten auf eine Schlafentzugsnacht mit einer signifikanten Verbesserung ihrer depressiven Symptomatik reagierten. Der relevante Anteil an Non-Respondern wirft die Frage auf, wodurch Patienten, die auf einen Schlafentzug ansprechen, charakterisiert sind. Aus den Antworten auf diese Frage erhoffen wir einerseits in klinisch-praktischen Belangen Parameter zu erhalten, die für die Indikationsstellung eines Schlafentzugs bei einzelnen depressiven Patienten herangezogen werden können, andererseits lassen sich wichtige Beiträge zur Erforschung der Pathophysiologie der einzelnen Formen der Depression erwarten. Der vorliegende Beitrag soll eine Übersicht und Zusammenschau der bisher vorliegenden Befunde geben, die zur Fragestellung der Vorhersage des Therapieansprechens auf Schlafentzug vorliegen.

Variablen des Krankheitsverlaufs und demographische Daten

Für die meisten personbezogenen, aber auch den Krankheitsverlauf betreffenden Variablen konnte kein Zusammenhang mit dem Ansprechen auf Schlafentzug gefunden werden. Wiederholt wurde bestätigt, daß die Wirksamkeit des Schlafentzugs weder von Alter noch Geschlecht abhängig ist (Baumgartner et al. 1990a, Elsenga und van den Hoofdakker 1987, Kuhs und Tölle 1986, Fähndrich 1983). Hingegen ist es von Bedeutung in Hinblick auf die geringe Nebenwirkungsproblematik des Schlafentzugs, daß auch ältere Patienten sehr von therapeutischem Schlafentzug profitieren können (Schilgen und Tölle 1980).

Es spielt offensichtlich keine Rolle für die Wirksamkeit der Schlafentzugstherapie, ob die affektive Erkrankung einen bipolaren oder unipolaren Verlauf nimmt (Baumgartner et al. 1990a, Kasper et al. 1988a, Elsenga und van den Hoofdakker 1987, Schilgen und Tölle 1980). Ebenfalls besteht kein Zusammenhang zwischen der Wirksamkeit des Schlafentzugs

Tabelle 1. Therapieresponse auf therapeutischen Schlafentzug und klinische Parameter der Depression

Alter	0
Geschlecht	0
Polarität des Krankheitsverlaufs	0
Episodenzahl	0
Phasendauer aktuell (Chronizität)	0
somatische Symptome	+?
Schlafstörungen	++
morgendliches Pessimum	+++
endogenes Krankheitsbild[1]	++
neurotisches Krankheitsbild[2]	−

0 Kein Zusammenhang, + positiver Zusammenhang, − negativer Zusammenhang
[1]Diagnose Kategorie „296" nach DSM-III R bzw. ICD 9, [2]Diagnose Kategorie „300.4" nach DSM-III R bzw. ICD 9

und der Anzahl früherer Krankheitsepisoden (Elsenga und van den Hoofdakker 1987) wie auch mit der Dauer der aktuellen Krankheitsphase, wie Kasper (1990) zeigen konnte. Daraus wird gefolgert, daß Chronizität der depressiven Erkrankung keinen ausschließenden Grund für die Anwendung der Schlafentzugstherapie darstellt. Im Gegenteil ermutigen diese Befunde zum Einsatz des therapeutischen Schlafentzugs bei therapierefraktärer endogenomorpher Depression. Erste positive Ergebnisse des Schlafentzugs bei dieser Indikation wurden bereits erzielt (van den Hoofdakker et al. 1994).

Psychopathologische Befunde

Ein besserer Effekt des Schlafentzugs läßt sich übereinstimmend bei Patienten mit dem Bild einer „endogenen" Depression erzielen (Diagnose-Kategorie „296" gegenüber „300.4" nach DSM-III R bzw. ICD 9), in der Metaanalyse von Wu und Bunney (1990) lag die Erfolgsrate bei „endogen" depressiven Patienten bei 67% gegenüber 48% bei „neurotischer" Depression. Bei Patienten mit einer schweren neurotischen Depression bedingt das Vorliegen von deutlichen somatischen Symptomen ein besseres Ansprechen (Rudolf und Tölle 1978). Jedoch waren die Befunde in bezug auf das Auftreten von somatischen Symptomen insgesamt (Rudolf und Tölle 1978, Schilgen und Tölle 1980) sowie in bezug auf das Vorhandensein einer deutlichen psychomotorischen Hemmung widersprüchlich (Vovin und Faktourovich 1985, Fähndrich 1981).

Deutlich positiv korreliert mit der Erfolgsquote des Schlafentzugs das Vorhandensein von Biorhythmusstörungen. Eine gute Wirksamkeit wurde bei Patienten beschrieben, die ausgeprägte Schlafstörungen aufweisen

(Roy-Byrne et al. 1984). Eingehend untersucht ist der Zusammenhang zwischen dem Schlafentzugstherapieerfolg und dem Vorliegen von Tagesschwankungen (siehe auch Haug 1995, dieses Buch). Der höchste Prozentsatz an Therapierespondern fand sich bei Patienten mit einem morgendlichen Pessimum der depressiven Symptomatik (Haug et al. 1992, Reinink et al. 1990, Riemann et al. 1990, Elsenga und van den Hoofdakker 1987, Roy-Byrne et al. 1984). Nur 50% der Patienten ohne Tagesschwankungen und weniger als die Hälfte der Patienten mit abendlichem Pessimum zeigten ein Ansprechen der Therapie gegenüber 75% der Patienten mit morgendlichem Pessimum (Riemann et al. 1990). Im Bereich der autonom-vegetativen Regulation wurde analog bei der Untersuchung der Schwankungsbreite verschiedener Herzfrequenzparameter eine Zunahme der Herzfrequenzvariabilität in den Abend- gegenüber den Morgenstunden bei Patienten mit Morgentief festgestellt (Rechlin et al. 1995b). Eine ähnlich erhöhte Variabilität wurde auch bei Schlafentzugsrespondern gefunden (Rechlin et al. 1995a).

Neurobiologische Befunde

Biochemische und neuroendokrinologische Befunde

Untersuchungen auf der neurobiochemischen Ebene wurden im Zusammenhang mit dem adrenergen, dem serotonergen und dem dopaminergen Neurotransmittersystem gemacht. Demnach konnte mit einer prädiktorischen Bedeutung nur eine erhöhte Noradrenalin/Adrenalin-Ratio im Harn (Matussek et al. 1974) und ein erhöhter Noradrenalinspiegel im Liquor cerebrospinalis (Roy-Byrne et al. 1984) bei Schlafentzugsrespondern gefunden werden. Ein erhöhter Spiegel von 3-Methoxy-4-Hydroxy-Methylglykol (MHPG), ein Metabolit des zentral umgesetzten Noradrenalins, im Harn (Matussek et al. 1977) bzw. im Liquor cerebrospinalis (Post et al. 1976, Gerner et al. 1979) korreliert mit einem positiven Effekt auf Schlafentzug. Auch höhere Spiegel von 3-Methoxy-4-Hydroxymandelsäure als Parameter des peripheren Katecholaminmetabolismus wurden vor Schlafentzug bei Therapierespondern gemessen (Müller et al. 1993). Der Dopaminmetabolit Homovanilinsäure wurde bei Schlafentzugsrespondern erniedrigt gefunden (Gerner et al. 1979).

An der Hypothalamus-Hypophysen-Nebennierenrinden-Achse konnten unter basalen Bedingungen keine Veränderungen beobachtet werden, die mit dem Erfolg der Schlafentzugstherapie korrelieren. Die Vorhersagekraft des Dexamethason-Suppressions-Tests, wie sie in Pilotuntersuchungen dargestellt wurde (Kasper et al. 1981, Trachsler et al. 1985), konnte in großangelegten Studien nicht bestätigt werden (Holsboer-Trachsler und Ernst 1986, Kuhs 1985). Hingegen zeigten Schlafentzugsresponder höhere Schilddrüsenhormonwerte vor dem Schlafentzug (Baumgartner et al. 1990b). Jedoch konnte kein Zusammenhang mit erhöhten TSH-Konzentrationen gefunden werden (Kasper et al. 1988b, Kaschka et al. 1989).

Tabelle 2. Therapieresponse auf therapeutischen Schlafentzug und neurobiologische Parameter der Depression

verstärkte limbische Aktivität	+
verkürzte REM-Latenz	+
erhöhte noradrenerge Aktivität (zentral)	+
Dopaminumsatz	–
H-H-NNR-Aktivität (basal)	0
Dexamethason-Suppressions-Test	?0
TSH/T3, T4	0/+
Prolaktin basal	0
Prolaktin stimuliert (serotonerg)	+

0 Kein Zusammenhang, + positiver Zusammenhang, – negativer Zusammenhang

Interesse wurde auf neuroendokrinologischer Ebene auch der Prolaktinsekretion geschenkt, da hier eine direkte Beeinflussung durch das serotonerge Transmittersystem besteht. Unter basalen Bedingungen bestand
kein Zusammenhang zwischen Prolaktinspiegel und der Wirksamkeit des
Schlafentzugs (Kasper et al. 1988b, Baumgartner et al. 1990b). Ein positives Ergebnis fand sich allerdings bei der Messung von stimulierten Prolak-
tinspiegeln, die nach Verabreichen eines serotonergen Reizes gemessen
wurden (Kasper et al. 1988c). Patienten mit gutem Ansprechen auf
Schlafentzug reagierten gegenüber Therapie-Non-Respondern bei dem
Fenfluramin-Stimulationstest mit einem signifikant geringeren Prolaktinanstieg, was als Zeichen für eine herabgesetzte serotonerge Aktivität gewertet wird. Die direkte Messung von Serotoninmetaboliten erbrachte keinen Zusammenhang mit dem Schlafentzugsansprechen (Gerner et al.
1979).

Neurophysiologische Befunde

Im Rahmen der Diskussion über die pathophysiologischen Mechanismen
des Schlafentzugs wurde in Hinblick auf sein Eingreifen in das Schlafver-
halten der Patienten der Untersuchung von EEG-Schlafparametern besondere Aufmerksamkeit gewidmet. Dabei wurde bei Schlafentzugsrespondern ein stärker gestörtes Schlafmuster vor Schlafentzug beobachtet (Duncan et al. 1980, Zander et al. 1981, Riemann und Berger 1990). Riemann
und Berger (1990) fanden signifikante Unterschiede besonders in bezug
auf die REM-Latenz, die bei Respondern gegenüber Non-Respondern vor
Schlafentzug verkürzt war. In dieser Untersuchung, aber auch bei Zander
et al. (1991) und Gillin et al. (1989) hatte der Anteil an Delta-Schlaf keinen
Zusammenhang mit der Therapieresponse. Im Gegensatz dazu wurde ein
negatives Ergebnis in bezug auf die Bedeutung des REM-Schlafes und der
REM-Latenz von van den Hoofdakker et al. (1986) beschrieben, so daß die

Bedeutung dieser Schlafparameter noch nicht abschließend beurteilt werden kann.

Funktionell bildgebende Untersuchungsverfahren

Untersuchungen mit funktionell bildgebenden Verfahren bei depressiven Patienten zeigten ebenfalls unter basalen Bedingungen Unterschiede zwischen Patienten mit gutem Ansprechen auf einen therapeutischen Schlafentzug und Schlafentzugs-Non-Respondern. Als übereinstimmender Befund konnte bisher eine verstärkte Aktivität in Teilen des limbischen Systems bei Therapierespondern dargestellt werden. Ebert et al. (1991) zeigten dies in einer Untersuchung mit der HMPAO-Single-Photonen-Emissions-Computer-Tomographie (SPECT). Zu einem übereinstimmenden Ergebnis kamen Wu et al. (1992) mit der Positronen-Emissions-Tomographie (PET).

Diskussion

Bei der Untersuchung möglicher prädiktorischer Parameter in Hinblick auf das Therapieansprechen nach therapeutischem Schlafentzug zeigte sich, daß der antidepressiv wirksame Schlafentzug mit einer breiten Indikationsstellung bei depressiven Patienten eingesetzt werden kann. Ohne Unterschied können auch Patienten mit einem bipolar affektiven Verlauf und, was im Zuge der Diskussion um Nebenwirkungen von Vorteil ist, auch ältere Patienten mit Erfolg mit Schlafentzug behandelt werden. Von ebenso positiver Bedeutung ist, daß sich bei chronischen Krankheitsverläufen gute Erfolge erzielen lassen. Bei therapierefraktären Depressionen bietet der Schlafentzug möglicherweise eine gute therapeutische Chance zur Durchbrechung der Therapieresistenz.

Zur Differenzierung, welche depressiven Patienten besonders gute Chancen haben, auf Schlafentzug anzusprechen, erweist sich bisher als sicherster Befund das Vorhandensein von Tagesschwankungen. Dies trifft besonders dann zu, wenn die Symptomatik ein morgendliches Pessimum aufweist. Insgesamt sprechen jene Patienten besser an, deren Symptomatik mehr dem Bild einer endogenen Depression gleicht (Diagnose-Kategorie „296" gegenüber „300.4" nach DSM-III R bzw. ICD 9). Aufgrund der Befunde bezüglich der Tagesschwankungen wurde die Hypothese gebildet, daß Schlaf bei depressiven Patienten eine depressiogene Wirkung entwickelt (Übersicht siehe Wu und Bunney 1990). Dabei wurden in einer kontroversiellen Diskussion verschiedene Anteile des Schlafes als ausschlaggebende Faktoren angeführt. Untersuchungen auf der Ebene der Neurotransmitter konnten dazu noch keine klärenden Befunde liefern. Von Interesse wird sein, welche Ergebnisse die Verbindung der einzelnen Untersuchungsebenen (Psychopathologie, Neurophysiologie und Schlafforschung, Neurobiochemie) bringen kann.

Literatur

Baumgartner A, Riemann D, Berger M (1990a) Neuroendocrinological investigations during sleep deprivation I. Concentrations of thyrotropin, thyroid hormones, cortisol, prolactin, luteinizing hormone, follicle-stimulating hormone, estradiol, and testosterone in patients with major depressive disorder at 8 AM before and after total sleep deprivation. Biol Psychiatry 28: 556–568

Baumgartner A, Riemann D, Berger M (1990b) Neuroendocrinological investigations during sleep deprivation II. Longitudinal measurement of thyrotropin, thyroid hormones, cortisol, prolactin, growth hormone and luteinizing hormone during nights of sleep and sleep deprivation in patients with major depressive disorder. Biol Psychiatry 28: 569–587

Duncan WC, Gillin JC, Post RM, Gerner RH, Wehr RA (1980) Relationship between EEG-sleep patterns and clinical improvement in depressed patients treated with sleep deprivation. Biol Psychiatry 15: 879–889

Ebert D, Feistel H, Barocka A (1991) Effects of sleep deprivation on the limbic system and the frontal lobes in affective disorders: a study Tc-99-HMPAO-SPECT. Psychiatry Res 40: 247–251

Elsenga S, van den Hoofdakker RH (1987) Response to total sleep deprivation and clomipramine in endogenous depression. Psychiatry Res 21: 157–161

Fähndrich E (1981) Effects of sleep deprivation on depressed patients of different nosological groups. Psychiatry Res 5: 277–285

Fähndrich E (1983) Effect of sleep deprivation as a predictor of treatment response to antidepressant medication. Acta Psychiatr Scand 68: 341–344

Gerner RH, Post RM, Fillin JC, Bunney WE (1979) Biological and behavioral effects of one night's sleep deprivation in depressed patients and normals. Psychiatr Res 15: 21–24

Gillin J, Kripke DF, Janovsky DS, Risch SC (1989) Effects of brief naps on mood and sleep in sleep-deprived depressed patients. Psychiatry Res 27: 253–265

Haug HJ (1992) Prediction of sleep deprivation outcome by diurnal variation of mood. Biol Psychiatry 31: 271–278

Holsboer-Trachsler E, Ernst K (1986) Sustained antidepressive effect of repeated partial sleep deprivation. Psychopathology 19: 172–176

Hoofdakker van den RH, Beersma DGM, Dijck DJ, Bouhuys AL, Dolls LCD (1986) Effects of total sleep deprivation on mood and chronophysiology in depression. In: Shagass C, et al (Hrsg) Biological psychiatry. Elsevier, New York, pp 961–971

Hoofdakker van den RH, Gordijn MCM, Kasper S (1994) Sleep deprivation in refractory depression. In: Nolen WA, Zohar J, Roose SP, Amsterdam JD (eds) Refractory depression: current strategies and future directions. Wiley, New York, pp 129–142

Kaschka WP, Marinhagen J, Bratenstein P (1989) Total sleep deprivation and thyroid function in depression. Psychiatry Res 29: 231–234

Kasper S (1990) Schlafentzugstherapie: eine Chance bei Antidepressiva-Nonresponse. In: Möller HJ (Hrsg) Therapieresistenz unter Antidepressiva-Behandlung. Springer, Berlin Heidelberg New York Tokyo, S 149–165

Kasper S, Moises HW, Beckmann H (1983) Dexamethason suppression test combined with total sleep deprivation in depressed patients. Psychiatr Clin 16: 17–25

Kasper S, Katzinski L, Lenarz T, Richter P (1988a) Auditory evoked potentials and total sleep deprivation in depressed patients. Psychiatry Res 25: 91–100

Kasper S, Sack DA, Wehr TA, Kick H, Voll G, Vieira A (1988b) Nocturnal TSH and prolactin secretion during sleep deprivation and prediction of antidepressant response in patients with major depression. Biol Psychiatry 24: 631–641

Kasper S, Vieira A, Wehr TA, Schmidt DTR, Kick H, Voll G, Murphy DL (1988c) Serotonergically induced hormonal responses and the antidepressant effect of total sleep deprivation in patients with major depression. Psychopharmacol Bull 24: 450–453

Kuhs H (1985) Dexamethasone suppression test and sleep deprivation in endogenous depression. J Affect Disord 9: 121–126

Kuhs H, Tölle R (1986) Schlafentzug (Wachtherapie) als Antidepressivum. Fortschr Neurol Psychiatr 54: 341–355

Matussek N, Ackenheil M, Athen D (1974) Catecholamine metabolism under sleep deprivation therapy of improved and not-improved depressed patients. Pharmacopsychiatry 7: 108–114

Matussek N, Römisch P, Ackenheil M (1977) MHPG excretion during sleep deprivation in endogenous depression. Neuropsychobiology 3: 23–29

Müller HU, Riemann D, Berger M, Müller WE (1993) The influence of total sleep deprivation on urinary excretion of catecholamine metabolites in major depression. Acta Psychiatr Scand 88: 16–20

Post RM, Kotin J, Goodwin FK (1976) Effects of sleep deprivation on mood and central amine metabolism in depressed patients. Arch Gen Psychiatry 33: 627–632

Rechlin T, Hegmann H, Weis M, Stemmler M, Claus D, Kaschka WP (1995a) Prediction of response to total sleep deprivation by autonomic heart rate parameters? Biol Psychiatry 37: 280–282

Rechlin T, Weiss M, Kaschka WP (1995b) Is diurnal variation of mood associated with parasympathetic activity? J Affect Disord 34: 249–255

Reining E, Bouhuys AL, Wirz-Justice A (1990) The prediction of the antidepressant response to total sleep deprivation by diurnal variation in mood. Psychiatry Res 32: 113–124

Riemann D, Wiegand M, Berger M (1990) Are there predictors for sleep deprivation response in depressed patients? Biol Psychiatry 29: 707–710

Roy-Byrne PP, Uhde TW, Post RM (1984) Antidepressant effects of one night's sleep deprivation: clinical and theoretical implications. In: Post RM, Ballenger JC (eds) Neurobiology of mood disorders. Williams & Wilkins, Baltimore

Rudolf GAE, Tölle R (1978) Sleep deprivation and circadian rhythm in depression. Psychiatr Clin 11: 198–212

Schilgen B, Tölle R (1980) Partial sleep deprivation as therapy for depression. Arch Gen Psychiatry 37: 267–271

Trachsler E, Höchli D, Luckner NV, Woggon B (1985) Dexamethasone suppression test before and after partial sleep deprivation in depressed schizophrenic and schizoaffective patients. Pharmacopsychiatry 18: 110–111

Vovin RY, Fakturovich AY (1985) Sleep deprivation as a method of treating endogenous depression. Zh Nevropatol Psikhiatr 85: 560–565

Wu JC, Bunney WE (1990) The biological basis of an antidepressant response to sleep deprivation and relapse: review and hypothesis. Am J Psychiatry 147: 14–21

Wu JC, Gillin JC, Buchsbaum MS, Hershey T, Johnson JC, Bunney WE (1992) Effect of sleep deprivation on brain metabolism of depressed patients. Am J Psychiatry 149: 538–543

Zander KJ, Lorenz A, Wahlländer V, Ackenheil A, Rüter E (1981) Biogenesis of the antidepressant effects of sleep deprivation. 5th European Congress on Sleep Research. Karger, Basel, pp 9–15

Korrespondenz: Dr. T. Kapitany, Universitätsklinik für Psychiatrie, Klinische Abteilung für Allgemeine Psychiatrie, Währinger Gürtel 18–20, A-1090 Wien, Österreich

Die Kombination von Schlafentzug und anschließender Schlafphasenvorverlagerung bei depressiven Patienten

**A. König, D. Riemann, J. Vollmann, F. Hohagen, H. Lohner,
U. Voderholzer, N. Edali, C. Faller** und **M. Berger**

1. Einleitung

Schlafentzug für eine Nacht kann bei Patienten mit Melancholie eine deutliche antidepressive Wirkung ausüben, wie Schulte bereits in den 60er Jahren in mehreren Kasuistiken erwähnte (Schulte 1966). Schulte ging so weit anzunehmen, daß „in Eingriffen in den 24 Stundenrhythmus die wichtigsten Entstehungsbedingungen und Auslösefaktoren für Zyklothymien zu suchen sind" (Schulte 1971). Pflug und Tölle untersuchten 1971 in einer ersten systematischen Arbeit die Wirkung eines totalen Schlafentzuges bei Patienten mit endogener Depression, bei neurotischen Depressiven und bei Gesunden. Nur die endogen depressiven Patienten besserten sich aufgrund des Schlafentzugs.

Es fiel jedoch auf, daß häufig eine erneute Stimmungsverschlechterung am zweiten Tag nach dem Schlafentzug auftritt. Wu und Bunney (1990) kamen in einer Metaanalyse der relevanten Literatur zu dem Schluß, daß mehr als 80% medikamentös unbehandelter Patienten nach der nächsten durchgeschlafenen Nacht nach erfolgreichem Schlafentzug wieder einen Rückfall in die Depression erleiden. Diese starken Stimmungsschwankungen können für depressive Patienten sehr belastend sein, weshalb sich der therapeutische Schlafentzug letztendlich nicht als eigenständiges Therapieverfahren in Klinik und Praxis durchsetzen konnte.

Schilgen et al. berichteten 1976, daß sich auch ein partieller Schlafentzug in der zweiten Nachthälfte ab 1.30 Uhr positiv auf die Stimmung auswirken kann. Schlafentzug in der ersten Nachthälfte mit Schlaf von 1.30 Uhr bis 7.00 Uhr war weitaus weniger wirksam (Götze und Tölle 1981). Wenn auch partielle Schlafentzüge im Vergleich zu kompletten Schlafentzügen von den Patienten als weniger anstrengend angesehen werden, bleibt das Problem des unmittelbaren Rückfalls nach der nächsten durchschlafenen Nacht jedoch ungelöst.

Mittlerweile konnte durch eine Vielzahl von Studien (Zusammenfassungen bei Gillin 1983, Wu und Bunney 1990, Kuhs und Tölle 1991) die Wirksamkeit von Schlafentzug bei Depressionen belegt werden.

Insgesamt zeigte sich, daß 60% der Patienten, die an einer endogenen Depression erkrankt sind, mit einer deutlichen Stimmungsverbesserung am Morgen nach der durchwachten Nacht reagieren. Der partielle Schlafentzug in der zweiten Nachthälfte ab ca. 1.30 Uhr unterscheidet sich dabei nicht wesentlich von einem vollständigen Schlafentzug.

Der therapeutische Effekt von Schlafentzug sei von psychologischen Faktoren wie der Qualität der Arzt-Patient-Beziehung oder der Erwartungshaltung des Patienten unabhängig, berichten Buddeberg und Dittrich (1978).

Mit einer modifizierten Strategie verlagerten Wehr et al. (1979) die Schlafzeit um 6 Stunden vor und konnten damit bei vier depressiven Patienten einen deutlichen antidepressiven Effekt erzielen. Bei weiterhin vorgezogener Schlafzeit konnte die Stimmung für ca. zwei Wochen stabilisiert werden. Diese therapeutische Strategie basierte auf der Annahme, daß bei depressiven Patienten bestimmte biologische Rhythmen, wie etwa Cortisol, Körpertemperatur und REM-Schlaf, gegenüber dem 24-Stunden Schlaf-Wach-Rhythmus vorverlagert seien („Phaseadvance" Hypothese). Nach Wehr und Mitarbeitern basiere die antidepressive Wirksamkeit der Schlafphasenvorverlagerung auf der Restituierung einer „normalen" Phasenbeziehung zwischen Schlaf-Wach-Rhythmus und den übrigen biologischen Rhythmen.

Souetre et al. (1991) kommen in einer Übersicht zu der Schlußfolgerung, daß von 20 bisher weltweit mit diesem Therapieverfahren behandelten Patienten 75% auf eine 2–3wöchige Schlafphasenvorverlagerung positiv reagierten. Eine Etablierung des normalen Schlaf-Wach-Rhythmus führte jedoch häufig wieder zu einem Rückfall in die Depression. Aufgrund der Aufwendigkeit dieses Verfahrens und der mangelhaften Stabilität des antidepressiven Effekts konnte sich dieses Verfahren in der Depressionstherapie nicht etablieren.

Ein weiterer interessanter Befund aus der chronobiologischen Schlaf- und Depressionsforschung ist, daß kurze Schlafphasen am Tag – sogenannte Naps – schon ab einer Dauer von nur 90 Sekunden eine erneute Stimmungsverschlechterung nach erfolgreichem Schlafentzug provozieren können (Wiegand et al. 1987, 1993, Riemann et al. 1993). Wiegand et al. fanden eine Abhängigkeit der Stimmungsverschlechterung von der Tageszeit, d. h. während Schlafepisoden am Morgen in der Hälfte aller Fälle die Stimmung wieder deutlich verschlechterten – unabhängig davon, ob REM-Schlaf auftrat oder nicht – hatten Naps am Nachmittag kaum eine depressiogene Potenz.

Die oben genannten Befunde zu den Effekten von Schlafentzug einerseits und zum Einfluß von Schlaf auf Depressivität andererseits führten zur Formulierung der Hypothese, daß Schlaf bei depressiven Erkrankungen seine Erholungsfunktion verloren hat und eventuell sogar depressionsintensivierend wirken kann (Berger und Riemann 1993, Riemann et al. 1994). Eine Darstellung dieses Modells findet sich im nächsten Abschnitt.

2. Theoretische Modelle

Janowski et al. formulierten 1972 die Hypothese, daß depressiven Erkrankungen eine zentralnervöse, cholinerg-aminerge Imbalance zugrunde liege. Cholinerge und aminerge zentrale Neuronensysteme mit den Transmittern Acetylcholin auf der einen sowie Noradrenalin und Serotonin auf der anderen Seite werden gegenläufig reguliert (Dilsalver 1986). Während die beiden Transmittersysteme sich bei Gesunden im Gleichgewicht befinden, wird davon ausgegangen, daß in der Manie das aminerge, in der Depression das cholinerge System dominant ist (siehe Abb. 1).

Seit Mitte der siebziger Jahre ist außerdem bekannt, daß die Aktivität des noradrenergen und serotonergen Systems mit dem Wechsel von Non-REM-Schlaf zu REM-Schlaf deutlich abnimmt. Die Aktivität im cholinergen Netzwerk des ZNS steigt dagegen beim Übergang von Non-REM-Schlaf zu REM-Schlaf deutlich an (Hobson et al. 1976, 1986). Während eines nächtlichen Non-REM/REM-Zyklus ergibt sich damit eine sinusförmige gegenläufige Schwingung in der Aktivität der beiden gegenläufigen Transmittersysteme im ZNS (siehe Abb. 2).

PET-Studien bei gesunden Probanden wiesen beim Übergang von Non-REM-Schlaf zu REM-Schlaf eine spezifische Aktivitätszunahme der zerebralen Glucose-Metabolisation im Bereich des Gyrus-Cinguli nach, der in besonders hohem Maße cholinerge Afferenzen besitzt. Depressive Responder auf Schlafentzug hatten vor Schlafentzug einen signifikant höheren Glucoseumsatz als Non-Responder, wobei sich der Hypermetabolismus durch einen totalen Schlafentzug vollständig normalisierte (Wu et al. 1992). Ähnliche Ergebnisse konnten mit der SPECT-Technik gewonnen werden (Ebert et al. 1994). Diese Befunde unterstützen die Annahme einer pathophysiologisch relevanten cholinergen Hyperaktivität in der Depression, die durch Schlafentzug reduziert wird.

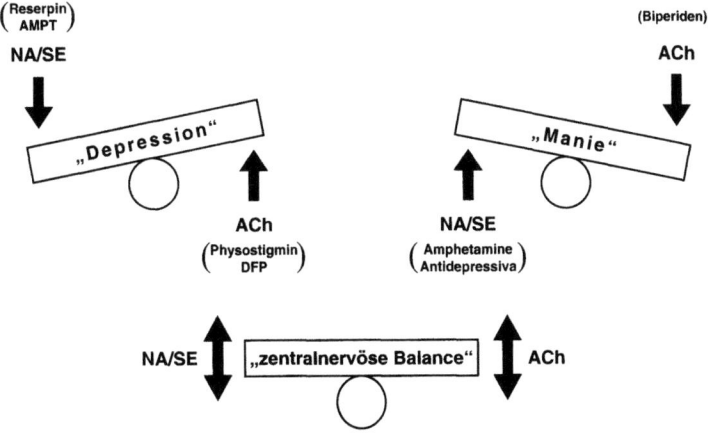

Abb. 1. Cholinerg-aminerge Imbalance-Hypothese von Janowski (1972)

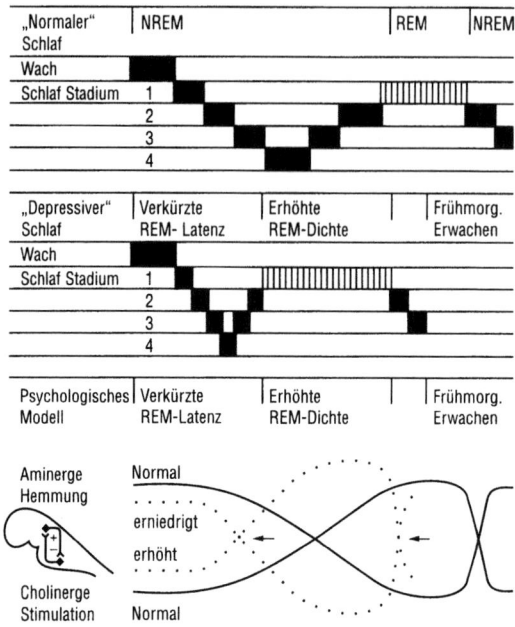

Abb. 2. REM-Schlaf-Regulation (McCarley 1982)

Die Hypothese einer Dominanz des cholinergen Systems in der Depression konnte durch psychopharmakologische Untersuchungen weiter gefestigt werden. Durch Cholinesterasehemmer oder durch Reduktion aminerger Transmitter mittels experimenteller Blockade des Syntheseenzyms Thyrosin-Hydroxylase (Sitaram et al. 1984), wodurch die relative Konzentration von Acetylcholin am synaptischen Spalt erhöht wird, lassen sich bei Gesunden depressionsähnliche Zustände auslösen. Außerdem lassen sich die Schlaf-EEG-Veränderungen depressiver Patienten, insbesondere die verkürzte REM-Latenz und die erhöhte REM-Dichte, als Überaktivität cholinerger Neurone interpretieren, weil experimentell REM-Schlaf durch cholinerge Stimulation induziert werden konnte. Neben Tierexperimenten konnte auch humanexperimentell überzeugend nachgewiesen werden, daß die Gaben von Cholinesterasehemmern bzw. cholinergen Agonisten bei gesunden Probanden eine Vorverlagerung von REM-Schlaf bewirkten (Überblick bei Riemann et al. 1994). Eine darüber hinausgehende noch stärkere Induktion von REM-Schlaf wurde im Vergleich hierzu bei depressiven Patienten beobachtet (Gillin et al. 1982, 1991, Berger et al. 1989, Riemann et al. 1994). Diese Befunde stützen weiterhin das cholinerg-aminerge Imbalancemodell depressiver Erkrankungen.

Berücksichtigt man zum einen die cholinerg-aminerge Imbalance-Hypothese, bei der von einem Ungleichgewicht zugunsten des cholinergen Systems ausgegangen wird, zum anderen die beobachtete Aktivierung des cholinergen Netzwerkes durch REM-Schlaf, wodurch es im REM-Schlaf zu

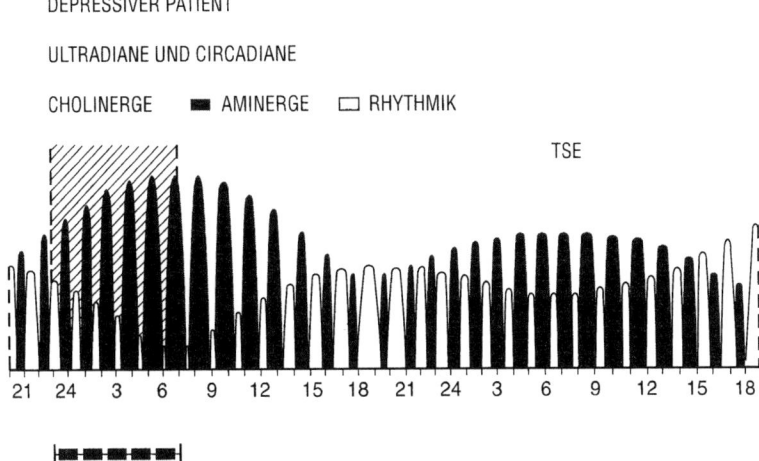

Abb. 3. Chronobiologisches Modell mit Beeinflussung der cholinerg-aminergen Rhythmik bei depressiven Patienten durch Schlafentzug

einer besonders starken Akzentuierung der Imbalance der Transmittersysteme kommt, so könnte dies erklären, warum ein totaler Schlafentzug bzw. ein Schlafentzug in der zweiten Nachthälfte stimmungsaufhellend wirkt (siehe Abb. 3). Unterstrichen wird diese Hypothese auch dadurch, daß selektiver REM-Schlafentzug durch Wecken allein ebenfalls antidepressiv wirkt (Vogel et al. 1980, Vogel 1983).

Bedenkt man zudem das zirkadiane Modell in diesem Zusammenhang, so erhebt sich die Frage, ob Schlaf in Abhängigkeit zur Tageszeit einen unterschiedlich stark depressiogenen Effekt haben kann. Diese Fragestellung führte zu den oben erwähnten Untersuchungen der Kurzschlafepisoden während des Tages der eigenen Arbeitsgruppe (Wiegand et al. 1993, Riemann et al. 1993). Zunächst interessierte dabei vor allem, ob sich anhand systematischer Untersuchungen zeigen läßt, daß bereits kurze Schlafphasen während des Tages den antidepressiven Effekt einer Schlafentzugsbehandlung aufheben können und das Auftreten von REM-Schlaf den depressiogenen Effekt verstärkt. Darüber hinaus stellte sich die Frage, ob der Tageszeitpunkt, an dem geschlafen wird, einen Einfluß auf die depressionsintensivierende Wirkung besitzt. Das Ergebnis dieser Nap-Studien, in denen der Effekt der Schlaflänge und -struktur, das Auftreten von REM-Schlaf oder Tiefschlaf wärend der Naps sowie der Einfluß des Zeitpunktes des Kurzschlafs auf die depressive Symptomatik untersucht wurden, ist in Abb. 4 dargestellt.

Es zeigte sich, daß Naps am frühen Morgen deutlich stärker depressiogen wirken als am Mittag. Nachmittags fehlt ein depressiogener Effekt fast vollständig. Während in den Morgenstunden um 9.00 Uhr die Stimmungsverschlechterung unabhängig von REM-Schlaf auftrat, gab es bei Schlaf am Mittag einen Zusammenhang zwischen der Stimmungsverschlechterung und dem Auftreten von REM-Schlaf. Am Nachmittag konnte auch das Auf-

A. König et al.

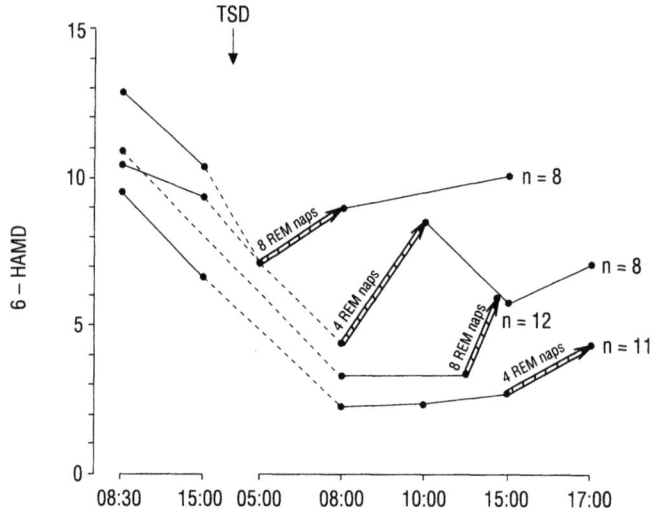

Abb. 4. Stimmungsveränderung (Hamilton-Depressionsskala, 6-Item-Version) durch Naps nach Schlafentzug in Abhängigkeit von der Tageszeit und Dauer. Positive Delta-HAMD-Werte entsprechen einer Verschlechterung

treten von REM-Schlaf die Stimmung nicht mehr negativ beeinflussen. Die hier deutlich werdende zirkadiane Komponente macht den depressiogenen Effekt von Schlaf in den Morgenstunden deutlich. Im Sinne der zirkadianen Rhythmik des cholinergen und aminergen Systems im ZNS kommt es schon durch Kurzschlaf in den Morgenstunden nach Schlafentzug zu einer starken Dominanz des cholinergen Systems und damit zu einer Depressionsintensivierung. Am Nachmittag ist der cholinerge Schenkel des Systems so abgeschwächt, daß auch das Auftreten von REM-Schlaf das cholinerge System nicht wesentlich stimulieren kann, wodurch der Schlaf seine „depressiogene" Komponente verliert.

3. Therapiestudien

Die oben genannten Theorien und Erfahrungen führten zu einem neuen Studiendesign, in dem die zirkadiane Modulation des depressiogenen Effektes von Schlaf therapeutisch nutzbar gemacht wurde. Um nach einem totalen Schlafentzug den Rückfall in die Depression nach der sich anschließenden Nacht zu vermeiden, wurde der Schlaf in den frühen Morgenstunden verhindert. Hierfür wurde ein totaler Schlafentzug mit einer sich anschließenden Schlafphasenvorverlagerung um 6 Stunden kombiniert. In den folgenden Nächten wurde die Schlafzeit sukzessive um jeweils eine Stunde rückverlagert, so daß nach 7 Nächten die ursprüngliche Einschlafzeit von 23.00 Uhr wieder erreicht wurde. Die Bettzeit in den Nächten nach dem Schlafentzug betrug jeweils 7 Stunden (siehe Abb. 5).

Während des Schlafentzugs waren alle Patienten unter kontinuierlicher

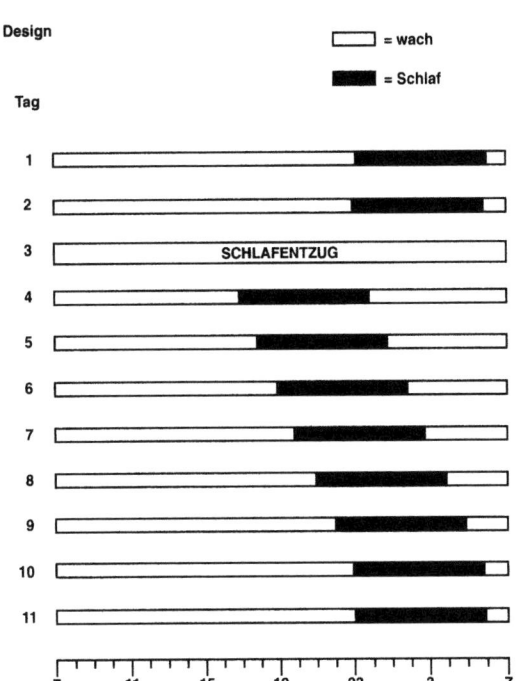

KOMBINIERTER SCHLAFENTZUG & SCHLAFPHASENVORVERLAGERUNG

Abb. 5. Design der Schlafphasenvorverlagerung

Betreuung des Pflegepersonals, um auch kurze Schlafpausen zu verhindern.

In einer Pilotstudie (Vollmann und Berger 1993), in der die meisten Patienten simultan medikamentös behandelt wurden, hatten sich bereits vielversprechende Resultate ergeben. Im Folgenden werden neue Studien mit diesem Design vorgestellt, die zur Klärung folgender Fragen dienten:

– Läßt sich der Schlafentzugseffekt durch die Schlafphasenvorverlagerung aufrechterhalten?
– Sprechen auch Patienten ohne antidepressive Begleitmedikation auf diese Therapie an?
– Welchen Einfluß hat diese Therapie auf polysomnographische Parameter, insbesondere Variablen des REM-Schlafs?

3.1 Stichprobe und Methodik

Wir untersuchten 33 stationär aufgenommene depressive Patienten (12 Männer und 21 Frauen) mit einer Major Depression nach den Kriterien des DSM-III-R. Die Diagnose wurde mit Hilfe des strukturierten klinischen Interviews (SKID) gestellt. Das mittlere Alter betrug 46,7 ± 13,7 Jahre. Zur Beurteilung des Schweregrades der Depression wurde die 21-Item Version der

Hamilton-Depressionsskala benutzt. Der mittlere Schweregrad der Depression betrug 28,9 ± 6,5, womit alle Patienten an einer mittleren bis schweren Major Depression litten. 22 Patienten litten an einer unipolaren Depression, 11 an einer bipolaren Depression. 16 der Patienten waren mindestens ab einer Woche vor Studienbeginn unmediziert, die anderen 17 Patienten nahmen seit mindestens 6 Wochen vor Studienbeginn ohne deutlich stimmungsaufhellenden Effekt Antidepressiva ein. Die antidepressive Medikation wurde in dieser Patientengruppe unverändert beibehalten.

Alle 33 Patienten hatten positiv auf den totalen Schlafentzug angesprochen. Zur Beurteilung des Schweregrades der Depression wurde während der Studie die 6-Item Version der Hamilton-Depressionsskala (6-HAMD) benutzt. Sie erfaßt Stimmung, Schuldgefühle, Arbeit und Interessen, psychomotorische Retardierung, Angst und körperliche Symptome (Maximalwert 22). Als Stimmungsverbesserung nach Schlafentzug wurde eine mindestens 30%ige Besserung im 6-HAMD der gemittelten Morgen- (9.00 Uhr) und Nachmittag-Werte (16.00 Uhr) verlangt. In einer Reanalyse von 30 Ratings, die auf Video aufgezeichnet worden waren, durch einen unabhängigen Beurteiler, wurde eine Interrater-Reliabilität von $r = 0,92$ ($p < 0,001$, Produkt-Moment-Korrelation) gemessen. Die 6-HAMD wurde zweimal täglich, morgens um 9 Uhr und nachmittags um 16 Uhr an jedem Tag der Studie durchgeführt. Die Schlafphasenvorverlagerung wurde als erfolgreich definiert, wenn sich die 30% Besserung durch den Schlafentzug noch am Ende der Studie nachweisen ließ.

Polysomnographie

Schlaf-EEG-Ableitungen entsprechend den Standardkriterien nach Rechtschaffen und Kales (1968) wurden bei 10 unmedizierten Patienten abgeleitet. Nach einer Adaptations- und einer Baseline-Nacht mit Bettzeit von 23.00 Uhr bis 6.00 Uhr wurden bei diesen Patienten nach dem totalen Schlafentzug in allen weiteren Nächten der Schlafphasenverschiebung ebenfalls polysomnographische Ableitungen durchgeführt.

3.2 Ergebnisse

Von den 33 Respondern auf totalen Schlafentzug konnte bei 20 Patienten die Stimmung durch die sich anschließende Schlafphasenverschiebung stabilisiert werden. Das bedeutet, daß sich bei 61% der Patienten die Stimmungsverbesserung von mindestens 30% im 6-HAMD nach dem totalen Schlafentzug während der Schlafphasenverschiebung stabilisieren ließ. 7 der 13 Patienten, deren Stimmung sich im Laufe der Schlafphasenverschiebung verschlechterte, brachen die Verschiebung vorzeitig ab.

Die mittleren 6-HAMD Werte (± SD) für die Stichprobe ergaben 12,0 ± 3,8 vor Schlafentzug, 3,8 ± 2,5 am Tag nach Schlafentzug und 7,1 ± 5,2 am Studienende für die Gesamtstichprobe. Eine Varianzanalyse der 6-HAMD Werte über drei Meßpunkte (vor TSD, nach TSD, Studienende) ergab ei-

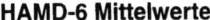

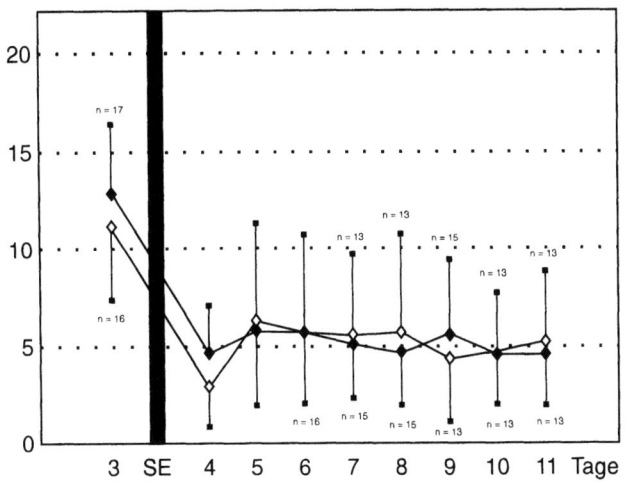

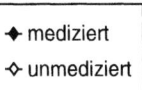

Abb. 6. Effekte der Schlafphasenvorverlagerung auf die depressive Symptomatik (6-HAMD) von 33 Patienten mit MDD. Mittelwerte ± Standardabweichung

nen hoch signifikanten p-Wert (ANOVA, df = 2, p < 0,001). Im t-Test zeigte sich, im Vergleich zum 6-HAMD Wert bei Studienbeginn, eine hoch signifikante Stimmungsverbesserung (p < 0,01) sowohl am Tag nach dem Schlafentzug als auch am Ende der Studie.

Es zeigten sich keine signifikanten Korrelationen zwischen Therapieerfolg, Alter, Alter bei Erstmanifestation, Dauer der gegenwärtigen Episode, Schwere der gegenwärtigen Depression, Diagnose und Anzahl vorhergehender depressiver oder (hypo-)maner Episoden.

27 Patienten mit Tagesschwankung hatten eine bessere Responderrate (18 Therapieresponder vs. 9 Non-Responder) als die 6 Patienten ohne Stimmungsschwankungen (2 Therapieresponder vs. 4 Non-Responder). Im Chi-Quadrat-Test entspricht dies einem Wert von p = 0,065.

Für die Pharmakotherapie ergaben sich bezüglich Responder und Non-Responder der Schlafphasenverschiebung im Chi-Quadrat-Test keine signifikanten Unterschiede (p = 0,581). In der Gruppe der Therapieresponder erhielten 12 der 20 Patienten ein Antidepressivum, in der Gruppe der Non-Responder waren 5 von 13 Patienten begleitend antidepressiv behandelt.

Auch die 6-HAMD-Werte und die Rate der Abbrecher waren für medizierte und unmedizierte Patienten vergleichbar (s. Abb. 6).

In den polysomnographischen Ableitungen zeigten sich gleichbleibende Werte der Schlafeffizienz (ANOVA df = 7; F = 1,2; p = 0,334), weshalb davon ausgegangen werden kann, daß ein prolongierter Schlafentzug während des Therapieverlaufs nicht stattfand. Die Schlafeffizienz lag zwischen 80–89% während der gesamten Studie, ohne Unterschied zwischen Respondern und Non-Respondern (s. Abb. 7).

Auch die REM-Latenz blieb, unabhängig von einer Stimmungsverbesse-

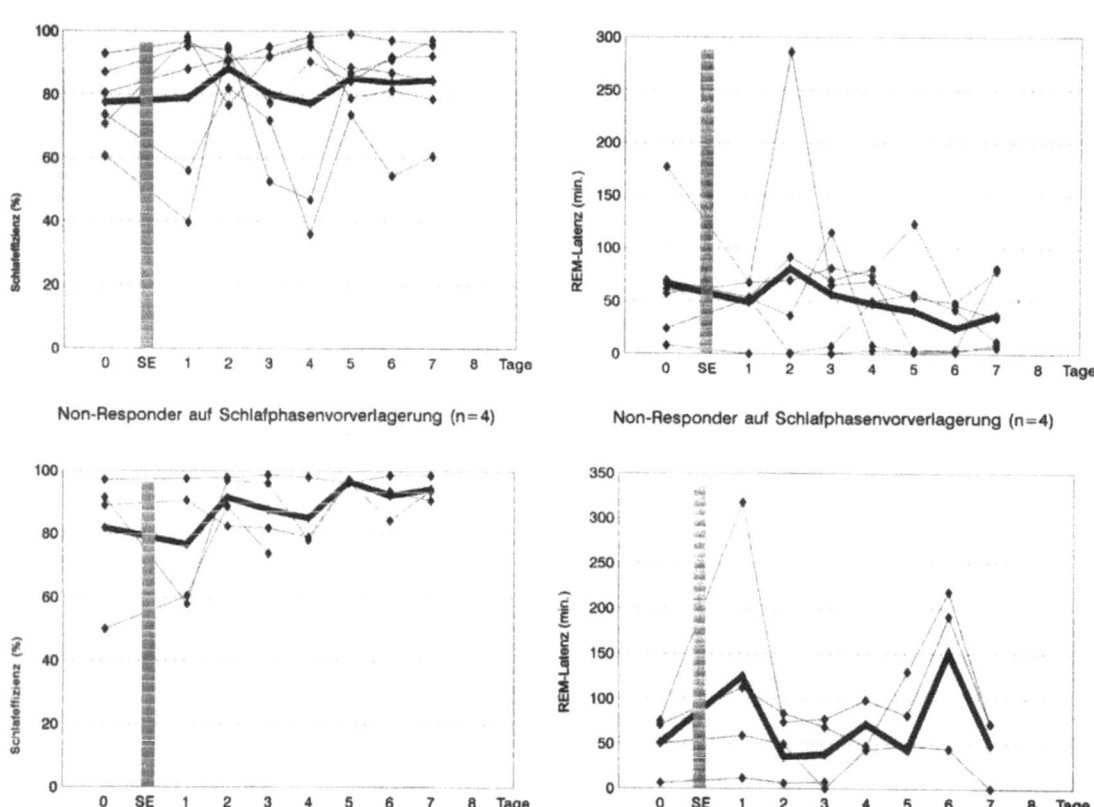

Abb. 7. Daten zur Schlafeffizienz (Quotient aus wirklich geschlafener Zeit zur insgesamt im Bett verbrachten Zeit) und REM-Latenz während der Studie. Hervorgehobene Linie: Mittelwert

rung, während der Studie gleich (ANOVA df = 7; F = 1,60; p = 0,162). Nachdem sich in der ersten Nacht nach Schlafentzug der prozentuale Anteil an REM-Schlaf zunächst verringerte, nahm dieser jedoch auch bei stabiler Stimmung im Verlauf der Schlafphasenverschiebung sukzessive wieder zu (22,1 ± 7,3% vor Schlafentzug, 26,6 ± 17,3% am Ende der Schlafphasenverschiebung). Reziprok dazu kam es zu einer prozentualen Erhöhung von Tiefschlaf in den ersten beiden Nächten nach Schlafentzug, jedoch im weiteren Verlauf bei stabilem psychopathologischem Befund zu einer erneuten Abnahme (s. Abb. 7).

4. Zusammenfassung und Diskussion

Nach Schlafentzug mit anschließender Vorverlagerung der Schlafphasen um zunächst 6 Stunden und schrittweiser Rückverlagerung um jeweils eine

KOMBINIERTER SCHLAFENTZUG & SCHLAFPHASENVERSCHIEBUNG

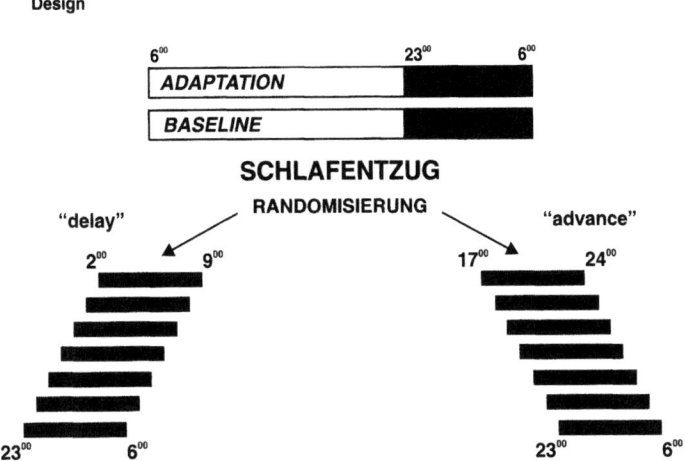

Abb. 8. Design der neuen Schlafphasenverschiebungsstudie mit der Kontroll-
bedingung „phase delay"

Stunde bis zur ursprünglichen Schlafzeit (von 23.00 bis 6.00 Uhr) stabili-
sierte sich die Stimmung bei 20 von 33 (61%) unserer Patienten mit einer
Major Depression. Die Ergebnisse unterstreichen die klinische Relevanz
anderer Studien (Wehr et al. 1979, van den Hoofdakker 1988, Sack et al.
1985, Souetre et al. 1991), bei denen insgesamt 15 der 20 Patienten (75%)
ohne vorherigen totalen Schlafentzug positiv auf die 5- bis 6stündige
Schlafphasenvorverlagerung reagierten.

Unsere Daten unterstützen die Annahme, daß der antidepressive Effekt
eines totalen Schlafentzuges durch Vermeidung einer „kritischen Phase",
wie sie schon von Wehr und Mitarbeitern 1979 angenommen wurde, stabilisiert werden kann. Schlaf kann vor allem in den Morgenstunden depressiogen wirken, wie die Nap-Studien zeigen (Dressing et al. 1992, Riemann
et al. 1993, Wiegand et al. 1987, 1993), und eine Vermeidung von Schlaf
während dieser Tageszeit kann Rückfälle nach erfolgreichem totalem
Schlafentzug verhindern. Durch Studien zum partiellen Schlafentzug
konnte gezeigt werden, daß eine Schlafdeprivation in der 1. Nachthälfte
nicht wirksam ist (z. B. Götze und Tölle 1981).

Zur weiteren Unterstützung der Theorie führen wir zur Zeit eine zusätzliche Studie durch, bei der die Schlafzeit im „phase delay" zunächst um
drei Stunden nach hinten verschoben wird (s. Abb. 8). Mit dieser Untersuchung soll ein unspezifischer Plazeboeffekt durch die zusätzliche Betreuung während der Studie ausgeschlossen werden.

Die Ergebnisse der Studie, bei der medizierte und unmedizierte depressive Patienten mit Schlafentzug und anschließender Schlafphasenvorverlagerung behandelt wurden, zeigen, daß der antidepressive Effekt dieses
Therapieverfahrens auch ohne gleichzeitig durchgeführte medikamentö-

se Behandlung erreicht werden kann. Das widerspricht der Hypothese, daß der therapeutische Effekt durch einen Synergismus von Pharmakotherapie und Schlaf-Wach-Manipulation zustande kommt. Wie lange die antidepressive Wirkung des Schlafentzugs mit anschließender Schlafphasenverschiebung anhält, ist zur Zeit noch nicht bekannt. Wir behandeln daher die unmedizierten Patienten nach Studienende alle medikamentös mit Antidepressiva weiter, um einen Rückfall in die Depression zu vermeiden. Dies scheint uns aus ethischen Gründen unverzichtbar.

Darüber hinaus ist ebenfalls kein Einfluß von Alter, Alter bei Ersterkrankung, Anzahl vorheriger Episoden oder Dauer der aktuellen Episode auf den Therapieerfolg nachweisbar.

In den polysomnographischen Ableitungen zeigt sich, daß die Schlafphasenverlagerung nicht mit einem prolongierten partiellen Schlafentzug gleichzusetzen ist. Es ergibt sich keine Verschlechterung der Schlafkontinuität oder der Schlafeffizienz. Der Tiefschlaf nimmt in der ersten und zweiten Nacht nach Schlafentzug zu, dementsprechend nimmt der REM-Schlafanteil ab. Dies entspricht den Annahmen des Modells von Borbély und Wirz-Justice (1982). In den letzten Nächten der Schlafphasenverschiebung nähern sich die Werte wieder den Baseline-Werten an. Bemerkenswert ist, daß sich bei einigen Patienten gegen Ende der Schlafphasenverschiebung erneut eine sehr kurze REM-Latenz einstellt, obwohl die Stimmungsverbesserung stabil bleibt. Bei einigen Patienten zeigten sich sogar Sleep-Onset-REM-Perioden (REM-Latenz $\leq$ 25min). Diese Beobachtung spricht gegen die Theorie der erwähnten chronobiologischen cholinerg-aminergen Imbalance (Berger und Riemann 1993, Riemann et al. 1994), denn im Einklang mit dem Modell wäre eine Korrektur der REM-Schlaf-Anomalien während der Schlafphasenvorverlagerung zu erwarten gewesen. Gegenwärtig erklären wir den Therapieeffekt deshalb mit der generellen Annahme einer „kritischen Phase" in den frühen Morgenstunden, in der sich Schlaf depressiogen auf die Stimmung auswirkt.

Das beschriebene Behandlungsschema kann auf jeder gewöhnlichen psychiatrischen Station durchgeführt werden und wurde von der Mehrheit der untersuchten Patienten ohne Probleme akzeptiert. Wir konnten keine wesentlichen unerwünschten Nebenwirkungen beobachten. Patienten mit bekannten Krampfleiden oder einer wahnhaften Depression sollten nicht mit Schlafentzug behandelt werden, weil es dabei zu zerebralen Krampfanfällen und einer Verschlechterung der wahnhaften Symptomatik kommen kann.

Indikation:
– Major Depression
– Tagesschwankungen als positiver Prädiktor
– Erhöhte REM-Dichte als positiver Prädiktor
– Auch unter Medikation schneller stimmungsaufhellender Effekt
Kontraindikation:
– Krampfanfälle in der Vorgeschichte
– Ausgeprägte wahnhafte Symptomatik
– Suizidalität

Literatur

Berger M, Riemann D (1993) Sleep in depression – an overview. Sleep Res 2: 211–223

Berger M, Riemann D, Höchli D, Spiegel R (1989) The cholinergic REM-sleep-induction test with RS 86: state- or traitmarker of depression? Arch Gen Psychiatry 46: 421–428

Borbély AA, Wirz-Justice A (1982) Sleep, sleep deprivation and depression. Hum Neurobiol 1: 205–210

Buchsbaum MS, Gillin JC, Wu JC (1989) Regional cerebral glucose metabolic rate in human sleep assessed by positron emission tomography. Life Sci 45: 1349–1354

Buddeberg D, Dittrich A (1978) Psychologische Aspekte des Schlafentzugs. Arch Psychiat Nervenkr 22: 249–261

Dilsalver S (1986) Cholinergic-monoaminergic interaction in the pathophysiology of the affective disorders? Int Clin Psychopharmacol 1: 181–198

Dressing H, Riemann D, Gann H, Berger M (1992) The effect of biperiden on nap sleep after sleep deprivation in depressed patients. Neuropsychopharmacology 7: 1–5

Ebert D, Feistel H, Barocka A, Kaschka W (1994) Increased limbic blood flow and total sleep deprivation in major depression with melancholia. Psych Res Neuro 55: 101–109

Gillin JC (1983) The sleep therapies of depression. Prog Neuropsychopharmacol Biol Psychiatry 7: 351–364

Gillin JC, Sitaram N, Mendelson WB (1982) Acetylcholine, sleep and depression. Hum Neurobiol 1: 211–219

Gillin JC, Sutton L, Ruiz C (1991) The cholinergic REM induction test with arecholine in depression. Arch Gen Psychiatry 48: 264–270

Goetze U, Tölle R (1981) Antidepressive Wirkung des Schlafentzugs während der 1. Hälfte der Nacht. Psychiatr Clin (Basel) 14: 129–149

Hobson JA, Steriade M (1986) Neuronal basis of behavioural state control. In: Mountcastle VB, Bloom FE, Geiger SR (eds) Intrinsic regulatory systems of the brain. Handbook of physiology, vol 4. Am Physiol Soc, Bethesda, pp 701–823

Hobson JA, McCarly RW, McKenna TM (1976) Cellular evidence bearing on the pontine brainstem hypotheses of desynchronized sleep control. Prog Neurobiol 6: 280

Van den Hoofdakker RH, Beersma DGM (1988) On the contribution of sleep wake phsysiology to the explanation and the treatment of depression. Acta Psychiatr Scand [Suppl] 341: 53–71

Janowsky D, El-Yousef M, Davis J, Scherke H (1972) A cholinergic-adrenergic hypothesis of mania and depression. Lancet 2: 632–635

Kuhs H, Tölle R (1991) Sleep deprivation therapy. Biol Psychiatry 29: 1129–1148

Mc Carley RW (1982) REM sleep and depression: common neurobiological control mechanisms. Am J Psychiatry 139: 565–570

Pflug B, Tölle R (1971) Therapie endogener Depression durch Schlafentzug. Nervenarzt 42: 117–124

Rechtschaffen A, Kales A (1968) A manual of standardized terminology, techniques and scoring system for sleep stages of human subjects. US Government Printing Office (Public Health Service), Washington DC

Riemann D, Wiegand M, Berger M (1991) Are there predictors for sleep deprivation response in depressed patients? Biol Psychiatry 29: 707–710

Riemann D, Wiegand M, Lauer Ch, Berger M (1993) Naps after total sleep deprivation in depressed patients. Are they depressiogenic? Psychiatry Res 94: 109–120

Riemann D, Schnitzler M, Hohagen F, Berger M (1994) Depression und Schlaf – der gegenwärtige Forschungsstand. Fortschr Neurol Psychiat 62: 458–478

Sack DA, Nurnberger J, Rosenthal NE, Ashburn E, Wehr TA (1985) Potentiation of antidepressant medication by phase advance of the sleep-wake cycle. Am J Psychiatry 6: 21–29

Schilgen B, Bischofs W, Blaszewicz F, Bremer W, Tölle R (1976) Totaler und partieller Schlafentzug in der Behandlung von Depressionen. Arzneimittelforschung/Drug Res 26: 1171–1173

Schulte W (1966) Kombinierte Psycho- und Pharmakotherapie bei Melancholikern. In: Kranz H, Petrilowitsch N (Hrsg) Probleme der pharmakopsychiatrischen Kombinations- und Langzeitbehandlung. Karger, Basel New York

Schulte W (1971) Zum Problem der Provokation und Kupierung von melancholischen Phasen. Schweiz Arch Neurol Neurochir Psychiatr 109: 427–435

Shiromani P, Moctezuma J, Gillin JC (1990) Pontine cholinergic receptor subtypes and the orchestration of REM sleep. In: Horne J (ed) Sleep '90. Pontenagel press, Bochum, pp 416–419

Sitaram N, Gillin JC, Bunney W (1984) Cholinergic and catecholaminergic receptor sensitivity in affective illness: strategy and theory. In: Post R, Ballenger J (eds) Neurobiology of mood disorders. Williams & Wilkins, Baltimore London

Souêtre E, Salvati E, Candito M, Dacourt G (1991) Biological clocks in depression: phaseshift experiments revisited. Eur Psychiatry 6: 21–29

Vogel GW, Vogel F, McAbee RS, Thurmond AJ (1980) Improvement of depression by REM sleep deprivation. Arch Gen Psychiatry 37: 247–253

Vogel G (1993) REM sleep deprivation and depression. In: Chase M, Weitzmann ED (eds) Sleep disorders. MTP, Lancaster, pp 393–400

Vollmann J, Berger M (1993) Sleep deprivation with consecutive sleep-phase advance therapy in patients with major depression: a pilot study. Biol Psychiatry 33: 54–57

Wehr TA, Wirz-Justice A, Goodwin FK, Duncan W, Gillin JC (1979) Phase advance of the circadian sleep-wake cycle as an antidepressant. Science 206: 710–713

Wiegand M, Berger M, Zulley J, Lauer C, von Zerssen D (1987) The influence of daytime naps on the therapeutic effect of sleep deprivation. Biol Psychiatry 22: 389–392

Wiegand M, Riemann D, Schreiber W, Lauer CHJ, Berger M (1993) Effect of morning and afternoon naps on mood after total sleep deprivation in patients with major depression. Biol Psychiatry 33: 467–476

Wirz-Justice A, Kafka M, Naber D, Wehr TA (1980) Circadian rhythms in rat brain alpha- and beta-adrenergic receptors are modified by chronic imipramine. Life Sci 27: 341–347

Wu JC, Bunney WE (1990) The biological basis of an antidepressant response to sleep deprivation and relapse: review and hypothesis. Am J Psychiatry 147: 14–21

Wu JC, Gillin JC, Buchsbaum MS, Hershey T, Johnson JC, Bunney WE (1992) Effect of sleep deprivation on brain metabolism of depressed patients. Am J Psychiatry 149: 538–543

Korrespondenz: Prof. Dr. M. Berger, Psychiatrische Universitätsklinik, Hauptstraße 5, D-79104 Freiburg, Bundesrepublik Deutschland

Therapeutischer Schlafentzug und antidepressive Medikation

S. Kasper

Einleitung

Bereits die ersten Untersuchungen zur antidepressiven Wirksamkeit des therapeutischen Schlafentzugs (SE) (Pflug und Tölle 1971) wiesen auf den in der Praxis notwendigen Zusammenhang zwischen SE und antidepressiver Medikation hin (Kasper et al. 1991). Die Notwendigkeit der Kombination ergibt sich aus klinischen Gründen, da es z.B. oft nicht vereinbar ist, die bestehende antidepressive Medikation während SE abzusetzen und zum anderen da der antidepressive Effekt des SE nur kurzfristig anhält und bei einem Großteil der Patienten nach der erneut durchschlafenen Nacht die depressive Symptomatik wieder auftritt (Kuhs und Tölle 1986, Leibenluft und Wehr 1992, Kasper 1993).

Einfluß der Medikation während der Schlafentzugs-Nacht

Wie aus Tabelle 1 entnommen werden kann wurde ein Großteil der publizierten Ergebnisse zur therapeutischen Effektivität des SE bei Patienten durchgeführt, die unter einer antidepressiven Monotherapie oder häufiger auch unter einer Kombinationstherapie standen. Nur wenige Patienten waren über einen längeren Zeitraum (über 2 Wochen) medikamentenfrei. Aus den publizierten Untersuchungen zeigt sich jedoch, daß unabhängig von dem Medikamentenstatus bei etwa 50–60% der Patienten ein klinisch relevantes Ansprechen auf den SE auftritt. Wie aus Tabelle 1 weiterhin ersichtlich ist, traten die deutlichsten SE-Ergebnisse in den Studien auf, bei denen nicht einmal erwähnt wurde, ob die Patienten unter Medikation standen oder nicht. Aus diesen Ergebnissen kann abgeleitet werden, daß der antidepressive Effekt des SE so robust ist, daß die Art und ob Medikamente während der Schlafentzugsnacht gegeben werden, keine Rolle zu spielen scheint. Systematische Untersuchungen zu diesen Fragestellungen liegen jedoch noch nicht vor.

Unter einem praktischen Gesichtspunkt ist hervorhebenswert, daß es einer häufig geübten klinischen Erfahrung entspricht, während der

Tabelle 1. Akuter Effekt des therapeutischen Schlafentzugs. Einfluß der antidepressiven Medikation (Review der Literatur 1971 – 1987)

Medikamenten Status	Anzahl der Responder / Nonresponder	% Responder
Medikamentenfrei > 2 Wochen	50 / 34	59.5 %
Medikamentenfrei < 2 Wochen	218 / 194	52.9 %
unter Medikation	295 / 222	57.1 %
Nicht erwähnt	79 / 43	64.8 %

Responder / Nonresponder: auf den therapeutischen Schlafentzug

Schlafentzugsnacht sedierende Antidepressiva bzw. Psychopharmaka abzusetzen, um den Patienten das Wachsein nicht unnötig zu erschweren.

Ansprechen auf SE als Prädiktor für die Art der nachfolgenden antidepressiven Medikation

Verschiedene Untersuchungen haben darauf hingewiesen, daß die Art des
Ansprechens auf den SE eventuell prädiktive Eigenschaften für die nachfolgende antidepressive Medikation habe (siehe Tabelle 2). Während zwei
Studien (Wirz-Justice et al. 1976, Fähndrich 1983) erkennen lassen, daß
das Ansprechen auf den SE einen günstigen Therapieerfolg auf die nachfolgende Behandlung mit einem Medikament anzeigt, das primär die serotonergen Stoffwechselwege potenziert (Clomipramin), konnte dies durch
Studien bei denen außer Clomipramin auch andere primär serotonerg wirkende Antidepressiva verwendet wurden (z.B. Fluvoxamin) jedoch nicht
eindeutig bestätigt werden (Amin 1978, Wirz-Justice et al. 1979, Höchli et
al. 1986, Kasper et al. 1990). Die Untersuchung von Wirz-Justice et al.
(1979) weist darauf hin, daß das Ansprechen auf den SE eher ein unspezifisch positiver Prädiktor für die nachfolgende antidepressive Behandlung
ist, unabhängig von dem Wirkmechanismus der dabei verwendeten Antidepressiva, was jedoch auch nicht unwidersprochen blieb (siehe unten).

   In einer eigenen Untersuchung sind wir der Frage nachgegangen, inwiefern die Besserung unter einer medikamentösen antidepressiven Therapie (Dauer 4 – 6 Wochen) in einem signifikanten Zusammenhang mit
dem initialen Ansprechen auf totalen Schlafentzug (TSE) (Tag-1-Respon-
se) steht. An der Untersuchung nahmen 52 medikamentenfreie Patienten
teil, bei denen die DSM-III Diagnose einer typischen Depression und die
ICD-9 Diagnose einer endogenen Depression gestellt wurde. Die Patienten wurden über den Zeitraum von 4 – 6 Wochen mit unterschiedlichen
Antidepressiva behandelt und das klinische Ansprechen nach diesem Zeit-

Tabelle 2. Schlafentzug und antidepressive Medikation. Prädiktiver Wert und
additiver Effekt

Offene Studien	Prädiktiv[a]	Additiver Effekt[b]
Pflug und Tölle (1971)	n.u.	Amitriptylin
Loosen et al. (1976)	n.u.	Clomipramin
Svendsen (1976)	n.u.	Verschiedene Antidepressiva
Pflug (1976)	n.u.	Amitriptylin
van Scheyen (1977)	n.u.	Verschiedene Antidepressiva
Philipp (1978)	n.u.	Lofepramin, ± Lithium
Dessauer et al. (1985)	n.u.	Verschiedene Antidepressiva
Fähndrich (1985)	n.u.	Amitriptylin
Holsboer-Trachsler et al. (1988)	n.u.	Verschiedene Antidepressiva
Wirz-Justice et al. (1976)	+	n.u.
Wirz-Justice et al. (1979)	(+)	n.u.
Fähndrich (1983)	+	n.u.
Amin (1978)	−	n.u.
Höchli et al. (1986)	−	n.u.
Riemann und Berger (1990)	−	n.u.
Doppel-Blind		
Elsenga und van den Hoofdakker (1982/1983)	n.u.	Clomipramin vs. Placebo
Baxter et al. (1986)	n.u.	Lithium vs. Placebo
Kasper et al. (1990b)	+	Fluvoxamin vs. Maprotilin

a   Prädiktiver Wert für Antidepressiva mit einem spezifischen Wirkmechanismus
b   im Behandlungsverlauf
n.u. nicht untersucht
+   Ansprechen auf Schlafentzug prädiziert nachfolgende therapeutische Effek-
    tivität auf pharmakodynamisch spezifisch wirkende Antidepressiva
(+) Ansprechen auf Schlafentzug prädiziert nachfolgende therapeutische Effek-
    tivität auf Antidepressiva unabhängig von deren Pharmakodynamik
−   Ansprechen auf Schlafentzuzg prädiziert nicht die nachfolgende therapeuti-
    sche Effektivität auf pharmakodynamisch spezifisch wirkende Antidepressiva

raum anhand der Hamilton-Depressions-Skala (HDRS) beurteilt, wobei als
Response eine 50%ige Abnahme im Summenscore des HDRS gewertet
wurde. 25 Patienten konnten nach dieser Einteilung als Responder kate-
gorisiert werden und 27 als Nonresponder. Nachdem dieser antidepressive Effekt (nach 4–6 Wochen) mit dem initialen Ansprechen auf den SE in
Beziehung gesetzt wurde, zeigte sich, daß beide Gruppen einen vergleichbaren antidepressiven Effekt auf den TSE aufwiesen (33% bzw. 31%). Dieses Ergebnis läßt im Gegensatz zu der Untersuchung von Wirz-Justice et al.
(1979) erkennen, daß das initiale Ansprechen auf den SE keine Vorhersage für die nachfolgende Effektivität der antidepressiven Medikation zuläßt.
    In einer Doppelblindstudie konnten wir ebenfalls nicht bestätigen (Kas-
per et al. 1990), daß die Befindlichkeit am ersten Tag nach TSE (Tag-1-Re-

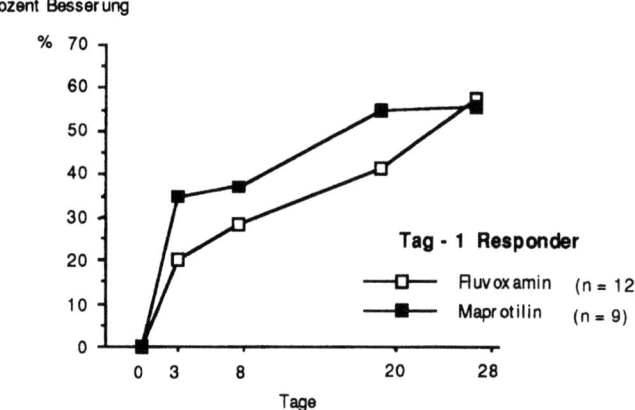

Abb. 1. Ansprechen auf totalen Schlafentzug (Tag-1 Response) und weiterer Behandlungsverlauf mit entweder Fluvoxamin oder Maprotilin. Die prozentuelle Besserung ist als relative Veränderung in Bezug auf die Ausgangswerte dargestellt; die Messungen wurden mit der Hamilton-Ratingskala für Depressionen vorgenommen (Daten aus: Kasper et al. 1990)

sponse) in einem eindeutigen Zusammenhang mit dem nachfolgenden Ansprechen auf die subchronische Gabe (4 Wochen) einer spezifischen antidepressiven Medikation mit einem eher primär serotonergen bzw. noradrenergen Wirkmechanismus steht. In dieser Untersuchung wurden Patienten nach dem TSE entweder einer vierwöchigen Fluvoxamin – bzw. Maprotilin – Therapie zugeführt. Während Patienten mit einem Tag-1-Response keinen Unterschied zwischen diesen beiden Medikamentengrup-

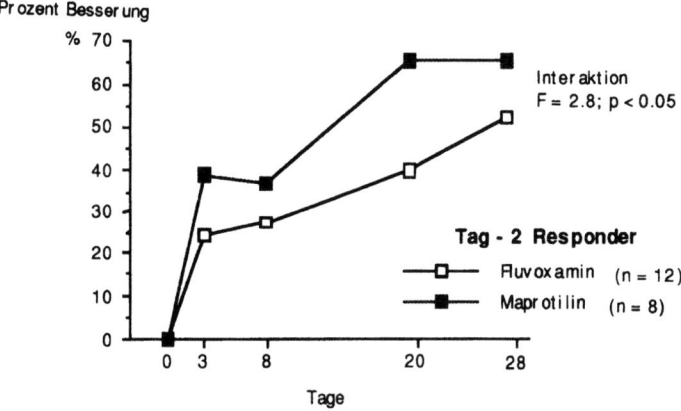

Abb. 2. Ansprechen auf totalen Schlafentzug (Tag-2 Response) und weiterer Behandlungsverlauf mit entweder Fluvoxamin oder Maprotilin. Statistisch signifikanter Unterschied zwischen Fluvoxamin und Maprotilin (ANOVA, an Rohdaten durchgeführt: Gruppe x Zeit Interaktion: $F = 2.8$; $df = 4,72$; $p < 0.05$) Die prozentuelle Besserung ist als relative Veränderung in Bezug auf die Ausgangswerte dargestellt; die Messungen wurden mit der Hamilton-Ratingskala für Depressionen vorgenommen (Daten aus: Kasper et al. 1990).

pierungen aufwiesen (siehe Abb. 1), ergab sich in dieser Untersuchung für das Ansprechen am zweiten Tag nach TSE (Tag-2-Response) ein statistisch signifikanter Zusammenhang mit der nachfolgenden Maprotilingabe in dem Sinne, daß Patienten mit einem Tag-2-Response einen guten therapeutischen Erfolg nach vierwöchiger Maprotilingabe aufwiesen (siehe Abb. 2). In dieser Untersuchung wurde die antidepressive Medikation am Abend nach dem TSE begonnen, sodaß der Response am zweiten Tag nach TSE jedoch bereits durch diesen Effekt mit beeinflußt sein könnte.

Additiver Effekt von SE und antidepressiver Medikation

Da das Ansprechen auf den SE nicht von der vorangegangen Response auf Antidepressiva abzuhängen scheint und bei einer Antidepressiva-Nonresponse die kombinierte Behandlung von wiederholten SEs unter der gleichzeitigen Gabe von Antidepressiva empfohlen wird, soll hier nochmals auf den Effekt des einmaligen und wiederholten SE mit und ohne gleichzeitig gegebener antidepressiver Medikation eingegangen werden.

Die Literaturübersicht der Studien bei denen der akute Effekt SE bei Patienten evaluiert wurde, die entweder medikamentenfrei waren oder unter antidepressiver Medikation standen, läßt erkennen, daß für den akuten Effekt des SE (Tag-1-Response) kein Unterschied dahingehend besteht, ob ein Patient mehr oder weniger als 2 Wochen medikationsfrei ist, bzw. ob er aktuell während der SE-Nacht unter einer psychotropen Medikation steht (Tabelle 1). In Tabelle 2 sind die offenen und Doppelblindstudien dargestellt, bei denen der SE während einer antidepressiv-medikamentösen Behandlung angewandt wurde. Diese Studien zeigen, daß zwar der Akuteffekt am Tag nach SE unter antidepressiver Medikation unbeeinflußt bleibt, daß jedoch in den Tagen danach kein so deutlicher Rückfall zu erkennen ist, wie er ohne eine antidepressive Behandlung zu erwarten wäre. Diese Annahme wird vorwiegend durch die Doppelblindstudien gestützt, aus denen hervorgeht, daß sowohl Clomipramin (Loosen et al. 1976), als auch Lithium (Baxter et al. 1986) den Rückfall gegenüber Placebo signifikant verhindern konnte. In der Untersuchung von Kasper et al. (1990) wurden zwei Antidepressiva mit unterschiedlichen Wirkprinzipien (Fluvoxamin bzw. Maprotilin) untersucht. Dabei zeigte sich, daß die primär serotonerg wirkende Substanz Fluvoxamin im Gegensatz zu der primär noradrenerg wirkenden Substanz Maprotilin, ähnlich wie Lithium und Clomipramin, einen Rückfall am zweiten Tag nach TSE verhindern konnte. Am dritten Tag nach TSE unterschieden sich jedoch diese beiden Gruppen nicht mehr signifikant.

In Tabelle 3 sind die Ergebnisse der Einzelfallbeschreibungen bzw. Studien zusammengefaßt, bei denen der wiederholte SE entweder mit oder ohne gleichzeitiger antidepressiver Medikation durchgeführt wurde. Man kann aus dieser Zusammenstellung erkennen, daß ohne psychotroper Medikation meist nur eine geringe Anzahl von SEs und meist auch nur in einer geringen Fallzahl von Patienten durchgeführt wurden. Die Response-

Tabelle 3. Ergebnisse zum therapeutischen Effekt des wiederholten Schlafentzugs

Medikamentenstatus	Anzahl der SE	Abstände[1] (Tage)	Anzahl der Pat.	Gebessert[2]
Medikamentenfrei				
Pflug und Tölle (1971)	2	7	1	1
v. d. Burg und v. d. Hoofdakker(1975)	2	2	10	0
Wehr et al. (1979)	Phase Adv.	-	-	-
Kvist und Kirkegaard (1980)	>3	3–4	28	8
Zander et al. (1981)	6	1–4	11	5
Manthey et al. (1983)	6 (PSE)	3–4	6	sign
Wehr et al. (1985)	2	7	5	sign
Sôuetre et al. (1987)	Phase Adv.	-	5	4
Sack et al. (1988)	2 (PSE)	0	16	10
Mit Antidepressiva				
Pflug (1972)	2- 5	unregelm	6	6
Bhanji und Roy (1975)	2–14	7	19	11
Pflug (1976)	3–7	1–7	2	2
Svendsen (1976)	2–6	3–7	35	23
Larsen et al. (1976)	3–9	3–4	8	5
van Scheyen (1977)	2–14	3–4	29	20
Christodoulou et al. (1978)	10	7	1	1
Waldmann et al. (1979)	2- > 5 (PSE)	unregelm	34	21
Papadimitriou et al. (1981)	> 5	7	9	5
v. Bemmel und v. d. Hoofdakker (1981)	4	1–4[3]	10	sign
Fähndrich (1981)	2–10	7	32	n.b.
Elsenga und v. d. Hoofdakker (1982/1983)	3	1–4	10	sign[4]
Sack et al. (1985)	Phase Adv.	-	4	4
Dessauer et al. (1985)	5 (PSE)	5	18	7
Holsboer – Trachsler et al. (1986)	3 (PSE)	1	30	17
Ettmeier et al. (1989)	6	3–4	15	sign
Kasper et al. (1990a)	2	7	41	sign

[1] Abstände in Tagen zwischen den Schlafentzügen
[2] Nach Ansicht der Autoren nach Abschluß der SE Serie, gemeint ist nicht Remissionsstabilität
[3] Anschließend an 2 TSE wurde ein partieller Schlafentzug durchgeführt um den Rückfall zu verhindern
[4] Signifikant besser als die Kombination TSE und Placebo oder Clomipramin alleine

PSE   Partieller Schlafentzug der 2. Hälfte der Nacht (Schilgen und Tölle 1980)
TSE   Totaler Schlafentzug
Phase Adv.   Phase Advance Therapie (Wehr et al. 1979, Sack et al. 1985)
Unregelm.   Abstände zwischen den SE wurden unregelmäßig angewandt
Sign.   Signifikanter Abfall der Mittelwerte im Vergleich zur Ausgangssituation vor Behandlung

rate lag bei diesen Studien meist nicht sehr hoch. Deutlich höhere Besserungsraten wurden jedoch dann erreicht, wenn die SEs unter gleichzeitiger antidepressiver Medikation angewandt wurden. Der Vorteil der kombinierten Behandlung von SEs und Antidepressiva wird auch durch die einzige Doppelblindstudie dieser Art, die von Elsenga und van den Hoofdakker (1982/1983) durchgeführt wurde, unterstützt. Aus dieser Arbeit kann entnommen werden, daß viermalig wiederholte TSEs (pro Woche 2 TSEs) in Kombination mit Clomipramin der gleichen TSE-Anordnung mit Placebo signifikant überlegen war. Einzelne Untersuchungen (Bhanji und Roy 1975, van Scheyen 1977, Dessauer et al. 1985, Sack et al. 1985) weisen darüber hinaus darauf hin, daß bei therapieresistenten Depressionen noch sehr günstige Ergebnisse durch die kombinierte Gabe von wiederholten SEs, bzw. der Phase-Advance Therapie (Sack et al. 1985, Berger et al. 1995) und der gleichzeitigen Gabe von Antidepressiva erzielt werden können.

SE bei therapieresistenten Patienten

Verschiedene Untersuchungen haben darauf hingewiesen, daß SE auch bei bestehender Antidepressiva-Nonresponse erfolgreich eingesetzt werden kann. Bei den in der Literatur vorliegenden Studien handelt es sich durchwegs um offene Beobachtungen, in die meist nur wenige Patienten eingeschlossen wurden. Ähnlich wie bei einem Großteil der rein pharmakologischen Studien bei Antidepressiva-Nonresponse (Möller et al. 1988) liegen bei diesen Studien keine operationalisierten Kriterien zur Definition der Therapie-Nonresponse vor.

Pflug und Tölle (1971) wiesen erstmals darauf hin, daß der SE sowohl im akuten Stadium einer depressiven Erkrankung als auch bei länger anhaltenden thymoleptikaresistenten Depressionszuständen angewandt werden kann. Die Autoren heben hervor, daß der SE ihrer Erfahrung nach eine ähnliche Indikation wie die Elektrokrampftherapie (EKT) aufweist und daß der SE im Gegensatz zu der EKT den Vorteil hat, daß es sich dabei um eine physiologische, den Organismus nicht wesentlich belastende therapeutische Maßnahme handelt. Zu einem ähnlichen Ergebnis kommt Lit (1973) anhand einer offenen Studie von 10 Patienten mit einer endogenen Depression. Bhanji und Roy (1975) fanden bei einem Teil ihrer endogen depressiven Patienten (n = 39), daß diese auf eine Serie von TSEs und der gleichzeitigen Anwendung von Antidepressiva (Trizyklika, MAO-Hemmer) auch dann ansprachen, wenn bereits eine Resistenz auf Antidepressiva und/oder EKT bestand. Sehr günstige Ergebnisse der Kombinationsbehandlung von einer Serie von TSEs und gleichzeitiger Gabe von Antidepressiva (Amitriptylin, Clomipramin) berichtet auch van Scheyen (1977) bei 29 endogen depressiven Patienten. Er fand, daß 68% der Patienten, die auf Antidepressiva refraktär waren, gut auf diese Kombinationsbehandlung ansprachen. In dieser Untersuchung zeigten 70% der Patienten auch dann einen therapeutischen Effekt, wenn sie sowohl auf Antidepressiva als auch auf EKT refraktär waren. Dessauer et al. (1985)

Tabelle 4. Untersuchungen über den Effekt des therapeutischen Schlafentzugs bei Antidepressiva – Nonresponse

Autoren	Design	Ergebnis
Pflug und Tölle (1971)	Diskussion	SE ähnliche Indikation wie EKT
Lit (1973)	offen (n = 10)	SE ähnliche Indikation wie EKT
Bhanji und Roy (1975)	offen (n = 39)	Ansprechen auf die Kombination von Antidepressiva (Trizyklika, MAO-Hemmer) und wiederholten TSE (2–14) bei Resistenz auf Antidepressiva und/oder EKT
van Scheyen (1977)	offen (n = 29)	68–70% der Patienten sprechen auf die Kombination von Antidepressiva (Amitriptylin, Clomipramin) und wiederholten TSE (2–14) an auch wenn sie sowohl auf Antidepressiva und auf EKT refraktär waren
Sack et al. (1985)	offen (n = 4)	„Phase – Advance Therapie" + gleichzeitige Medikation (Trazodon, Imipramin, Chlorgylin, Phenelzin)
Dessauer et al. (1985)	offen (n = 18)	Wiederholter PSE (5x) + Trizyklische Antidepressiva. 38% der Patienten vollständige Remission bzw. Symptomfreiheit
Kasper (1990)	offen (n = 103)	Kein Unterschied hinsichtlich des Ansprechens auf SE bei Patienten mit (n=51) bzw. ohne (n=52) relative Therapieresistenz
van den Hoofdakker et al. (1994)	offen (n = 34)	Insgesamt skeptisch. Eventuell führt bei einzelnen Patienten die Kombination von Lithium und SE zur raschen Response

Weitere Hinweise in der Literatur anhand klinischer Beobachtungen

Sidorowicz (1976) Wasik und Puchalka (1978) Manthey et al. (1983) Zimanova und Vojtechowsky (1974)	Hinweise für das Ansprechen auf einmalige bzw. wiederholte SE bei Antidepressiva-Nonresponse. Potenzierung des therapeutischen Effekts der Antidepressiva

SE therapeutischer Schlafentzug, *TSE* totaler Schlafentzug, *PSE* partieller Schlafentzug der zweiten Nachthälfte, *EKT* Elektrokrampftherapie

wiederholten einen partiellen Schlafentzug (PSE) unter antidepressiver Medikation (Trizyklika) fünfmal in einem Abstand von jeweils 5 Tagen und konnten bei 38% der Patienten (n = 18) eine vollständige Remission bzw. Symptomfreiheit erreichen. Im Gruppenmittelwert kam es unter dieser Behandlung zu einem treppenförmigen Abfall der Depressionssymptomatik.

In der Untersuchung von Kasper (1990) wurden die Ergebnisse von 103 medikamentenfreien Patienten ausgewertet, die mit der DSM-III Diagnose einer typischen Depression bzw. mit der ICD-9 Diagnose einer endogenen Depression klassifiziert wurden. Um einen Zusammenhang mit der Therapie-Nonresponse zu erhalten, wurden die Patienten hinsichtlich der vorangegangenen aktuellen Episodendauer beurteilt und in eine Gruppe von Patienten mit einer langen (länger als 100 Tage) und in eine mit einer kurzen (kürzer als 100 Tage) Episodendauer aufgeteilt. Diese Einteilung wurde noch hinsichtlich Extremgruppen spezifiziert, wobei die eine Gruppe eine Episodendauer von 14–30 Tage aufwies und die andere Gruppe eine Episodendauer von 135–386 Tagen. Sowohl bei der Gesamtgruppe als auch bei den Extremgruppen ergab sich kein Unterschied hinsichtlich des Ansprechens auf den TSE. In beiden Gruppen kam es zu einem gleichförmigen Abfall der Depressionswerte von etwa 30%. Diese Ergebnisse lassen erkennen, daß sowohl die Akuität als wahrscheinlich auch die vorangegangene Response auf Antidepressiva in keinem signifikanten Zusammenhang mit dem Ansprechen auf den therapeutischen Effekt des TSE steht, wie bereits von Larsen et al. (1976) bemerkt wurde.

Die Gruppe von van den Hoofdakker ist bei weiteren 34 Patienten der Frage nachgegangen, inwiefern der TSE bei Therapie-Nonresponse eingesetzt werden kann (van den Hoofdakker et al. 1994). Die Autoren äußern sich kritisch und finden, daß der Zusatz von TSE nicht sichtbar den antidepressiven Effekt einer bereits bestehenden medikamentösen Behandlung beschleunigen würde. Aus Fallbeschreibungen können sie jedoch vereinzelt ableiten, daß die Kombination von Lithium und TSE hilfreich ist.

SE und Elektrokrampftherapie im Vergleich

Pflug und Tölle (1971) haben bereits darauf hingewiesen, daß aufgrund ihrer klinischen Erfahrungen für den SE eine ähnliche Indikationsstellung besteht, wie auch für die Elektrokrampftherapie (EKT). Verschiedene Untersuchungen sind der Frage nachgegangen, inwiefern der SE nach einer erfolgreichen EKT effektiv eingesetzt werden kann, oder auch, ob sich die EKT nach einer erfolglosen SE-Behandlung als therapeutisch günstig auswirkt (siehe Tabelle 5). Van Scheyen (1977) fand, daß die Kombinationsbehandlung von wiederholten TSEs und Antidepressiva auch noch bei mehr als der Hälfte der Patienten effektiv war, die weder auf Antidpressiva alleine noch auf EKT ansprachen. Zu ähnlichen Ergebnissen kommen auch Bhanji und Roy (1975), die bei 10 Patienten mit einer endogenen De-

Tabelle 5. Antidepressive Effektivität des therapeutischen Schlafentzugs (SE) im Vergleich zur Elektrokrampftherapie (EKT)

Autoren	Design	Ergebnisse
Pflug und Tölle (1971)	Diskussion	für SE ähnliche Indikation wie für EKT, SE im Gegensatz zu EKT „physiologische" Therapieform
SE nach erfolgloser EKT		
van Scheyen (1977)	offen (n = 19)	53% Ansprechen bei Patienten, die auf Antidepressiva und EKT refraktär waren
Bhanji und Roy (1975)	offen (n = 10)	Ansprechen auf SE bei Resistenz auf EKT
EKT nach erfolglosem SE		
Larsen et al. (1976)	offen (n = 13)	EKT erfolgreich bei Patienten die auf SE angesprochen haben und auch nicht
Kvist und Kirkegaard (1980)	offen (n = 9)	EKT nur bei 2 von 9 Patienten erfolgreich, d.h.: EKT und SE gleicher Mechanismus

pression fanden, daß eine Serie von TSEs und eine gleichzeitige antidepressive Medikation auch dann eine therapeutische Wirksamkeit entfaltete, obwohl eine Resistenz auf EKT bestand. Kvist und Kirkegaard (1980) fanden im umgekehrten Fall, daß die EKT nur bei wenigen Patienten antidepressiv wirksam war, nachdem sich der SE als erfolglos herausstellte. Die Autoren schlossen daraus, daß deshalb der EKT und dem SE ein gleicher Wirkmechanismus zugrunde liegen müsse. Diese Annahme wird jedoch aufgrund der Daten von Larsen et al. (1976) nicht gestützt, da diese Gruppe fand, daß die EKT auch bei den Patienten erfolgreich war, die sowohl auf SE angesprochen haben oder auch nicht.

Aufgrund dieser vorwiegend anekdotischen und zum Teil widersprüchlichen Ergebnisse ist es deutlich, daß kontrollierte Untersuchungen wünschenswert sind, bei denen der Therapieerfolg bei thymoleptikaresistenten Patienten entweder nach einer Serie von SE oder EKT evaluiert wird.

Schlußbemerkung

Die gleichzeitige Anwendung von SE und Antidepressiva entspricht einer allgemein üblichen klinischen Praxis, obwohl nur wenige kontrollierte Untersuchungen dieses Vorgehen bestätigen. Die Frage der Kombination von SE und antidepressiver Medikation stellt sich meist in der Phase der akuten

Erkrankung. Da es sich bei der Depressionsbehandlung in den meisten Fällen um eine Langzeittherapie handelt (Kasper und Kasper 1994) ist überlegenswert, ob der SE auch geeignet ist depressive Schwankungen im Rahmen einer medikamentösen prophylaktischen Langzeittherapie abzufangen.

Literatur

Amin M (1978) Response to sleep deprivation and therapeutic results with antidepressants. Lancet ii: 165

Baxter LR, Liston EH, Schwartz JM, Altshuler LL, Wilkins JN, Richheimer S, Guze BH (1986) Prolongation of the antidepressant response to partial sleep deprivation by lithium. Psychiatry Res 19: 17–23.

Bemmel van AL, van den Hoofdakker RH (1981) Maintenance of therapeutic effects of total sleep deprivation by limitation of subsequent sleep. Acta Psychiatr Scand 63: 453–462

Berger M, Vollmann J, Hohagen F, König A, Lohner H, Riemann D (1995) Treating depression with sleep deprivation and consecutive sleep phase advance therapy. Acta Neuropsychiatr 2: 50–51

Bhanji S, Roy GA (1975) The treatment of psychotic depression by sleep deprivation: a replication study. Br J Psychiatry 127: 222–226

Burg van den W, van den Hoofdakker (1975) Total sleep deprivation on endogenous depression. Arch Gen Psychiatry 32: 1121–1125

Christodoulou GN, Malliaras DE, Lykouras EP, Papadimitriou GN, Stenanis GN (1978) Possible prophylactic effects of sleep deprivation. Am J Psychiatry 135: 375–376

Dessauer M, Götze U, Tölle R (1985) Periodic sleep deprivation in drug-refractory depression. Neuropsychobiology 13: 111–116

Elsenga S, van den Hoofdakker RH (1982/1983) Clinical effects of sleep deprivation and clomipramine in endogenous depression. J Psychiatry Res 17: 361–374

Ettmeier W, Schreiber W, Wiegand M (1989) Repeated total sleep deprivations during amitriptyline treatment of depressive patients. VIII World Congress of Psychiatry, Athen, Abstract-Nr 2655

Fähndrich E (1981) Effects of sleep deprivation on depressed patients of different nosological groups. Psychiatry Res 5: 277–285

Fähndrich E (1983) Effect of sleep deprivation as a predictor of treatment response to antidepressant medication. Acta Psychiatr Scand 68: 341–344.

Fähndrich E (1985) Kombination von Schlafentzug und Antidepressiva. In: Beckmann H, Sieberns S (Hrsg) Wie aktuell ist Amitriptylin für die Therapie der Depression? pmi Verlag, Frankfurt, S 152–160

Höchli D, Riemann D, Zulley J, Berger M (1986) Is there a relationship between response to total sleep deprivation and efficacy of clomipramine treatment in depressed patients? Acta Psychiatr Scand 74: 190–192

Holsboer-Trachsler E, Ernst K (1986) Sustained antidepressive effect of repeated partial sleep deprivation. Psychopathology 19: 172–176

Holsboer-Trachsler E, Wiedemann K, Holsboer F (1988) Serial partial sleep deprivation in depression – clinical effects and dexamethasone suppression test results. Neuropsychobiology 19: 73–78

Kasper S (1990) Schlafentzugstherapie – eine Chance bei Antidepressiva-Nonresponse? In: Möller HJ (Hrsg) Therapieresistenz unter Antidepressiva-Behandlung. Springer, Berlin Heidelberg New York Tokyo, S 149–166

Kasper S (1993) Indikation und Praxis des therapeutischen Schlafentzugs und der Lichttherapie. In: Möller HJ (Hrsg) Therapie psychiatrischer Erkrankungen. Enke, Stuttgart, S 318–325

Kasper S, Kasper A (1994) Langzeitbehandlung affektiver Störungen. Der Nervenarzt 65: 577–589

Kasper S, Voll G, Vieira A, Kick H (1990) Response to total sleep deprivation before and during treatment with fluvoxamine or maprotiline in patients with major depression – Results of a double-blind study. Pharmacopsychiatry 23:135–142

Kasper S, Kick H, Voll G, Vieira A (1991) Therapeutic sleep deprivaton and antidepressant medication in patients with major depression. Eur Neuropsychopharmacol 1:107–111

Kuhs H, Tölle R (1986) Schlafentzug (Wachtherapie) als Antidepressivum. Fortschr Neurol Psychiat 54: 341–355

Kvist J, Kirkegaard C (1980) Effects of repeated sleep deprivation on clinical symptoms and the TRH test in endogenous depression. Acta Psychiatr Scand 62: 494–502

Larsen JK, Lindberg ML, Skovgaard B (1976) Sleep deprivation as treatment for endogenous depression. Acta Psychiatr Scand 54: 167–173

Lit A (1973) Elektroschock en slaaponthouding. Tijdschr Psychiatrie 15: 56–64

Leibenluft E, Wehr TA (1992) Is sleep deprivation useful in the treatment of depression? Am J Psychiatry 149: 159–168

Loosen PT, Merkel U, Amelung U (1976) Kombinierte Schlafentzugs-/Clorimpraminbehandlung endogener Depressionen. Drug Res 26: 1177–1178

Manthey I, Richter G, Richter J, Dreves B, Haiduk A (1983) Untersuchungsansatz und erste Ergebnisse zur Wirkung des Schlafentzuges beim depressiven Syndrom. Psychiatr Neurol Med Psychol 35: 398–404

Möller HJ, Kissling W, Baumann W, Breyer-Pfaff U, Delini-Stula A, Holsboer F, Jungkunz G, Kuhs H, Laux G, Müller WE, Müller-Oerlinghausen B, Schmauss M, Schönbeck G, Steiger A, Woggon B (1988) Non-response to antidepressants: risk factors and therapeutic possibilities. Pharmacopsychiatry 21: 285–287

Papadimitriou GN, Christodoulou FN, Trikkas GM, Malliaras DE, Lykouras EP, Stefanis CN (1981) Sleep deprivation psychoprophylaxis in recurrent affective disorders. Biol Psychiatry 160: 56–61

Pflug B (1972) Über den Schlafentzug in der ambulanten Therapie endogener Depressionen. Nervenarzt 43: 614–622

Pflug B (1976) The effect of sleep deprivation on depressed patients. Acta Psychiatr Scand 53: 148–158

Pflug B, Tölle R (1971) Therapie endogener Depressionen durch Schlafentzug. Nervenarzt 42: 117–124

Philipp M (1978) Depressionsverlauf nach Schlafentzug. Nervenarzt 49: 120–123

Riemann D, Berger M (1990) The effects of total sleep deprivation and subsequent treatment with clomipramine on depressive symptoms and sleep electroencephalography in patients with a major depressive disorder. Acta Psychiatr Scand 81: 24–31

Sack DA, Nurnberger J, Rosenthal NE, Ashburn E, Wehr TA (1985) Potentiation of antidepressant medication by phase advance of the sleep-wake cycle. Am J Psychiatry 142: 606–608

Sack DA, Duncan W, Rosenthal NE, Mendelson WE, Wehr TA (1988) The timing and duration of sleep in partial sleep deprivation therapy of depression. Acta Psychiatr Scand 77: 219–224

Scheyen JD van (1977) Slaapdeprivatie bij de behandling van unipolaire (endogene) vitale depressies. Ned Tijdschr Geneeskd 121: 564–568

Schilgen B, Tölle R (1980) Partial sleep deprivation as therapy for depression. Arch Gen Psychiatry 37: 267–271

Sidorowicz W (1976) Sleep deprivation in treatment of depression. Psychiatr Pol 10: 503–507

Souetre E, Salvati E, Pringuey D, Plasse Y, Savelli M, Darcourt G (1987) Antidepressant effect of the sleep-wake cycle phase advance. J Affect Dis 12: 41–46

Svendsen BB (1976) Sleep deprivation therapy in depression. Acta Psychiatr Scand 54: 184–192 van den Hoofdakker RH, Gordijn MCM, Kasper S (1994) Sleep deprivation in refractory. In: Nolen WA, Zohar J, Roose SP, Amsterdam JD (eds) Refractory depression: current strategies and future directions. John Wiley, pp 129–142

Waldmann KD, Hass S, Gregor J (1979) Schlafentzug in der Therapie endogener Depressionen. Dtsch Gesundh-Wesen 34: 2419–2421

Wasik A, Puchalka G (1978) Analysis of sleep deprivation as a treatment method in depressive states. Psychiatr Pol 12: 463–468

Wehr TA, Wirz-Justice A, Goodwin FK, Duncan W, Gillin JC (1979) Phase advance of the circadian sleep-wake cycle as an antidepressant. Science 206: 710–713

Wehr TA, Rosenthal NE, Sack DA, Gillin JC (1985) Antidepressant effects of sleep deprivation in bright and dim light. Acta Psychiatr Scand 72: 161–165

Wirz-Justice A, Pühringer W, Hole G (1976) Sleep deprivation and clomipramine in endogenous depression. Lancet ii: 912

Wirz-Justice A, Pühringer W, Hole G (1979) Response to sleep deprivation as a predictor of therapeutic results with antidepressant drugs. Am J Psychiatry 136: 1222–1223

Zander KJ, Lorenz A, Wahlländer V, Ackenheil A, Rüther E (1981) Biogenesis of the antidepressive effects of sleep deprivation. 5th Eur Congr Sleep Res, Amsterdam. Karger, Basel, pp 9–15

Zimanova J, Vojtechowsky M (1974) Sleep deprivation as a potentiation of antidepressive pharmacotherapy? Activ Nerv Sup [Praha] 16: 188–189

Korrespondenz: O. Univ. Prof. Dr. S. Kasper, Klinische Abteilung für Allgemeine Psychiatrie, Universitätsklinik für Psychiatrie, Währinger Gürtel 18–20, A-1090 Wien, Österreich

Kombination von Schlafentzug und Lichttherapie zur Behandlung depressiver Störungen

A. Neumeister, M. Lucht und **S. Kasper**

Einleitung

Ausgehend von einer Einzelfallbeobachtung von Schulte (1966), waren Pflug und Tölle (1971a, b) die ersten, die den antidepressiven Effekt des therapeutischen Schlafentzuges an einem umfangreicheren Patientenkollektiv untersuchten. Seither sind zahlreiche Untersuchungen in der Literatur publiziert worden, die die Wirksamkeit und gute Verträglichkeit dieses nichtpharmakologischen Verfahrens zur Behandlung depressiver Störungen bestätigen (Übersicht: Leibenluft und Wehr 1992).

Im Gegensatz zur medikamentösen Depressionsbehandlung stellt sich der antidepressive Effekt bei der Mehrzahl der mittels Schlafentzug behandelten Patienten innerhalb weniger Stunden ein, wobei kein Unterschied hinsichtlich der Effizienz zwischen dem totalen Schlafentzug (TSE) und dem partiellen Schlafentzug der zweiten Nachthälfte (PSE) besteht (Schilgen und Tölle 1980).

Die Indikationen zur klinischen Anwendung des therapeutischen Schlafentzuges sind in Tabelle 1 dargestellt.

Der in der Literatur beschriebene, bei etwa 60% der Patienten akut einsetzende antidepressive Effekt des einzelnen Schlafentzuges ist in der Regel aber nur vorübergehend für maximal 24 Stunden gegeben. Die Mehrzahl der Patienten erleidet, trotz gleichzeitig verabreichter antidepressiver Medikation, nach der nächstfolgenden geschlafenen Nacht einen Rückfall (Wu und Bunney 1990). Da durch eine medikamentöse Therapie meist keine zufriedenstellende Stabilisierung des antidepressiven Effekts des therapeutischen Schlafentzuges erzielt werden kann und auch wiederholte

Tabelle 1. Schlafentzug zur Therapie depressiver Störungen

- Antidepressiver Effekt innerhalb weniger Stunden
- Verkürzung der Wirklatenz von Antidepressiva
- Schlafentzug erhöht die Wirksamkeit von Antidepressiva
- Diagnostisches Hilfsmittel zur Differentialdiagnose Pseudodemenz
- Wiederholte Anwendung zur Rezidivprophylaxe depressiver Störungen

---

Schlafentzüge allein häufig keine ausreichende Behandlung des depressiven Syndroms ermöglichen, war es sinnvoll, den therapeutischen Schlafentzug mit einer weiteren nichtmedikamentösen Behandlungsmethode zu kombinieren.

Die gemeinsame Anwendung von Schlafentzug und Lichttherapie mit hellem, weißem, biologisch aktivem Licht (Lichtintensität > 2.500 Lux) erschien aus mehreren Gründen vielversprechend. Bei der Lichttherapie stellt sich, ähnlich wie beim Schlafentzug, der antidepressive Effekt innerhalb kurzer Zeit, in der Regel nach etwa 4 Tagen, ein. Systematische Untersuchungen über die therapeutische Wirksamkeit der Lichttherapie liegen bisher allerdings nur für die saisonal abhängige Depression (Rosenthal et al. 1984) und deren subsyndromale Form (Kasper et al. 1989) vor. In diesen Indikationen hat sie sich als einfach anzuwendende, äußerst effiziente und praktisch nebenwirkungsfreie Behandlungsmethode erwiesen (Terman et al. 1989). Die in der Tabelle 2 angeführten, bisher in der Literatur veröffentlichten Ergebnisse kontrollierter Studien zur Effizienz der Lichttherapie bei nicht saisonal abhängigen depressiven Störungen, entweder als Monotherapie oder in Kombination mit Antidepressiva verabreicht, ergaben zum Teil widersprüchliche Ergebnisse, insgesamt konnte eine eindeutige antidepressive Wirksamkeit bei diesen Patienten nicht nachgewiesen werden (Kasper et al. 1994).

Trotzdem konnten Wehr et al. (1985) zeigen, daß sowohl der Schlafentzug als auch die Lichttherapie bei denselben Patienten antidepressiv wirksam sind, und er vertrat die Hypothese, daß beide Behandlungsmethoden offenbar unabhängig voneinander wirken. Über die der therapeutischen Wirksamkeit sowohl des Schlafentzuges als auch der Lichttherapie zugrun-

Tabelle 2. Kontrollierte Studien über den antidepressiven Effekt der Lichttherapie bei nicht saisonal abhängigen Depressionen

Autoren	Patienten (n)	Dauer der LT Tage/Stunden pro Tag	Ergebnis
Kripke et al. (1983b)	12	1/1	BL > DL
Kripke et al. (1987)	14	5/1–2	BL (>) DL
Kripke et al. (1989*)	12	5/2	BL = DL
Kripke et al. (1989*)	26	7/3	BL > DL
Volz et al. (1990**)	30	7/2	BL = DL
Steward et al. (1990)	8	14/4	BL nicht wirksam
Kasper et al. (1990)	7	7/2	BL = DL
Mackert et al. (1991)	42	7/2	BL = DL
Kripke et al. (1992)	51	7/3	BL > DL
Schuchardt und Kasper (1993)	30	28/2	BL + Med > DL + Med

LT Lichttherapie; *BL* Bright Light (Lichtintensität ≥ 2,500 Lux); *DL* Dim Light (Lichtintensität < 300 Lux); *Med* Antidepressive Medikation. *Patienten dieser Studien wurden auch in die Untersuchung Kripke et al. (1992) eingeschlossen.
** Patienten dieser Untersuchung wurden in der Publikation Mackert et al. (1991) miteingeschlossen

deliegenden Mechanismen gibt bis es heute keine einheitliche Auffassung. Auf Konzeptbildungen über biologische Grundlagen und Wirkmechanismen des Schlafentzuges wird im zweiten Teil dieses Buches eingegangen, auch die Wirkhypothesen zur Lichttherapie geben nur teilweise Einblick in die ihr zugrundeliegenden psychophysiologischen Mechanismen. Während ursprünglich die „Phasenverschiebungstheorie" (Lewy et al. 1987) als Wirkmechanismus der Lichttherapie vorgeschlagen wurde, zeigte sich in weiteren Untersuchungen, daß nicht der Tageszeitpunkt der Anwendung der Lichttherapie (Wirz-Justice et al. 1993), sondern die Lichtintensität und die tägliche Anwendungsdauer für den antidepressiven Effekt verantwortlich sind (Wehr et al. 1986). Licht in ausreichender Dosierung („Photon-Count-Hypothese") stabilisiert den Zeitgeber biologischer Rhythmen im Nucleus Suprachiasmaticus des Hypothalamus (Abb. 1), der bei depressiven Patienten instabil zu sein scheint.

Diese verschiedenen Erklärungsansätze müssen jedoch als vorläufig angesehen werden, da sie zwar interessante Zusammenhänge aufzeigen, zum Teil aber unvollständige und sogar widersprüchliche Ergebnisse beinhalten. Trotz vieler nach wie vor unbeantworteter Fragen eröffnen sich durch die kombinierte Anwendung von Schlafentzug und Lichttherapie neue Möglichkeiten für nichtpharmakologische Therapiestrategien, die möglicherweise Antworten auf folgende Fragen geben können:

– Kann die antidepressive Wirksamkeit des therapeutischen Schlafentzuges durch die gleichzeitige Anwendung einer Lichttherapie gesteigert werden?

– Kann durch die kombinierte Anwendung von Schlafentzug und Lichttherapie der Rückfall nach Schlafentzug verhindert werden?

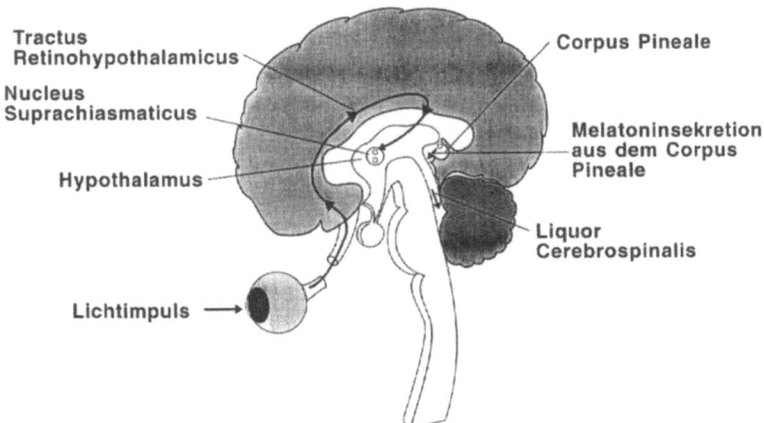

Abb. 1. Der antidepressive Effekt der Lichttherapie wird über das Auge vermittelt. Ausgehend von der Photon-Count Hypothese (siehe Text) werden die Lichtimpulse, die die Retina erreichen, in Nervenimpulse umgewandelt und erreichen über den Tractus Retinohypothalamicus den Nucleus Suprachiasmaticus im Hypothalamus, der eine zentrale Steuerfunktion biologischer Rhythmen ausübt

Anwendung der Lichttherapie während des Schlafentzuges

In Tabelle 3 sind die bisher in der Literatur erschienenen Untersuchungen dargestellt, die sich mit der Frage auseinandergesetzt haben, ob durch die Applikation von hellem, weißem Licht mit einer Lichtintensität > 2.500 Lux während des therapeutischen Schlafentzuges ein günstigeres Ansprechen als in der Kontrollsituation mit gedämpftem Licht (Lichtintensität < 100 Lux) erreicht werden kann. Weiters wurde in den folgenden dargestellten Untersuchungen der Fragestellung nachgegangen, ob durch die Kombination von Schlafentzug und Lichttherapie der antidepressive Effekt des Schlafentzuges über die nächstfolgende, erneut geschlafene Nacht hinaus verlängert werden kann.

Ausgehend von der Hypothese von Kripke et al. (1983b), daß die antidepressive Wirksamkeit des therapeutischen Schlafentzuges dadurch vermittelt wird, daß sich die Patienten während des nächtlichen Wachseins in beleuchteten Räumen aufhalten und damit das Licht möglicherweise das therapeutisch wirksame Agens ist, führten Wehr et al. (1985) erstmals eine Untersuchung mit der Fragestellung durch, ob helles Licht für die antidepressive Wirksamkeit des Schlafentzuges unerläßlich ist oder ob ein vergleichbarer antidepressiver Effekt auch bei Dunkelheit während des Schlafentzuges beobachtbar ist. In einem balanzierten Cross-Over-Design erhielten die medikationsfreien Patienten zwei totale Schlafentzüge, den einen in einem hellen Raum (Lichtintensität: 3.000 Lux), den anderen in einem Raum von nahezu völliger Dunkelheit (Lichtintensität < 1 Lux). Unter den Patienten befanden sich drei mit saisonal abhängigen Depressionen, eine Patientin mit einer rezidivierenden unipolaren Depression und ein Patient mit einer bipolaren affektiven Störung. Die Lichttherapie kam während des Schlafentzuges von 23.00 bis 7.00 Uhr zur Anwendung. Es zeigte sich, daß die Patienten unter beiden Lichtbedingungen eine vergleichbar gute antidepressive Response aufwiesen. Bemerkenswert erscheint, daß bei Schlafentzug im hellen Licht ein früherer Beginn der

Tabelle 3. Untersuchungen über den Effekt der Anwendung der Lichttherapie (Bright Light vs Dim Light) *während* des therapeutischen Schlafentzuges

Autoren	Design/Patienten	Ergebnis
Wehr et al. (1985)	Cross-Over/n = 5	Früherer Beginn der antidepressiven Wirkung des SE unter BL.
van den Burg et al. (1990)	Cross-Over/n = 23	Antidepressiver Effekt des SE ist unabhängig von der angewandten Lichtintensität.
Bloching (1994)	Cross-Over/n = 57	Rückfall nach SE kann durch LT während SE nicht verhindert werden.

SE therapeutischer Schlafentzug; *LT* Lichttherapie; *BL* Bright-Light-Lichttherapie (Lichtintensität ≥ 2.500 Lux)

antidepressiven Wirkung einsetzt, der sowohl in den Fremd- als auch in den Selbstbeurteilungsskalen ausgedrückt wurde. Bedauerlicherweise nicht durch objektive Ratingskalen bestätigt, gewannen die Autoren den Eindruck, daß bei den Patienten mit einer saisonal abhängigen Depression die antidepressive Wirkung von Schlafentzug und Bright-Light-Therapie etwa eine Woche anhielt. Das Ergebnis dieser Studie gab erstmals zur Vermutung Anlaß, daß eine Lichttherapie mit biologisch aktivem Licht mit einer Lichtintensität > 2.500 Lux einen additiven Effekt auf die antidepressive Wirksamkeit des therapeutischen Schlafentzuges ausübt.

Diese Hypothese überprüfend, untersuchten van den Burg et al. (1990) eine größere Zahl (n = 23) nicht saisonal abhängiger depressiver Patienten. Auch die Autoren dieser Studie kamen zu dem Ergebnis, daß die Anwendung einer Lichttherapie mit hellem, weißem Licht während des Schlafentzuges unmittelbar keinen zusätzlichen antidepressiven Effekt bewirkt. Es bestätigte sich der Ablauf der klinischen Veränderung, wie er aus zahlreichen Vorstudien bekannt ist: Am Tag nach dem Schlafentzug stellte sich ein akuter, ausgeprägter antidepressiver Effekt bei einem Teil der Patienten ein, der nach der folgenden, erneut geschlafenen Nacht wieder aufgehoben war. Auch in dieser Untersuchung ergab sich ein Hinweis darauf, daß unter hellem, weißem Licht der antidepressive Effekt des Schlafentzuges früher einsetzt als in der Kontrollsituation mit gedämpftem Licht, wobei kein signifikanter Unterschied zwischen beiden Lichtbedingungen am Morgen nach Schlafentzug gegeben war. Bezüglich eines potentiellen rückfallverhütenden Effekts der Lichttherapie während Schlafentzug zeigte sich, daß in der Gesamtgruppe der Patienten der zu erwartende Rückfall nach der nächstfolgenden geschlafenen Nacht durch eine Lichttherapie während des nächtlichen Wachbleibens nicht verhindert werden konnte, lediglich innerhalb einer Subgruppe von Schlafentzugsrespondern zeigte sich ein über den Tag 2 nach Schlafentzug anhaltender antidepressiver Effekt.

Eine erst kürzlich zu derselben Fragestellung veröffentlichte Untersuchung aus der Psychiatrischen Universitätsklinik Tübingen (Bloching 1994), die 57 medikamentös behandelte depressive Patienten einschloß, bekräftigte die aus den Vorstudien bekannten Ergebnisse: Durch Verabreichung einer Lichttherapie mit hellem, weißem, biologisch aktivem Licht in der Zeit des therapeutischen Schlafentzuges läßt sich die antidepressive Effektivität nicht weiter steigern. Der bei Schlafentzugsrespondern meist zu beobachtende Rückfall nach der erneut geschlafenen Nacht kann durch eine während des Schlafentzuges applizierte Lichttherapie nicht verhindert werden.

Vergleich der Effizienz von Schlafentzug und Lichttherapie

Bisher liegt in der Literatur nur eine Untersuchung vor, die die therapeutische Wirksamkeit des Schlafentzuges im direkten Vergleich zur Lichttherapie überprüfte (Heim 1988). Es wurden dabei 100 Patientinnen mit der DSM-III-Diagnose „Affektive Störung" eingeschlossen, eine Gruppe (n = 50) wurde zweimal im Abstand von 48 Stunden mit partiellen Schlafentzügen (ab 0.00 Uhr) behandelt, die andere (n = 50) wurde 5 Tage lang zweimal täglich (6.30–8.00 Uhr und 18.30–20.00 Uhr) mit einer Bright-Light-Therapie (Lichtintensität: 2.200 Lux) behandelt. Diese Patienten wurden zuvor mindestens 4 Wochen lang ohne ausreichenden Erfolg medikamentös antidepressiv behandelt, die überwiegende Mehrzahl der Patienten erhielt auch während des Behandlungsprogrammes die bisher verordneten Psychopharmaka unverändert weiter. Zur Erfassung der Wirksamkeit dieser beiden nichtpharmakologischen Therapieverfahren (Schlafentzug bzw. Lichttherapie) wurden die Veränderungen der Summenscores in Fremd- und Selbstbeurteilungsskalen herangezogen. Dabei zeigte sich, daß die mit hellem Licht behandelten Patientinnen sowohl in den Fremd- als auch in den Selbstratingskalen ein günstigeres Ansprechen als die mit wiederholten partiellen Schlafentzügen behandelten Patientinnen aufwiesen. Heim folgerte aus diesem Ergebnis, daß die Lichttherapie mit biologisch aktivem Licht im Vergleich zum wiederholten partiellen Schlafentzug eine höhere Responserate aufweist, von den Patienten gut akzeptiert wird und in der Effizienz dem Schlafentzug überlegen zu sein scheint. Damit stellt die Lichttherapie eine wichtige Bereicherung des Therapieangebotes zur Behandlung depressiver Störungen dar.

Rückfallverhütung nach partiellem Schlafentzug durch Lichttherapie

Die kombinierte Anwendung von Schlafentzug und Lichttherapie in der Weise, daß helles, weißes Licht während des therapeutischen Schlafentzuges verabreicht wird, führte nicht zu einer Effizienzsteigerung des antidepressiven Effekts des Schlafentzuges, wie bisher dargestellt wurde. Ebensowenig konnte der bei der überwiegenden Mehrzahl der Patienten zu beobachtende Rückfall nach der nächstfolgenden erneut geschlafenen Nacht verhindert werden, so daß aus der bisher vorliegenden Literatur keine zufriedenstellende Rezidivprophylaxe für den Zeitraum nach dem Schlafentzug ersichtlich war.

In einer eigenen Untersuchung (Neumeister et al. im Druck) wurde der Frage nachgegangen, ob der zu erwartende Rückfall am Tag 2 nach Schlafentzug durch Applikation einer Lichttherapie, beginnend am Morgen nach dem Schlafentzug, verhindert werden kann. Es wurden 20 Patienten (14 Frauen, 6 Männer), bei denen die Diagnose einer Major Depressive Disorder oder einer Bipolar I Affective Disorder nach DSM-IV (1994) gestellt wurde, in die Untersuchung eingeschlossen. Bei allen Patienten konnten standardisierte anamnestische Daten bezüglich Ersterkrankungsalter, Anzahl früherer depressiver Episoden, Dauer der gegenwärtigen depressiven Phase und Art der medikamentösen Vorbehandlung erhoben werden. Ein Teil dieser Patienten kann als therapierefraktär angesehen werden, obwohl bis heute keine allgemeingültigen Richtlinien hinsichtlich der Definition der Therapie-Nonresponse auf Antidepressiva-

Tabelle 4. Klinische und demographische Daten der untersuchten Patienten (n = 20)

Alter (Jahre)	47,6 ± 14,4
Geschlecht	14 Frauen, 6 Männer
Ersterkrankungsalter (Jahre)	37,1 ± 12,9
Anzahl früherer depressiver Episoden	3,2 ± 1,9
Dauer der gegenwärtigen Episode (Tage)	123,2 ± 103,1
HDRS zu Beginn der Studie	31,3 ± 4,4
Antidepressive Medikation	
TAD	n = 6
SSRI	n = 11
TAD + SSRI	n = 3

HDRS Summenscore der Hamilton-Depressionsskala; *TAD* Trizyklische Antidepressiva; *SSRI* Selektive Serotonin-Wiederaufnahmehemmer

behandlung anerkannt sind (Marneros und Deister 1990). Alle Patienten waren mit Antidepressiva medikamentös vorbehandelt, die zum Zeitpunkt des Beginns des Behandlungsprogrammes für mindestens 3 Wochen unverändert geblieben waren. Keiner der Patienten wurde mit Lithium oder Carbamazepin behandelt. Während der Untersuchungsphase wurde die Medikation unverändert weitergeführt, trizyklische Antidepressiva wurden am Tag des partiellen Schlafentzuges spätestens um 18.00 Uhr verabreicht, um das Wachbleiben während des Schlafentzuges nicht unnötig zu erschweren. Die klinischen und demographischen Daten der untersuchten Patientengruppe sind in der Tabelle 4 dargestellt.

Wie aus der Abb. 2 ersichtlich, führten die Patienten zu Beginn des Untersuchungsprogrammes einen partiellen Schlafentzug durch, das Ansprechen auf diese therapeutische Intervention wurde am folgenden Morgen mittels Fremd- und Selbstratingskalen erhoben. Als Schlafentzugsresponder wurden solche Patienten eingestuft, die am Morgen nach dem Schlafentzug eine mindestens 40%ige Abnahme des Summenscores der modifizierten Form der Hamilton Depressionsskala (die Items 4, 5, 6 [Schlaf] sowie 16 [Gewicht] und 18 [Tagesschwankung] wurden nicht berücksichtigt) im Vergleich zum Ausgangswert zeigten, wie es von Wu et al. (1992) vorgeschlagen wurde. Schlafentzugsresponder und Nonresponder erhielten im Anschluß an den partiellen Schlafentzug für die folgenden 6 Tage eine Lichttherapie mit entweder hellem, weißem Licht (Lichtintensität 3.000 Lux) oder in der Konstrollsituation mit gedämpftem Licht (Lichtintensität 100 Lux), wobei die Lichttherapie täglich 4 Stunden (7.00–9.00, 17.00–19.00 Uhr) angewandt wurde. Am Tag 2 und am Tag 7 nach dem Schlafentzug wurde das therapeutische Ansprechen auf die kombinierte Anwendung von Schlafentzug und Lichttherapie mit Fremd- und Selbstbeurteilungsskalen überprüft.

Vierzehn von 20 Patienten (70%) wurden als Schlafentzugsresponder eingestuft. Dieser Prozentsatz ist etwas höher als der in der Literatur häufig zitierte von etwa 60% (Wehr 1990), was möglicherweise durch den hohen Anteil von depressiven Patienten mit sogenannten somatischen Sympto-

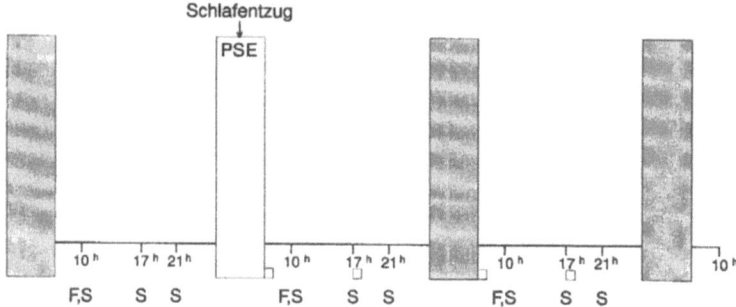

Abb. 2. Der Ablauf des Untersuchungsprogrammes bei der kombinierten Anwendung von partiellem Schlafentzug und Lichttherapie zur Rückfallsprophylaxe nach Schlafentzug (siehe Text). *F* Fremdbeurteilung in einem „blinden" Setting (Hamilton-Depressionsskala, HDRS). *S* Selbstbeurteilung durch den Patienten (Visuelle Analogskala, VAS), vgl. Kästchen in der Abbildung. Zeitpunkt der Lichttherapie von 7.00–9.00 und von 17.00–19.00 Uhr, die von Tag 1 bis Tag 6 verabreicht wird. Prospektiv randomisiert erhalten die Patienten entweder helles, weißes Licht (Lichtintensität: 3.000 Lux) oder in der Kontrollsituation gedämpftes Licht (Lichtintensität: 100 Lux)

men (73,8%) bedingt ist (Rudolf und Tölle 1978). Sowohl die Schlafentzugsresponder als auch die Nonresponder erhielten prospektiv randomisiert für die folgenden 6 Tage eine Lichttherapie. Wie aus Abb. 3 ersichtlich, konnte in der Gruppe von Patienten, die ein günstiges Ansprechen auf den Schlafentzug zeigten, der Rückfall nach der erneut geschlafenen Nacht durch eine Bright-Light-Lichttherapie verhindert werden, in der Dim-Light-Gruppe kam es, trotz begleitender Antidepressivamedikation, zu einem Rückfall. Nach einer Woche Lichttherapie konnte der positive Effekt des therapeutischen Schlafentzuges nur mittels biologisch aktivem Licht aufrechterhalten werden, die mit gedämpftem Licht behandelten Patienten zeigten keine weitere Verbesserung der depressiven Symptomatik.

Die Ergebnisse dieser Untersuchung zeigten, daß durch eine Lichttherapie mit hellem Licht, die im Anschluß an den therapeutischen Schlafentzug verabreicht wird, der Rückfall nach der nächsten erneut geschlafenen Nacht verhindert werden kann und der antidepressive Effekt bis zu 7 Tage aufrechterhalten wird. Obwohl bisher die Effizienz der Lichttherapie vorwiegend für Patienten mit Herbst-/Winterdepressionen nachgewiesen wurde und die Effektivität für Depressionen ohne die SAD-Charakteristik noch ungenügend untersucht ist, zeigte sich, daß die Kombination von partiellem Schlafentzug und Lichttherapie in der oben beschriebenen Anordnung eine neue vielversprechende antidepressive Therapiestrategie darstellt. Wesentlich erscheint es, die Lichttherapie in ausreichender Dosierung, das heißt mit ausreichender Lichtintensität (mindestens 2.500 Lux) und genügend langer täglicher Anwendungsdauer, zu verabreichen, da die Ergebnisse unserer Untersuchung die Photon-Count-Hypothese unterstützen.

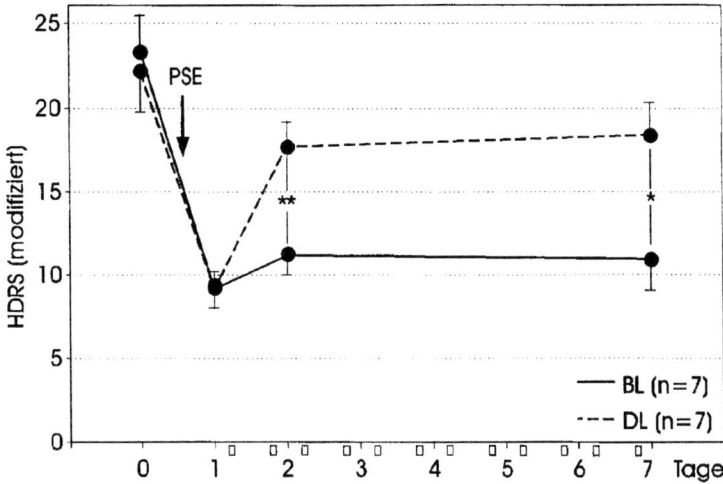

Abb. 3. Der Behandlungsverlauf der Gruppe von depressiven Patienten, die ein günstiges Ansprechen auf den partiellen Schlafentzug zeigten. Nur die Verabreichung einer Lichttherapie mit biologisch aktivem Licht mit einer Intensität von 3.000 Lux über eine tägliche Anwendungsdauer von 4 Stunden konnte den Rückfall nach der nächstfolgenden geschlafenen Nacht verhindern, und der antidepressive Effekt des therapeutischen Schlafentzuges blieb bis zu einer Woche danach aufrecht. Aus Neumeister et al. (im Druck)

Schlußbemerkung

Zur Behandlung depressiver Störungen haben sich unterschiedliche therapeutische Strategien bewährt: die medikamentöse Therapie mit trizyklischen Antidepressiva, selektiven Serotoninwiederaufnahmehemmern oder Monoaminooxidasehemmern, Elektrokrampftherapie und Psychotherapie. Alle genannten Behandlungsformen bewirken aber erst nach einem Zeitraum von einer bis sechs Wochen einen antidepressiven Effekt und sind zum Teil auch mit erheblichen Nebenwirkungen verbunden.

Das zirkadiane System modulierende therapeutische Interventionen wie Schlafentzug oder Lichttherapie entfalten ihre Wirksamkeit innerhalb weniger Stunden beziehungsweise Tage und werden von den Patienten in der Regel ohne Nebenwirkungen toleriert, so daß eine gute Akzeptanz von seiten der so behandelten Patienten gewährleistet ist. Der therapeutische Schlafentzug bewirkt bei der Mehrzahl der behandelten Patienten innerhalb weniger Stunden einen deutlichen antidepressiven Effekt, der aber nach der folgenden erneut geschlafenen Nacht in der Regel nicht mehr gegeben ist. Die Versuche, den Rückfall durch eine begleitende Antidepressivagabe oder Verabreichung von Lithium zu verhindern, erbrachten in bisher veröffentlichten Untersuchungen unterschiedliche, manchmal sogar widersprüchliche Ergebnisse, so daß zusammenfassend die Rückfallprophylaxe nach Schlafentzug durch eine Psychopharmakatherapie nicht ausreichend erscheint.

Durch Anwendung einer Lichttherapie mit hellem, weißem, biologisch aktivem Licht mit einer Lichtintensität > 2.500 Lux konnte keine zusätzliche Effizienzsteigerung des therapeutischen Schlafentzuges erreicht werden, wenn diese während des nächtlichen Wachbleibens erfolgt. Ebensowenig konnten aus der Literatur Hinweise gewonnen werden, daß Licht notwendig für das Auftreten der antidepressiven Wirksamkeit des Schlafentzuges ist. Die Anwendung einer Lichttherapie im Anschluß an den Schlafentzug verhindert den Rückfall nach der nächstfolgenden, erneut geschlafenen Nacht, und der antidepressive Effekt des therapeutischen Schlafentzuges kann bis zu einer Woche verlängert werden. Damit erweitern sich die zur Verfügung stehenden antidepressiven Therapiestrategien, und es eröffnen sich neue Ansätze zum besseren Verständnis der den depressiven Störungen zugrundeliegenden Pathophysiologie.

Literatur

Aitken RCB (1969) Measuring of feeling using visual analogue scales. Proc R Soc Med 62: 989–993

American Psychiatric Association (1994) Diagnostic and statistical manual of mental disorders, 4th edn. American Psychiatric Association, Washington DC

Bloching B (1994) Läßt sich die antidepressive Wirkung des Schlafentzugs in hellem Licht verbessern? Dissertation, Eberhard-Karls-Universität Tübingen. Hans-Joachim Köhler Verlag, Tübingen

van den Burg W, Bouhuys AL, van den Hoofdakker RH, Beersma DGM (1990) Sleep deprivation in bright and dim light: antidepressant effects on major depressive disorder. J Affect Disord 19: 109–117

Hamilton M (1960) A rating scale for depression. J Neurol Neurosc Psychiatry 23: 56–62

Heim M (1988) Zur Effizienz der Bright-Light-Therapie bei zyklothymen Achsensyndromen – eine cross-over-Studie gegenüber partiellem Schlafentzug. Psychiatr Neurol Med Psychol 40: 269–277

Kasper S, Rogers LBS, Yancey A, Schulz PM, Skwerer RG, Rosenthal NE (1989) Phototherapy in individuals with and without subsyndromal seasonal affective disorder. Arch Gen Psychiatry 46: 837–844

Kasper S, Rogers SLB, Madden PA, Josoph-Vanderpool JR, Rosenthal NE (1990) The effects of phototherapy in the general population. J Affect Disord 18: 211–219

Kasper S, Ruhrmann S, Schuchardt HM (1994) The effects of light therapy in treatment indications other than seasonal affective disorder (SAD). In: Jung EG, Holick MF (eds) Biologic effects of light 1993. de Gruyter, Berlin New York, pp 206–218

Kripke DF, Risch SC, Janowsky D (1983a) Bright white light alleviates depression. Psychiatry Res 19: 105–112

Kripke DF, Risch SC, Janowsky DS (1983b) Lighting up depression. Psychopharmacol Bull 19: 526–530

Kripke DF, Gillin JC, Mullaney DJ, Risch SC, Janowsky DS (1987) Treatment of major depressive disorders by bright white light for 5 days. In: Halaris A (ed) Chronobiology and psychiatric disorders. Elsevier, Amsterdam

Kripke DF, Mullaney DJ, Savides TJ, Gillin JC (1989) Phototherapy for nonseasonal major depressive disorders. In: Rosenthal NE, Blehar MC (eds) Seasonal affective disorders & phototherapy. Guilford, New York, pp 342–356

Kripke DF, Mullaney DJ, Klauber NR, Risch SC, Gillin JC (1992) Controlled trial of bright light for nonseasonal major depressive disorders. Biol Psychiatry 31: 119–134

Leibenluft E, Wehr TA (1992) Is sleep deprivation useful in the treatment of depression? Am J Psychiatry 149: 159–168

Lewy AJ, Sack RL, Singer CM, White DM (1987) The phase shift hypothesis for bright light's therapeutic mechanism of action: theoretical considerations and experimental evidence. Psychopharmacol Bull 23: 349–353

Mackert A, Joffe RTJ, Kennedy SH (1991) Bright light augmentation in antidepressant nonresponders. J Clin Psychiatry 52: 336–337

Marneros A, Deister A (1990) Chronische Depression – Pathologie, Verlaufsaspekt und prädisponierende Faktoren. In: Möller H-J (Hrsg) Therapieresistenz unter Antidepressivabehandlung. Springer, Heidelberg Berlin New York Tokyo, S 1–13

Neumeister A, Goessler R, Lucht M, Kapitany T, Barnas C, Kasper S (1995) Bright light therapy stabilizes the antidepressant effect of partial sleep deprivation. Biol Psychiatry (im Druck)

Pflug B, Tölle R (1971a) Therapie endogener Depressionen durch Schlafentzug. Nervenarzt 42: 117–124

Pflug B, Tölle R (1971b) Disturbance of the 24-hour-rhythm in endogenous depression and the treatment of endogenous depression by sleep deprivation. Int Pharmacopsychiatry 6: 187–196

Rosenthal NE, Sack DA, Gillin JC, Lewy AJ, Goodwin FK, Davenport Y, Mueller PS, Wehr TA (1984) Seasonal affective disorder: a description of the syndrome and preliminary findings with light therapy. Arch Gen Psychiatry 41: 72–80

Rudolf G, Tölle R (1978) Sleep deprivation and circadian rhythm in depression. Psychiatr Clin 11: 198–212

Schilgen B, Tölle R (1980) Partial sleep deprivation as therapy for depression. Arch Gen Psychiatry 37: 267–271

Schuchardt HM, Kasper S (1993) Lichttherapie in der psychiatrischen Praxis. In: Peters UH (Hrsg) 150 Jahre DGPN (Deutsche Gesellschaft für Psychiatrie und Nervenheilkunde). Jubiläumskongreß in Köln, Deutschland, 26.–30. September 1992

Schulte W (1966) Kombinierte Psycho- und Pharmakotherapie bei Melancholikern. In: Kranz HN, Petrilowitsch (Hrsg) Probleme der pharmakopsychiatrischen Kombinations- und Langzeitbehandlung. Rothenburger Gespräch 150–169. Karger, Basel

Steward JW, Quitkin FW, Terman M, Terman JS (1990) Is seasonal affective disorder a variant of atypical depressive disorder? Psychiatry Res 33: 121–128

Terman M, Terman JS, Quitkin FM, McGrath PJ, Stewart JW, Rafferty B (1989) Light therapy for seasonal affective disorder. A review of efficacy. Neuropsychopharmacology 2: 1–22

Wehr TA, Rosenthal NE, Sack DA, Gillin JC (1985) Antidepressant effects of sleep deprivation in bright and dim light. Acta Psychiatr Scand 72: 161–165

Wehr TA, Jacobsen FM, Dack DA, Arendt JA, Rosenthal NE (1986) Phototherapy of seasonal affective disorder. Time of day and suppression of melatonin are not critical for antidepressant effects. Arch Gen Psychiatry 43: 870–875

Wehr TA (1990) Effects of sleep and wakefulness in depression and mania. In: Montplaisir J, Godbout R (eds) Sleep and biological rhythms. Oxford University Press, London

Wirz-Justice A, Graw P, Kräuchi K, Gisun B, Jochum A, Arendt J, Fisch HU, Buddeberg C, Pöldinger W (1993) Light therapy in seasonal affective disorder is independent of time of day or circadian phase. Arch Gen Psychiatry 50: 929–937

Wu JC, Bunney WE (1990) The biological basis of an antidepressant response to sleep deprivation and relapse: review and hypothesis. Am J Psychiatry 147: 14–21

Wu J, Gillin C, Buchsbaum M, Hershey T, Johnson C, Bunney W (1992) Effect of
sleep deprivation on brain metabolism of depressed patients. Am J Psychiatry
149: 538–543

Korrespondenz: Dr. A. Neumeister, Klinische Abteilung für Allgemeine Psychiatrie
Universitätsklinik für Psychiatrie, Währinger Gürtel 18–20, A-1090 Wien, Österreich

Klinische und neurobiologische Effekte des Schlafentzugs

E. Seifritz und **E. Holsboer-Trachsler**

Einleitung

Der Erstbeschreibung des stimmungsaufhellenden Effekts von Schlafentzug (SE) bei depressiven Patienten durch Schulte (1966) [45] folgten zahlreiche systematische klinische und experimentelle Untersuchungen zur therapeutischen und physiologischen Evaluation der SE-Behandlung. Die kürzlich veröffentlichte Übersichtsarbeit von Wu und Bunney (1990) [55], welche die therapeutischen Effekte bei über 1.700 depressiven Patienten analysierte, ergab, daß die mittlere Ansprechrate auf totalen SE bei ca. 60% liegt, ungeachtet der Nosologie des depressiven Syndroms. So wurde nachgewiesen, daß SE z. B. auch bei Schizophrenien mit aktueller depressiver Symptomatik wirksam ist [22]. Weiter konnte von Schilgen und Tölle (1980) [44] gezeigt werden, daß sogenannter partieller SE, bei dem die Patienten in den ersten Nachtstunden schlafen und im zweiten Teil der Nacht geweckt und wachgehalten werden, eine ebenso günstige therapeutische Wirkung aufweist wie der totale SE; als kaum antidepressiv wirksam hat sich hingegen SE in der ersten Nachthälfte erwiesen [16]. Als Prädiktoren für ein Ansprechen auf therapeutischen SE wurden die depressive Tagesschwankung mit Morgentief und abendlicher Stimmungsaufhellung [33], die Erhöhung des nächtlichen Körpertemperaturminimums [11] und möglicherweise die hormonelle Reaktion auf serotonerge Stimulation [32] beschrieben. Die akute, innert Stunden auftretende SE-Wirkung verleiht dieser Therapiemaßnahme eine besondere Stellung in der Depressionsbehandlung. Als großer Nachteil hat sich hingegen erwiesen, daß die Wirkung bei etwa 60–80% der Patienten nur für kurze Zeit anhält und nach der ersten Erholungsnacht wieder verschwindet [55]. Die Wiederholung der SE-Therapie sowie eine Kombination mit Antidepressiva scheinen die Wirkdauer zu verlängern [36].

In der Folge werden wir auf klinische Erfahrungen mit seriellem partiellem SE sowie auf die Problematik der neurobiologischen Heterogenität von Patienten in SE-Studien eingehen. Neben den wichtigsten Modellen über den Wirkmechanismus von SE wird eine experimentell physiologische Untersuchung zum Einfluß des GABA-ergen Systems auf die SE-Wirkungen näher beschrieben.

Möglichkeiten zur Effizienzsteigerung der Therapie

Serieller partieller Schlafentzug

Bei der therapeutischen Anwendung von SE stellt sich dem Kliniker das Problem, daß die anfänglich hoffnungserweckende, rasche Wirkung i. d. R. nach der ersten Erholungsnacht wieder verschwindet. Daher wurde versucht, die antidepressive Wirkung des SEs durch repetitive Anwendung zu verbessern bzw. zu verlängern. Verschiedene Studien haben gezeigt, daß zwei- bis dreimaliges Durchführen von totalem oder partiellem SE über mehrere Wochen zu erfolgversprechenden Resultaten führen kann. Diese Erfahrungen basieren auf Untersuchungen mit relativ kleinen Patientenzahlen und kurzen Beobachtungsperioden, weswegen deren klinische Relevanz als noch nicht gesichert angesehen werden muß [36].

In einer eigenen Untersuchung an 30 depressiven Patienten mit heterogener Grunderkrankung gingen wir dieser Fragestellung nach [22]. In dieser Studie wurden in einer Woche drei partielle Schlafentzüge (PSE) durchgeführt, alternierend mit normalen Schlafnächten. Während der PSE gingen die Patienten jeweils um 22.00 Uhr ins Bett und wurden um 1.30 Uhr wieder geweckt. Anschließend wurden sie bis zum nächsten Abend wach gehalten. Diese seriellen PSE führten dazu, daß zwei Drittel der Patienten sich psychopathologisch akut verbesserten und daß die Wirkung bei einem Großteil mindestens 10 Tage nachweisbar anhielt. Wie aus Abb. 1 ersichtlich ist, trat jeweils am Tag nach dem PSE eine Stimmungsaufhellung ein, die aber nach der folgenden Schlafnacht wieder zurückging. Interessant scheint uns besonders, daß im Verlaufe der seriellen PSE-Therapie das Niveau in der Hamilton Depression Rating Scale (HRS) kon-

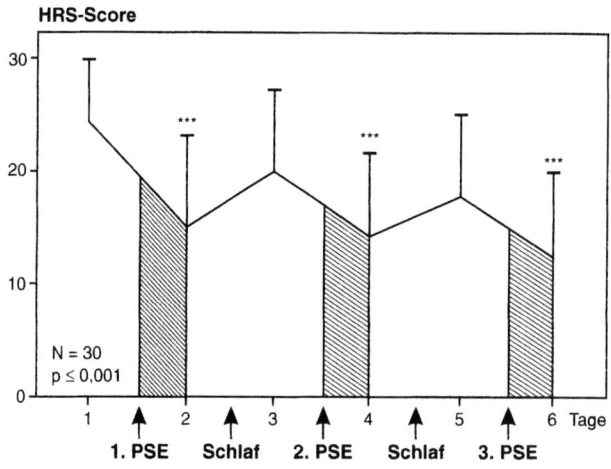

Abb. 1. Effekt des seriellen partiellen Schlafentzugs (PSE) bei depressiven Patienten: Antidepressiver Effekt, gemessen mit der Hamilton Depression Rating Scale (HRS), durch seriellen PSE in einer diagnostisch heterogenen Patientengruppe (n = 30) mit depressivem Syndrom (aus [21, 22])

tinuierlich absank, was auf einen zunehmenden und reproduzierbaren Effekt dieser Behandlungsmethode hindeutet.

Kombination von Pharmakotherapie mit Schlafentzug

Neben dem Bestreben, die Effizienz des therapeutischen SEs durch repetitive Anwendung zu steigern, widmet sich ein anderer Forschungsansatz der Frage, ob die konventionelle Pharmakotherapie mit adjuvanten Maßnahmen potenziert werden kann. Dabei stehen die Verbesserung der Wirksamkeit sowie die Verkürzung der Ansprechlatenz der medikamentösen Therapie im Vordergrund. Neben anderen Möglichkeiten wie z. B. dem Zusatz von Schilddrüsenhormonen oder Lithium zur Standard-Antidepressivabehandlung [25] bietet sich der SE aufgrund seiner einzigartigen akuten Wirkung für eine Therapieaugmentation geradezu an. Frühere Studien deuten darauf hin, daß adjuvanter SE die Rate und Geschwindigkeit des Ansprechens verbessern kann [37, 52], diese Untersuchungen erlauben jedoch aufgrund kleiner Fallzahlen und kurzer Beobachtungszeiten noch keine klinisch valide Beurteilung [36].

Eine eigene neuere Untersuchung über adjuvante SE-Behandlung illustriert diese Problematik und weist darüber hinaus auf die Notwendigkeit hin, die biologische Heterogenität des untersuchten Patientenkollektivs zu diskutieren [24].

Diese Untersuchung wurde mit dem Ziel durchgeführt, die therapeutischen Auswirkungen von adjuvanten Therapien wie SE und Lichttherapie zu untersuchen, wobei an dieser Stelle auf letztere nicht eingegangen wird. Von besonderem Interesse war, wie sich adjuvanter SE nicht nur auf die psychopathologischen, sondern auch auf neurobiologische und kognitiv-psychomotorische Symptome auswirkt. Zu diesem Zweck bestand die Evaluation der Patienten neben der psychopathologischen Verlaufserfassung auch aus der Untersuchung der LHPA-Achse (limbic-hypothalamic-pituitary-adrenocortical axis), der Schlafparameter sowie der Messung von kognitiv-psychomotorischen Leistungswerten.

In die Studie aufgenommen wurden insgesamt 42 Patienten mit einer schweren Depression nach DSM-III-R, welche randomisiert einer der Therapiegruppen zugeteilt wurden. Verglichen wurde eine Patientengruppe mit einer sechswöchigen Monotherapie mit Trimipramin 200 mg/Tag mit einer Gruppe, welche zusätzlich zur Basistherapie mit Trimipramin eine Behandlung mit PSEs erhielt. Dabei wurde während der ersten Behandlungswoche eine Serie von drei PSEs und in den folgenden vier Wochen noch je ein PSE durchgeführt.

Als psychopathologisches Maß für die Schwere der Depression wurde wöchentlich die HRS sowie die MADRS (Montgomery Asberg Rating Scale for Depression) durchgeführt. Zur Erfassung des neuroendokrinen Status wurde zu Beginn und am Studienende je ein kombinierter DEX-CRH-Test (Dexamethason; Corticotropin-Releasing-Hormone) durchgeführt [54]. Dieser Test besteht vereinfacht darin, daß den Patienten am Vorabend um

23.00 Uhr 1,5 mg Dexamethason peroral verabreicht wird. Dadurch wird, analog dem Dexamethason-Suppressions-Test [27], eine Hemmung der endogenen ACTH- und Cortisol-Sekretion erzielt. Am folgenden Tag wird den Patienten um 15.00 Uhr 100 µg CRH intravenös gespritzt. Zur Bestimmung der Hormonprofile werden alle 15 bzw. 30 Minuten Blutproben entnommen. Die kombinierte Analyse der Reaktion auf die Dexamethason-Hemmung einerseits und auf die CRH-Stimulation andererseits läßt Rückschlüsse auf die Regulation der LHPA-Achse zu, da sich die stimulierte ACTH- und Cortisol-Ausschüttung als valides Maß für den Grad der LHPA-Achsen-Dysregulation [26] erwiesen hat (zur Illustration des DEX-CRH-Tests vgl. Abb. 2).

Als weiterer neurobiologischer Parameter wurde der Schlaf der Patienten mit wöchentlichen Schlaf-EEGs (Elektroenzephalogramm) registriert und nach konventionellen Kriterien ausgewertet [41].

Anhand einer ausgedehnten standardisierten Testbatterie [17], die zu Beginn sowie nach der ersten PSE-Serie und nach Behandlungsabschluß durchgeführt wurde, konnten Variablen der kognitiv-psychomotorischen Leistungsfähigkeit erfaßt werden.

Die Analyse dieser Studie ergab, daß die Patienten mit einer Trimipramin-Monotherapie in 79% auf die Behandlung ansprachen, wenn eine 50%ige Reduktion in der HRS als Maß für den Therapieerfolg galt. In der PSE-Gruppe wurde eine 50%ige HRS-Reduktion hingegen nur bei 43% der Patienten gefunden. Die Therapieresultate waren ungefähr gleich,

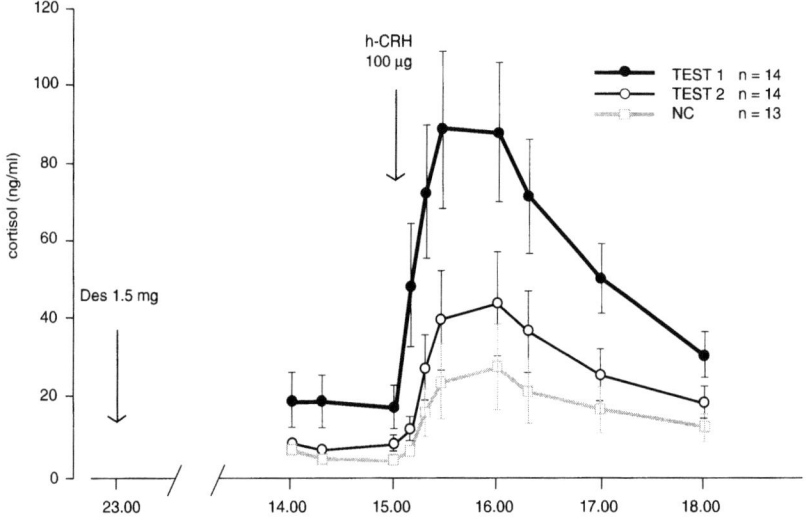

Abb. 2. Kombinierter DEX-CRH-Test (Dexamethason; Corticotropin-Releasing-Hormone) während einer sechs Wochen dauernden antidepressiven Therapie mit Trimipramin. Depressive Patienten reagierten mit signifikant erhöhter Cortisol-Sekretion nach CRH-Injektion (●, Test 1) im Vergleich zu gesunden Kontrollpersonen (□, NC). Nach erfolgreicher Therapie mit Trimipramin bildete sich dieses Phänomen zurück (○, Test 2), (aus [21, 26])

wenn die MADRS als Maßstab angelegt wurde, und entsprechen den Erfahrungen aus der Literatur für adjuvante SE-Therapie bei chronisch depressiven Patienten [36].

Überraschend war aber die hohe Ansprechrate in der Monotherapiegruppe, zumal von der Hypothese ausgegangen wurde, daß adjuvanter PSE eine Verbesserung der antidepressiven Therapie bewirke. Dieses Ergebnis scheint im Widerspruch zu den bisher durchgeführten Studien mit Kombinationsbehandlungen zu stehen. Die Messung der neuropsychologischen und neurobiologischen Veränderungen in den beiden Behandlungsgruppen zeigte jedoch erhebliche Unterschiede:

Im Gegensatz zur psychopathologischen Evaluation fand sich in der PSE-Gruppe eine beschleunigte, d. h. bereits in der zweiten Behandlungswoche sichtbare Verbesserung der kognitiv-psychomotorischen Funktionen wie Vigilanz, einfache Aufmerksamkeit und Wahlreaktion.

Die Schlafuntersuchung dokumentierte ebenfalls einen frühen Effekt der zusätzlichen PSE-Therapie. Neben den bekannten Akuteffekten des PSEs auf das Schlaf-EEG, wie die prompte Erhöhung des relativen Anteils an Tiefschlaf, die Verlängerung der REM-Latenz und die Verminderung der REM-Dichte [6], traten substantielle Verbesserungen der Schlafkontinuität auf, die über die Zeit der Intensivbehandlung mit seriellem PSE hinaus anhielten [46].

Der DEX-CRH-Test erwies sich als valider Verlaufsparameter, indem die Cortisolsekretion nach CRH-Stimulation während der sechswöchigen Behandlung in beiden Gruppen parallel zur psychopathologischen Verbesserung abnahm. Entsprechend dem höheren Responderanteil war die Normalisierung der DEX-CRH-Testresultate in der Trimipramin-Monotherapie-Gruppe jedoch ausgeprägter.

Zusammengefaßt zeigte diese Studie, daß die adjuvante PSE-Therapie bei den untersuchten Patienten zwar deutliche und längeranhaltende Verbesserungen der Schlafkontinuität sowie eine beschleunigte Erhöhung der kognitiv-psychomotorischen Leistungsfähigkeit bewirkte, daß hingegen die HRS-Ansprechrate in der PSE-Therapie-Gruppe tiefer ausfiel.

Wären in dieser Studie nur die konventionellen psychopathologischen Untersuchungen als Verlaufsparameter verwendet worden, läge die Vermutung nahe, daß sich eine adjuvante PSE-Behandlung geradezu ungünstig auf die antidepressive Pharmakotherapie mit Trimipramin auswirke. Nimmt man jedoch einen mehrschichtigen Ansatz zur Verlaufscharakterisierung, lassen sich differenzierte Therapieprofile beschreiben.

Die neurobiologische Charakterisierung der Patienten mittels DEX-CRH-Test und Schlaf-EEG erlaubte neben der Verlaufskontrolle die Identifikation von Prädiktoren. Es zeigte sich post hoc, daß diejenigen Patienten, welche auf eine der beiden Behandlungsmethoden ansprachen (Responder) neurobiologisch andere Ausgangswerte aufwiesen als die Non-Responder. Sowohl die DEX-CRH-Testresultate als auch die Schlafparameter waren zu Studienbeginn bei den Respondern signifikant weniger pathologisch als bei den Non-Respondern. Letztere zeigten bei Aufnahme in das Studienprotokoll sowohl eine höhere ACTH-Sekretion nach CRH-Stimulation als auch eine kürzere REM-Schlaf-Latenz, vermehrten REM-Schlaf im ersten Nachtdrittel sowie einen verminderten Anteil an Non-REM-Schlaf, alles typische Parameter bei schweren depressiven Syndromen [26, 43]. Diese Befunde lassen daher vermuten, daß sich in den beiden Behandlungsgruppen neurobiologisch inhomogene Patientenpopulationen befanden. Dies mag erklären, warum es nicht gelang, die mit der HRS gemessene therapeutische Wirksamkeit der Pharmakotherapie mit adjuvantem PSE zu potenzieren.

Zusammengefaßt unterstreichen die aus dieser multimodalen Verlaufsmessung gewonnenen Befunde die Wichtigkeit, Patienten, die in klinische Vergleichsstudien aufgenommen werden sollen, nicht nur anhand von psychopathologischen Kriterien, sondern auch mittels neurobiologischer Parameter zu charakterisieren, um eine neurobiologisch differenzierte Interpretation der Behandlungseffekte zu ermöglichen [13, 32, 34].

Theoretische Konzepte zur Wirkweise von Schlafentzug

REM-Suppressionshypothese

Die Rapid-Eye-Movement-(REM-)Schlaf-Suppressionshypothese stützt sich auf die Beobachtung, daß REM-Schlaf bei Depressiven vermehrt ist und daß die meisten trizyklischen Antidepressiva eine REM-Suppression bewirken [7]. Entsprechend wurde selektiver REM-SE durchgeführt mit dem Resultat, daß ein antidepressiver Effekt erzielt wurde, wenn REM-Schlaf während mehrerer aufeinanderfolgender Nächte entzogen wurde [53]. Die Beobachtung, daß auch nicht antidepressiv wirksame Substanzen wie z. B. Alkohol den REM-Schlaf unterdrücken und daß auf der anderen Seite bestimmte Antidepressiva wie z. B. Trimipramin den REM-Schlaf nicht verändern [49], gab Anlaß zu weiterführenden Untersuchungen. Neuere Arbeiten deuten darauf hin, daß möglicherweise der Non-REM-Schlaf depressogen wirkt. Die antidepressiven Effekte des REM-SEs könnten deswegen auch darauf beruhen, daß die REM-Entzugsprozedur, bei der die Patienten bei jedem Auftreten von REM-Schlaf geweckt werden, sekundär ebenso eine Verminderung an Non-REM-Schlaf induziert [1].

Cholinerg-aminerge Imbalance

Janowsky und Mitarbeiter [29] stellten 1972 die Hypothese auf, daß Depressionen mit einem Ungleichgewicht zwischen dem cholinergen und dem aminergen Transmittersystem einhergehen, wobei die cholinerge Aktivität relativ überwiegt. Analog dazu wurde von Hobson und Steriade [18] das reziproke Interaktionsmodell der Schlafregulation postuliert, das die relative Überfunktion cholinerger Neurotransmitter mit der Vermehrung an REM-Schlaf in Zusammenhang bringt. Die gegenseitige Abhängigkeit zwischen cholinerger Aktivität und REM-Schlaf wurde in den letzten Jahren durch eine Vielzahl von Studien weiter unterstützt [15, 23]. Rein hypothetisch könnte also die Wirkung des SEs, der ja auch einen Entzug von REM-Schlaf beinhaltet, durch Ausgleichen dieser cholinerg-aminergen Imbalance vermittelt sein.

Zwei-Prozeß-Modell der Schlafregulation

Das Zwei-Prozeß-Modell [2] beschreibt zwei unterschiedliche regulatorische Mechanismen, deren Interaktion zur physiologischen Steuerung des Schlaf-Wach-Rhythmus führt. Prozeß C, gekennzeichnet durch das zyklische Auftreten von REM-Schlaf, die Einschlafneigung sowie die Aufwachbereitschaft über den 24-Stunden-Tag, unterliegt dem circadianen Oszillator und verhält sich relativ autonom. Prozeß S hängt vor allem von der Dauer der vorangegangenen Wachzeit ab und ist homöostatisch reguliert. Das Niveau von S reflektiert sich in der Spektraldichte der langsamen Frequenzen des Schlaf-EEGs und kann durch eine exponentielle Funktion beschrieben werden [2, 8]. Die neben den REM-Schlaf-Störungen typische Verminderung des Tiefschlafs und die Verkürzung der Schlafdauer [14] bei depressiven Patienten wurden im Zwei-Prozeß-Modell dahingehend interpretiert, daß ein ungenügender Aufbau von S vorliegt, während der SE durch die Verlängerung der Wachzeit das defiziente Niveau von S anhebt, was ursächlich mit der antidepressiven Wirkung zusammenhängen soll [5].

Schlafendokrinologie

Als weiterer interessanter Ansatz zum Verständnis des Zusammenhangs zwischen Depression und Schlaf bzw. SE bietet sich die Schlafendokrinologie an. Charakteristische hormonelle Veränderungen im Schlaf Depressiver beinhalten eine Vorverschiebung der Cortisolkurve mit Erhöhung der Cortisolausscheidung [30, 50] sowie eine Verminderung der schlafassoziierten Sekretion von Wachstumshormon [31]. Entsprechend konnte nachgewiesen werden, daß die pulsatile Gabe von CRH im Tierexperiment [10] sowie bei gesunden Probanden [20] zu einer Verminderung an Tiefschlaf führt, eine Veränderung, die auch im Schlaf Depressiver beobachtet wird. In diesem Zusammenhang sei erwähnt, daß das depressive Syndrom mit einer überschießenden Aktivität von CRH-produzierenden Neuronen im limbischen System [19, 39] und einer Dysregulation der LHPA-Achse einhergeht [26]. Auf der anderen Seite löst die pulsatile Gabe von Wachstumshormon-Releasing-Hormon (GHRH) eine Vermehrung an Tiefschlaf und eine Erniedrigung von Cortisol aus [10, 51]. Diese reziproken Wirkungen führten zum Vorschlag eines neuroendokrin erweiterten Zwei-Prozeß-Modells, welches Prozeß S mit der Aktivität des somatotrophen Systems und Prozeß C mit der Aktivität der LHPA-Achse in Zusammenhang bringt [9] (vgl. Tabelle 1). Die Balance dieser beiden hormonellen Systeme spielt entscheidend mit bei der Schlafregulation und wahrscheinlich auch bei

Tabelle 1. Neuroendokrin erweitertes Zwei-Prozeß-Modell der Schlafregulation nach Ehlers und Kupfer (1987): Zusammenhang zwischen der CRH/GHRH-Balance und dem Schlaf-EEG bei der Depression (aus [9])

	Prozeß S (Schlafabhängiger homöostatischer Prozeß, der sich während des Wachzustands aufbaut und während des Schlafs abbaut)	*Prozeß C* (Schlafunabhängiger circadianer Prozeß)
Schlafstadium	Tiefschlaf	REM-Schlaf
Neuroendokrinologie	GHRH- und/oder GHRH/CRH-Verhältnis	CRH-LHPA-Achse
Veränderung bei der Depression	Vermindert	Erhöht
Physiologische Konsequenzen bei der Depression	Verminderte Wachstumshormon-Sekretion nach Schlafbeginn, verminderte Delta-Power, verlängerte Einschlafzeit, eher oberflächlicher Schlaf	Erhöhte 24-Stunden-Cortisol-Sekretion, erhöhte REM-Aktivität und REM-Dichte

der Pathophysiologie der Depression. So könnte die Verlängerung der Wachzeit mit konsekutiver Erhöhung von S die Aktivität von GHRH aktivieren, was auch durch eigene Daten unterstützt werden konnte [48], und aufgrund der reziproken Interaktion zu einer Herunterregulierung von CRH-produzierenden Neuronen führen. Eine solche Modulation der LHPA-Achse konnte kürzlich im Tierexperiment für das Antidepressivum Amitriptylin nachgewiesen werden [42].

Neurochemische Hypothesen

Ein neurochemisches Prinzip für die Veränderungen während des SEs konnte bisher nicht sicher gefunden werden. Es kann vermutet werden, daß Prozeß S einer bislang noch nicht identifizierten Substanz entspricht, die während des Wachzustands akkumuliert und während des Schlafs abgebaut oder ausgeschieden wird. Obwohl verschiedene Substanzen als diesbezügliche Kandidaten in Frage kommen, konnte noch kein eindeutiges Korrelat identifiziert werden [4]. Unter anderem wurde auch diskutiert, daß es sich hierbei um sogenannte endogene Benzodiazepin-Rezeptoren-Liganden handeln könnte, die sich im Wachzustand aufbauen und während des Schlafs abbauen [35]. Übertragen auf die Depression postulierten Wu und Bunney [55], daß sich im Schlaf eine unbekannte depressogene Substanz ansammelt, die sich im Wachzustand wieder abbaut oder inaktiviert. Diese Hypothese könnte einerseits das depressive Morgentief und andererseits die Wirksamkeit des SE erklären. Zudem würde diese Hypothese zur Beobachtung passen, daß Patienten mit ausgeprägten Tagesschwankungen besonders gut auf SEs ansprechen [33]. Mehrere Studien haben gezeigt, daß die Reaktionslage verschiedener Neurotransmittersysteme durch SE verändert wird, was darauf hindeuten könnte, daß SE die Sensibilität oder die Dichte bestimmter Rezeptoren beeinflußt [3, 38, 40].

GABA$_A$-Benzodiazepin-Rezeptorensystem

In der folgenden kurz dargestellten eigenen Untersuchung gingen wir der Frage nach, welche Rolle der GABA$_A$-Benzodiazepin-Rezeptor bei der Entwicklung des Rebounds an Tiefschlaf bzw. der Spektraldichte in den tiefen Frequenzbereichen des Schlaf-EEGs sowie der hormonellen Veränderungen nach SE spielt [47]. Wir sind dabei von der Hypothese ausgegangen, daß endogene Benzodiazepin-Rezeptoren-Liganden eine Rolle in der Schlaf-Wach-Regulation spielen. Die Klärung dieses hypothetischen Zusammenhangs könnte nützliche Hinweise geben, wie z. B. mit spezifischen pharmakologischen Methoden die Wirksamkeit von SE verstärkt, protrahiert oder pharmakologisch simuliert werden könnte.

Die Studie wurde an sieben gesunden jungen männlichen Probanden durchgeführt und umfaßte eine polygraphische und schlafendokrinologische Untersuchung, die aus drei experimentellen Bedingungen bestand: In der ersten Nacht schliefen die Probanden von 23.00–8.00 Uhr, mit einem 15minütigen Unterbruch zwischen 4.45–5.00 Uhr (Kontrollbedingung). In den beiden anderen experimentellen Bedingungen wurde ein SE der ersten Nachtstunden durchgeführt, d. h. die Probanden bleiben bis morgens um 5.00 Uhr wach und durften schließlich zwischen 5.00–8.00 Uhr schlafen. In allen drei Nächten wurde das Schlaf-EEG abgeleitet und in 20minütigen Abständen Blutentnahmen durchgeführt, die es erlaubten, nächtliche Hormonprofile für das Wachstumshormon, Cortisol und ACTH zu berechnen. Weiter wurde in einer der SE-Bedingungen pulsatil um 5.00, 6.00 und 7.00 Uhr je 1 mg Flumazenil (Flumazenil-Bedingung) und in der anderen SE-Bedingung zu den entsprechenden Zeitpunkten Placebo (Placebo-Bedingung) gespritzt. Flumazenil ist ein relativ spezifischer Benzodiazepinrezeptoren-Antagonist, von dem bekannt ist, daß er eine sehr hohe Affinität zur Benzodiazepin-Bindungsstelle am GABA$_A$-Rezeptor-Komplex besitzt [28], und von dem man annehmen kann, daß er potentielle endogene Benzodiazepin-Antagonisten von der Bindungsstelle verdrängen kann [12, 35]. Gemäß Hypothese wären das Angebot dieser endogenen Liganden am Rezeptor nach SE erhöht und deren Effekte durch Flumazenil hemmbar.

Die Hauptbefunde dieser Studie sind anhand einer Einzelfalldarstellung (Abb. 3) veranschaulicht: Der SE in den ersten Nachtstunden führte im nachfolgenden Erholungsschlaf zu einer deutlichen Abnahme der Ein-

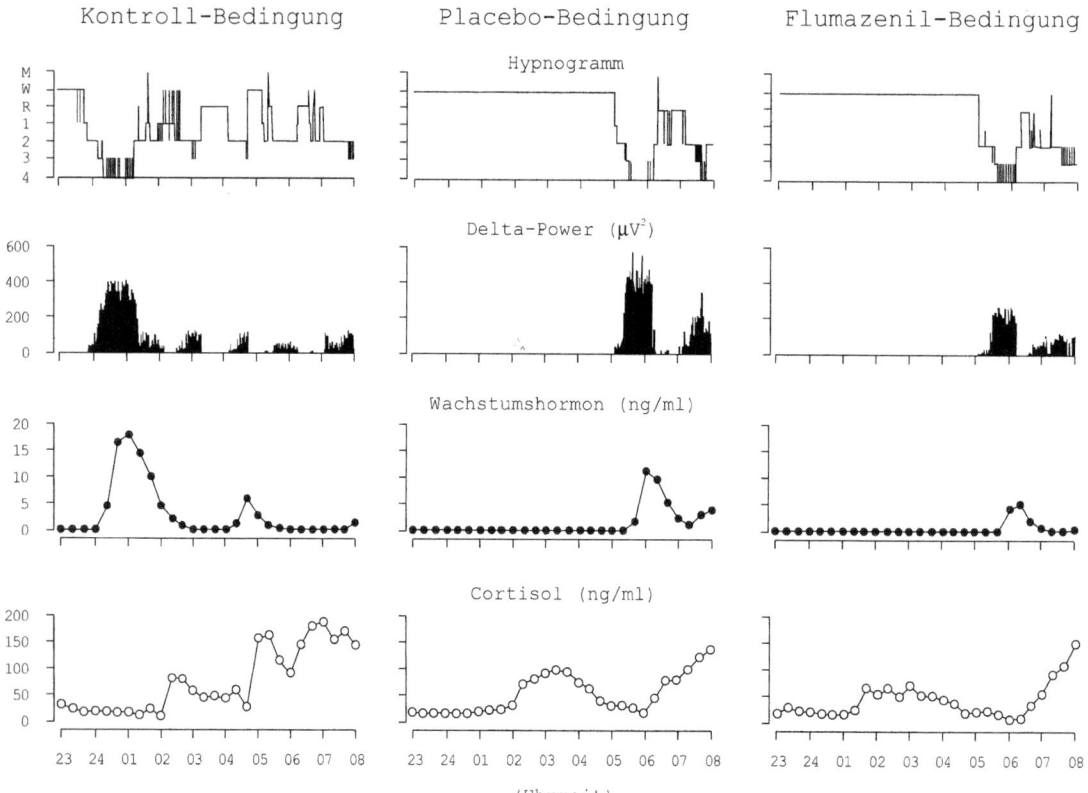

Abb. 3. Zeitlicher Verlauf der Schlafstadien, der Spektraldichte im Delta-Bereich des Schlaf-EEGs, des Wachstumshormons und von Cortisol. Dargestellt sind die Befunde eines repräsentativen Einzelfalls. Kontroll-Bedingung: Schlaf von 23.00–8.00 Uhr mit 15minütigem Unterbruch zwischen 4.45–5.00 Uhr; Placebo-Bedingung: Schlaf von 5.00–8.00 Uhr nach Schlafentzug der ersten Nachtstunden, mit Placebo-Injektionen um 5.00, 6.00 und 7.00 Uhr; Flumazenil-Bedingung: gleich wie Placebo-Bedingung, jedoch mit dreimaligen Flumazenil-Injektionen à 1 mg an korrespondierenden Zeitpunkten (aus [47])

schlaflatenz, einer Zunahme der Schlafkontinuität, einer Abnahme des oberflächlichen Schlafstadiums 1 und einer deutlichen Zunahme an Tiefschlaf. Diese Veränderungen gingen einher mit einer Vermehrung der Schlaf-EEG-Aktivität in den tieferen Frequenzen, d. h. im Delta-, Theta- und Alpha-Bereich. Die hormonellen Profile zeigten, daß während des SEs die Wachstumshormonausschüttung um Mitternacht unterdrückt wurde. Auf der anderen Seite fand sich in den SE-Bedingungen eine deutliche Zunahme der schlafassoziierten Wachstumshormonsekretion zwischen 5.00–8.00 Uhr. Die Cortisolausschüttung wurde während des SEs quantitativ nicht beeinflußt, in der morgendlichen Schlafperiode hingegen fand sich eine Reduktion der Cortisolausschüttung, was sich durch eine Verzögerung des physiologischen morgendlichen Cortisolanstiegs erklären läßt.

Durch die Gabe von Flumazenil änderte sich der morgendliche Erholungsschlaf folgendermaßen: Die mittlere Einschlaflatenz verlängerte sich um etwas das Zweifache, der Anteil an Stadium 2 nahm zu, und der Anteil an Tiefschlaf nahm ab. Diese Schlaf-EEG-Veränderungen waren begleitet von einer Abnahme der Aktivität in den tiefen Frequenzen, d. h. im Delta- und im Theta-Bereich. Die Sekretion von Wachstumshormon war im Vergleich zur Kontrollbedingung zwar immer noch erhöht, im Vergleich zur Placebo-Bedingung jedoch deutlich erniedrigt. Die Ausschüttung von Cortisol und ACTH hingegen blieb unbeeinflußt.

Diese Befunde zeigen, daß sich zentrale SE-induzierte elektrophysiologische und neuroendokrine Veränderungen durch den kompetitiven Benzodiazepin-Antagonisten Flumazenil hemmen ließen. Da für Flumazenil gut bekannt ist, daß es als relativ spezifischer Antagonist am $GABA_A$-Benzodiazepin-Rezeptor wirkt [28], lassen unsere Befunde vermuten, daß die SE-Wirkungen auf das Schlaf-EEG und die hormonelle Regulation zumindest teilweise über den $GABA_A$-Rezeptor vermittelt wurden. Dieser Befund ist neu und eröffnet weitere theoretische Konzepte zum Verständnis der Wirkungsweise von SE. Zumindest indirekt wird dadurch die Hypothese gestützt, daß am Effekt des SEs möglicherweise endogene Benzodiazepin-Rezeptoren-Liganden beteiligt sind.

Ausgehend von diesen physiologischen Mechanismen muß nun die pathophysiologische Relevanz für depressive Patienten untersucht werden, wobei sich hierbei besonders die Frage stellt, ob sich SE-Responder von SE-Non-Respondern unterscheiden.

Zusammengefaßt stellen diese Modelle überprüfbare Hypothesen für das neurobiologische Verständnis der Wirkungsweise des SEs dar und eröffnen die Möglichkeit, Teilbereiche des therapeutischen SEs zu erklären und damit den zugrundeliegenden komplexen Zusammenhängen näherzukommen.

Zusammenfassung

Die 1965 [45] entdeckte einzigartige Eigenschaft des therapeutischen Schlafentzugs mit seiner akut eintretenden Wirkung veranlaßte zahlreiche Forschergruppen zu weiterführenden Untersuchungen. Ein wissenschaftlich und klinisch interessanter Schwerpunkt liegt dabei in der Evaluation von möglichen Therapiemaßnahmen, um die transiente Wirkdauer des Schlafentzugs zu verlängern. In diesem Zusammenhang konnte in einer eigenen Studie [22] nachgewiesen werden, daß Serien von Schlafentzug zu anhaltenden und reproduzierbaren psychopathologischen Verbesserungen führen können. Eine weitere eigene Untersuchung, welche mit dem Ziel durchgeführt wurde, eine konventionelle Antidepressivatherapie mit seriellen partiellen Schlafentzügen zu potenzieren, dokumentierte für diese adjuvante Maßnahme akute sowie längeranhaltende günstige Effekte auf den Schlaf und auf die kognitiv-psychomotorische Leistungsfähigkeit [24]. Zudem wurde die Notwendigkeit illustriert, Patienten in Therapievergleichen nicht nur psychopathologisch, sondern auch neurobiologisch zu charakterisieren, um homogene Gruppen bilden und differentielle Therapieprofile abbilden zu können. So zeigte sich mittels dieses multimodalen Ansatzes, daß sowohl der kombinierte DEX-CRH-Test [26, 54] als auch die Schlaf-Polygraphie [14] wertvolle Instrumente zur Beschreibung des neurobiologischen Status der Patienten und zur Verlaufserfassung der Therapie sind. Zudem hat sich neben diesen neurobiologischen Parametern auch die umfassende kognitiv-psychomotorische Evaluation [17] als hilfreich erwiesen, frühe Veränderungen zu erfassen, die in der globalen psychopathologischen Verlaufsmessung verborgen bleiben.

Nach der Zusammenfassung der wichtigsten Hypothesen über den Wirkmechanismus des Schlafentzugs wie der REM-Suppressionshypothese [53], der Hypothese der cholinerg-aminergen Imbalance [29], des Zwei-Prozeß-Modells der Schlafregulation [5], der Befunde aus der Schlafendokrinologie [9] sowie neurochemischer Theorien [4, 55] sind wir auf den möglichen Einfluß des GABA$_A$-Benzodiazepin-Rezeptoren-Komplexes eingegangen. Anhand einer eigenen Untersuchung wurde illustriert, daß gewisse elektrophysiologische und hormonelle SE-Effekte zumindest teilweise über GABAerge Mechanismen vermittelt sind [47].

Literatur

1. Beersma DGM, van den Hoofdakker RH (1992) Can non-REM sleep be depressogenic? J Affect Dis 24: 101–108
2. Borbély AA (1982) A two process model of sleep regulation. Hum Neurobiol 1: 195–204
3. Borbély AA, Steigrad P, Tobler I (1980) Effect of sleep deprivation on brain serotonin in the rat. Behav Brain Res 1: 205–210
4. Borbély AA, Tobler I (1989) Endogenous Sleep-promoting substances and sleep regulation. Physiol Rev 69: 605–670
5. Borbély AA, Wirz-Justice A (1982) Sleep, sleep deprivation and depression. Hum Neurobiol 1: 205–210
6. Brunner DP, Dijk DJ, Borbély AA (1993) Repeated partial sleep deprivation progressively changes the EEG during sleep and wakefulness. Sleep 16: 100–113
7. Chen CN (1979) Sleep, depression and antidepressants. Br J Psychiatry 135: 385–402
8. Dijk DJ, Brunner DP, Beersma DGM, Borbély AA (1990) Electroencephalogram power density and slow wave sleep as a function of prior waking and circadian phase. Sleep 13: 430–440
9. Ehlers CL, Kupfer DJ (1987) Hypothalamic peptide modulation of EEG sleep in depression: a further application of the S-process hypothesis. Biol Psychiatry 22: 513–517
10. Ehlers CL, Reed TK, Henriksen SJ (1986) Effects of corticotropin-releasing factor and growth hormone-releasing factor on sleep and activity in rats. Neuroendocrinology 42: 467–474
11. Elsenga S, van den Hoofdakker RH (1988) Body core temperature and depression during total sleep deprivation in depressives. Biol Psychiatry 24: 531–540
12. File SE, Pelow S (1986) Do the intrinsic actions of benzodiazepine receptor antagonists imply the existence of an endogenous ligand for benzodiazepine receptors? In: Biggio G, Costa E (eds) Advances in biochemical psychopharmacology: GABAergic transmission and anxiety. Raven Press, New York, pp 187–202

13. Gillin CJ, Wyatt RJ, Fram D, Snyder F (1978) The relationship between changes in REM sleep and clinical improvement in depressed patients treated with amitriptyline. Psychopharmacology 59: 267–272
14. Gillin JC, Duncan W, Pettigrew KD, Frankel BL, Snyder F (1979) Successful seperation of depressed, normal and insomniac subjects by sleep EEG data. Arch Gen Psychiatry 36: 85–90
15. Gillin JC, Sitaram N, Mendelson WB (1982) Acetylcholine, sleep and depression. Hum Neurobiol 1: 211–219
16. Goetze U, Tölle R (1981) Antidepressive Wirkung des partiellen Schlafentzugs während der 1. Hälfte der Nacht. Psychiatr Clin 14: 129–149
17. Hobi V, Gerhard U, Gilsdorf U, Schwarz-Ottersbach E, Amrein R (1988) A new device for testing cognitive-psychomotor functions. A line tracking apparatus (LTA) by R. Amrein. A comparative study. Blutalkohol 25: 97–115
18. Hobson JA, Steriade M (1986) Neuronal basis of behavioral state control. In: Mountcastle VB, Bloom FE, Geiger SR (eds) Handbook of physiology, vol IV. Intrinsic regulatory systems of the brain. The American Physiological Society, Bethesda, pp 701–823
19. Holsboer F (1989) Psychiatric implications of altered limbic-hypothalamic-pituitary adrenocortical activity. Eur Arch Psychiat Clin Neurosci 238: 302–322
20. Holsboer F, Von Bardeleben U, Steiger A (1988) Effects of intravenous corticotropin-releasing hormone upon sleep-related growth hormone surge and sleep EEG in man. Neuroendocrinology 48: 32–38
21. Holsboer-Trachsler E (1994) Neurobiologische und psychopathologische Verlaufsmessungen bei Depressionstherapie. In: Saletu B (Hrsg) Bibliotheca Psychiatrica, Bd 166. Karger, Basel
22. Holsboer-Trachsler E, Ernst K (1986) Sustained antidepressive effect of repeated partial sleep deprivation. Psychopathology 19: 172–176
23. Holsboer-Trachsler E, Hatzinger M, Stohler R, Hemmeter U, Gray J, Müller J, Kocher R, Spiegel R (1993) Effects of the novel acetylcholinesterase inhibitor SDZ ENA 713 on sleep in man. Neuropsychopharmacology 8: 87–92
24. Holsboer-Trachsler E, Hemmeter U, Hatzinger M, Seifritz E, Gerhard U, Hobi V (1994) Sleep deprivation and bright light as potential augmenters of antidepressant drug treatment – neurobiological and psychometric assessment of course. J Psychiatr Res 28 (4): 381–399
25. Holsboer-Trachsler E, Pöldinger W, Wirtz-Justice A (1989) Der biologische Zugang schwer zu behandelnder Depressionen. Neurologie Psychiatrie Schweiz 3: 149-157
26. Holsboer-Trachsler E, Stohler R, Hatzinger M (1991) Repeated administration of the combined dexamethasone-human corticotropin releasing hormone stimulation test during treatment of depression. Psychiatry Res 38: 163–171
27. Holsboer-Trachsler E, Wiedemann K, Holsboer F (1988) Serial partial sleep deprivation in depression: clinical effects and dexamethasone suppression test results. Neuropsychobiology 19: 73–78
28. Hunkeler W, Möhler H, Pieri L, Polc P, Bonetti EP, Cumin R, Schaffner R, Haefely W (1981) Selective antagonists of benzodiazepines. Nature 290: 514–516
29. Janowsky DJ, El-Youseff MK, Davis JM (1972) A cholinergic-adrenergic hypothesis of mania and depression. Lancet ii: 632–635
30. Jarrett DB, Coble PA, Kupfer DJ (1983) Reduced cortisol latency in depressive illness. Arch Gen Psychiatry 40: 506–511
31. Jarrett DB, Kupfer DJ, Miewald JM, Grochocinski VJ, Franz B (1994) Sleep-related growth hormone secretion is persistently suppressed in women with recurrent depression: a preliminary longitudinal analysis. J Psychiatr Res 28: 211–223
32. Kasper S, Vieira A, Wehr TA, Schmidt R, Kick H, Voll G, Murphy DL (1988) Serotonergically induced hormonal responses and the antidepressant effect of total sleep deprivation in patients with major depression. Psychopharmacol Bull 24: 450–453

33. Kuhs H, Tölle R (1991) Sleep deprivation therapy. Biol Psychiatry 29: 1129–1148
34. Kupfer DJ, Spiker DG, Coble PA, Neil JF, Ulrich RF, Shaw DH (1981) Sleep and treatment prediction in enogenous depression. Am J Psychiatry 138: 429–434
35. Lavie P (1989) Intrinsic effects of the benzodiazepine receptor antagonist Ro 15-1788 in sleepy and alert subjects. Int J Neurosci 46: 131–137
36. Leibenluft E, Wehr TA (1992) Is sleep deprivation useful in the treatment of depression? Am J Psychiatry 149: 159–168
37. Loosen PT, Merkel U, Amelung U (1976) Combined sleep deprivation and clomipramine in primary depression. Lancet ii: 156–157
38. McCann UD, Penetar DM, Shaham Y, Thorne DR, Gillin JC, Sing HC, Thomas MA, Belenky G (1992) Sleep deprivation and impaired cognition: possible role of brain catecholamines. Biol Psychiatry 31: 1082–1097
39. Nemeroff CB, Widerlov E, Bissette G, Walleus H, Karlsson I, Eklund K, Kilts CD, Loosen PT, Vale WJ (1984) Elevated concentrations of CSF corticotropin-releasing factor-like immunoreactivity in depressed patients. Science 226: 1342–1344
40. Post RM, Kotin J, Goodwin FK (1976) Effects of sleep deprivation on mood and central amine metabolism in depressed patients. Arch Gen Psychiatry 33: 627–632
41. Rechtschaffen A, Kales A (1968) A manual of standardized terminology, techniques and scoring system for sleep stages of human subjects. Superintendent of Documents, U. S. Government Printing Office, Washington DC
42. Reul JMHM, Stec I, Söder M, Holsboer F (1993) Chronic treatment of rats with the antidepressant amitriptyline attenuates the activity of the hypothalamic-pituitary-adrenocortical system. Endocrinology 133: 312–320
43. Rush AJ, Erman MK, Giles DE (1986) Polysomnographic findings in recently drug-free and clinically remitted depressed patients. Arch Gen Psychiatry 43: 878–884
44. Schilgen B, Tölle R (1980) Partial sleep deprivation as therapy for depression. Arch Gen Psychiatry 37: 267–271
45. Schulte W (1966) Kombinierte Psycho- und Pharmakotherapie bei Melancholikern. In: Kranz H, Petrilowitsch N (Hrsg) Probleme der pharmakopsychiatrischen Kombinations- und Langzeitbehandlung. 1. Rothenburger Gespräch 1965. Karger, Basel
46. Seifritz E, Hemmeter U, Holsboer-Trachsler E (1993) Die Therapie der depressiven Insomnie durch seriellen partiellen Schlafentzug. In: Baumann P (Hrsg) Biologische Psychiatrie der Gegenwart. Springer, Wien New York, S 253–255
47. Seifritz E, Hemmeter U, Trachsel L, Lauer C, Hatzinger M, Emrich HM, Holsboer F, Holsboer-Trachsler E (1994) Effects of flumazenil on recovery sleep and hormonal secretion in healthy probands after sleep deprivation. J Sleep Res 3: 233
48. Seifritz E, Müller MJ, Trachsel L, Hemmeter U, Lauer CJ, Hatzinger M, Holsboer-Trachsler E (1995) Revisiting the Ehlers and Kupfer hypothesis: the growth-hormone cortisol secretion ratio during sleep is correlated with electroencephalographic slow wave activity in normal volunteers. Biol Psychiatry (in press)
49. Settle EC, Ayd FJ (1980) Trimipramine: twenty year's worldwide clinical experience. J Clin Psychiatry 41: 266–274
50. Steiger A, Guldner J, Colla-Müller M, Friess E, Sonntag A, Schier T (1994) Growth hormone-releasing hormone (GHRH)-induced effects on sleep EEG and nocturnal secretion of growth hormone, cortisol and ACTH in patients with major depression. J Psychiatry Res 28: 225–238
51. Steiger A, Guldner J, Hemmeter U, Rothe B, Wiedemann K, Holsboer F (1992) Effects of growth hormone-releasing hormone and somatostatin on sleep EEG and nocturnal hormone secretion in male controls. Neuroendocrinology 56: 566–573

52. Van Bemmel AL, van den Hoofdakker RH (1981) Maintenance of therapeutic effects on total sleep deprivation by limitation of subsequent sleep. Acta Neurol Scand 63: 453–462
53. Vogel GW, Thasmond A, Gibbons R (1975) REM sleep reduction effects of depressive syndromes. Arch Gen Psychiatry 32: 765–777
54. Von Bardeleben U, Holsboer F (1989) Cortisol response to a combined dexamethasone-human corticotropin-releasing hormone challenge in patients with depression. J Neuroendocrinol 1: 485–488
55. Wu JC, Bunney WE (1990) The biological basis of antidepressant response to sleep deprivation and relapse: review and hypothesis. Am J Psychiatry 147: 14–21

Korrespondenz: PD Dr. med. E. Holsboer-Trachsler, Psychiatrische Universitätsklinik, Wilhelm-Klein-Straße 27, CH-4025 Basel, Schweiz

Der therapeutische Effekt von wiederholten Schlafentzügen

M. H. Wiegand

Der größte Teil unseres Wissens über therapeutischen Schlafentzug beruht auf Studien, in denen lediglich ein einzelner Schlafentzug pro Patient untersucht wurde. Im klinischen Alltag jedoch erscheinen vereinzelte Schlafentzüge wegen der Kurzlebigkeit des antidepressiven Effektes kaum sinnvoll; konsequenterweise wird diese Behandlung meist wiederholt, auf psychiatrischen Stationen oft nach einem regelmäßigen Schema zwei- oder dreimal in der Woche. Es herrscht keineswegs Übereinstimmung darüber, ob ein solches Vorgehen klinisch sinnvoll ist und nach welchen Regeln die Schlafentzugsbehandlung im Rahmen eines Gesamtbehandlungsplans durchzuführen ist. Vor allem hinsichtlich folgender Fragestellungen herrscht weitgehend Unklarheit:

- Gibt es regelhafte Beziehungen zwischen den Wirkungen der einzelnen Schlafentzüge im Rahmen einer Serie wiederholter Schlafentzüge? Sind die Wirkungen intraindividuell relativ konstant, so daß das initiale Ansprechen prädiktiv ist für die Wirkung späterer Schlafentzüge? Oder gibt es Trends im Verlauf wiederholter Schlafentzüge, etwa eine Abnahme der Wirkung (im Sinne einer Toleranzentwicklung) oder eine Zunahme (im Sinne einer Sensibilisierung)?
- Bei welchen Patienten läßt sich ein besonders häufiges Ansprechen auf wiederholte Schlafentzüge erwarten?
- Läßt sich durch Wiederholungen die Wirkung der Schlafentzugsbehandlung optimieren? Wie lassen sich intermittierende Rezidive vermeiden? Läßt sich eine „Konservierung" der Wirkung auch durch andersartige Variationen des Schlaf-Wach-Rhythmus nach einem einzelnen Schlafentzug erzielen?
- Kann serieller Schlafentzug die Wirkung einer gleichzeitigen antidepressiven Medikation verbessern, beispielsweise durch Beschleunigung des Wirkungseintritts?
- Kann wiederholter Schlafentzug zur Prophylaxe phasenhafter affektiver Störungen beitragen?

Die vorliegende Literatur zu diesen Fragen ist weitgehend lückenhaft; große systematische Studien zu wiederholten Schlafentzügen sind bislang kaum durchgeführt worden. Im folgenden sollen die wesentlichen Befunde zusammengetragen werden.

Effekte wiederholter Schlafentzüge: Intraindividuelle Response-Muster

In den meisten Studien, in denen die Wirkungen wiederholter Schlafentzüge systematisch untersucht wurden, beobachtete man eine gewisse intraindividuelle Inkonsistenz der Effekte. Fähndrich (1981) wiederholte bei 32 Patienten mit Depressionen unterschiedlicher nosologischer Zuordnung eine Schlafentzugsbehandlung (pro Patient 2 bis 10 Schlafentzüge); unter Zugrundelegung eines dichotomen Responsekriteriums beobachtete er nur in 15 Fällen eine konstante Wirkung (Response in 11, Nonresponse in 4 Fällen). Zander et al. (1981) führten bei 11 Patienten je 6 Schlafentzüge durch; sie beobachteten alle denkbaren Variationen (anfängliche Response, spätere Nonresponse; anfängliche Nonresponse, spätere Response; durchgehende Response; durchgehende Nonresponse). Auch in den Einzelfallstudien von Knowles et al. (1981) zeigten die meisten Patienten ein inkonstantes Ansprechen auf wiederholte Schlafentzüge. Wiegand (1995) führte bei 18 kontinuierlich mit Amitriptylin medizierten Patienten mit Major Depression sechs totale Schlafentzüge im Verlauf von drei Wochen durch. Zwar variierte intraindividuell das Ausmaß der Response von Wiederholung zu Wiederholung; doch bestanden zwischen den Response-Maßen der ersten vier „Durchgänge" signifikante, in der Höhe allerdings sukzessive abnehmende Autokorrelationen. Zumindest für die ersten Durchgänge sprechen die Daten somit für eine gewisse Konsistenz der Schlafentzugs-Effekte. Das bedeutet, daß dem Ansprechen auf einen einzelnen Schlafentzug zumindest zu Beginn einer Serie von Schlafentzügen eine prädiktive Bedeutung für das Ansprechen auf den jeweils nächsten zukommt.

Dieser Befund könnte mit der gleichzeitigen Medikation zusammenhängen; Elsenga und van den Hoofdakker (1990) beobachteten eine deutliche Erhöhung der Konsistenz der Reaktionen auf wiederholte Schlafentzüge unter Clomipramin im Vergleich zu Placebo. Auch in der Studie von Holsboer-Trachsler et al. (1988) waren die meisten Patienten mediziert; die Autoren untersuchten die Wirkungen von drei partiellen Schlafentzügen innerhalb von einer Woche und fanden eine Korrelation zwischen dem initialen Ansprechen und der Response auf die weiteren Schlafentzüge.

In der Studie von Wiegand (1995) führte jeder einzelne Schlafentzug zu einer signifikanten mittleren Verbesserung im Hamilton-Score (Abb. 1); die jeweiligen Ausgangs-Scores vor den Schlafentzügen zeigten von Mal zu Mal nur eine geringfügige Tendenz zur Abnahme. Es gab somit weder einen Hinweis auf eine „Toleranzentwicklung" (sukzessive Abnahme der therapeutischen Wirkung) noch eine „Sensibilisierung" für diese therapeutische Maßnahme. Dies entspricht im wesentlichen den Beobachtungen aus früheren Studien. Nur vereinzelt wurden derartige Trends beobachtet: Ein Nachlassen der Wirkung im Laufe der Zeit wurde von Roy-Byrne et al. (1984) und Pflug (1976) in Einzelfällen beobachtet. Umgekehrt zeigten in der Studie von Fähndrich (1981) mehrere Patienten späteres gutes Ansprechen nach anfänglicher Nonresponse; allerdings fehlen hier genaue Zahlenangaben über die jeweils durchlaufene Zahl von Wiederholungen.

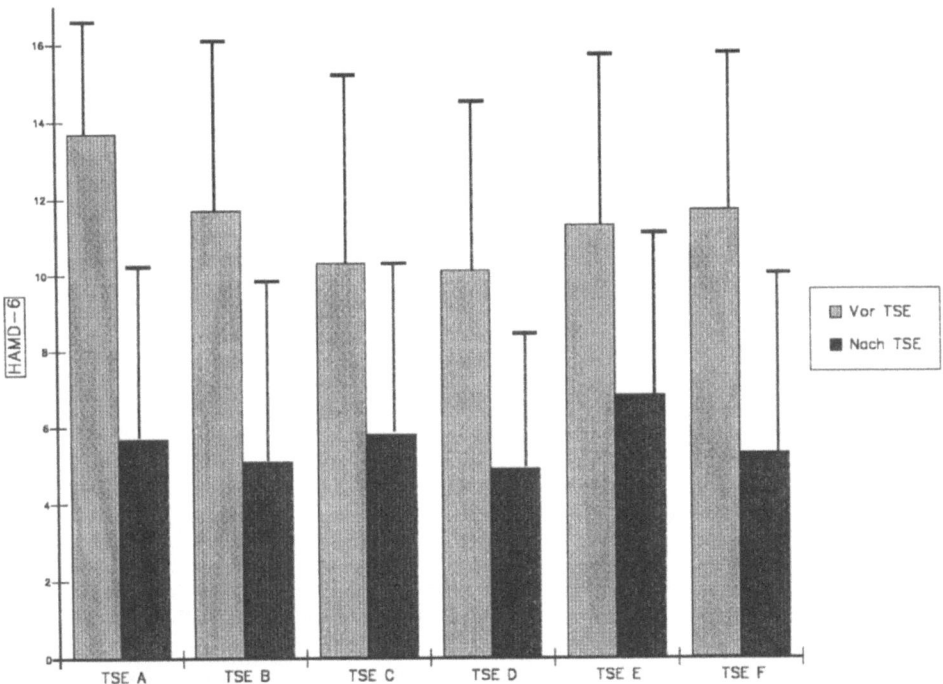

Abb. 1. Wirkung von sechs totalen Schlafentzügen in 3 Wochen bei 18 Patienten
mit Major Depression (Wiegand 1995). *HAMD-6* Score in der 6-Items-Version der
Hamilton-Depressions-Skala (Bech et al. 1975)

Deutlicher als die intraindividuellen Unterschiede zwischen den Reaktionen auf wiederholte Schlafentzüge waren in der Studie von Wiegand
(1995) die interindividuellen Differenzen in der „Responsivität", die sich
in stark streuenden mittleren individuellen Response-Maßen zeigten. Das
bestätigt die klinische Erfahrung, daß es „zuverlässige Schlafentzugs-Re-
sponder" gibt, andererseits aber auch Patienten, die so gut wie nie auf dieses Verfahren ansprechen. Der stärkste Prädiktor für „Responsivität" war
das Auftreten von Tagesschwankungen der Befindlichkeit. Diese prädizierten nicht nur das Ansprechen auf einen unmittelbar folgenden Schlafentzug, sondern ihr häufigeres Vorkommen korrelierte auch mit einer höheren „Responsivität" auf Schlafentzug. Der Befund steht in Einklang mit
den Daten von Reinink et al. (1990) und Gordijn et al. (1992). Alle anderen von uns untersuchten Variablen (verschiedene klinische und demographische Variablen, Schlafparameter, psychologische Variablen wie Erwartungen und Einstellungen) zeigten keinen Zusammenhang mit der
„Responsivität", abgesehen von einem tendenziell besseren Ansprechen
der bipolaren Patienten und derjenigen mit mehrphasigem Verlauf. Auch
in der Literatur werden keine weiteren Prädiktoren für das Ansprechen
auf *wiederholte* Schlafentzüge berichtet.

Insgesamt erscheint es angesichts der Datenlage gerechtfertigt, das initiale Ansprechen auf Schlafentzug als Prädiktor für den Erfolg von Wiederholungen anzusehen, mit entsprechenden Implikationen für die klinische Praxis. Nicht ausreichend belegt dagegen sind die Hypothesen, daß die Schlafentzugswirkung bei Wiederholungen regelmäßig nachläßt oder sich verstärkt. Patienten mit ausgeprägten Tageschwankungen der Befindlichkeit scheinen besonders gute „Kandidaten" für eine Behandlung mit seriellen Schlafentzügen zu sein.

Optimierung der Wirkung durch Wiederholung des Schlafentzugs oder andere Variationen des Schlaf-Wach-Rhythmus

In der weitaus überwiegenden Mehrzahl der Studien zum therapeutischen Schlafentzug wurden nach der „Erholungsnacht", d. h. dem auf den Schlafentzug folgenden Nachtschlaf, fast vollständige Rezidive der depressiven Symptomatik beobachtet. Auch nach wiederholten Schlafentzügen kommt es regelmäßig zur Wiederkehr depressiver Symptome, wie zuerst von van den Burg und van den Hoofdakker (1975) demonstriert wurde. Dessauer et al. (1985) und Holsboer-Trachsler und Ernst (1986) führten Serien von Schlafentzügen mit interponierten Nächten normalen Schlafs durch; auch sie beobachteten (bei Respondern) einen regelmäßigen Wechsel zwischen Stimmungsaufhellung und Rückfall in die Depression. Diese Kurzlebigkeit des Effektes ist der wesentliche limitierende Faktor für den klinischen Einsatz der Schlafentzugstherapie. Schon früh wurde deshalb versucht, die Wirksamkeit und damit die klinische Nützlichkeit des Schlafentzuges durch Wiederholungen oder Manipulationen von Zeitpunkt und Dauer des nachfolgenden Schlafes zu steigern.

Van Bemmel und van den Hoofdakker (1981) versuchten, bei medizierten Patienten die unmittelbaren Rezidive zu vermeiden durch regelmäßige Schlafverkürzung (d. h. einen partiellen Schlafentzug) in der „Erholungsnacht". Sie konnten die durch einen initialen totalen Schlafentzug erzielte Verbesserung auf diese Weise etwas länger aufrechterhalten. Allerdings konnte dieses Ergebnis später nicht repliziert werden (Elsenga et al. 1990). Sack et al. (1988a) zeigten einen „kumulativen", d. h. nicht mit intermittierenden Verschlechterungen einhergehenden Schlafentzugseffekt durch unmittelbar aufeinanderfolgende partielle Schlafentzüge bei nichtmedizierten Patienten; dieses Ergebnis unterscheidet sich damit von dem der vorstehend erwähnten Studien mit zwischengeschaltetem „normalem" Nachtschlaf (Dessauer et al. 1985, Holsboer-Trachsler und Ernst 1986).

Vollmann und Berger (1993) versuchten, die Rezidive durch eine andersartige Variation des Schlaf-Wach-Verhaltens zu vermeiden. Sie kombinierten bei (in der Mehrzahl medizierten) Patienten mit Major Depression einen initialen totalen Schlafentzug mit einer anschließenden über mehrere Tage durchgeführten Schlafphasen-Vorverlagerung. Etwa die Hälfte der Patienten konnte auf diese Weise nach erfolgreichem Schlafentzug in ihrem verbesserten Befinden stabilisiert werden. Riemann et al. (1995) konnten diese Befunde replizieren und nachweisen, daß sich die Stabili-

sierung des Befindens bei unmedizierten ebenso wie bei antidepressiv medizierten Patienten zeigt. Durch polysomnographische Untersuchungen
bei einer Teilstichprobe wurde gezeigt, daß die Stabilisierung nicht auf einem seriellen partiellen Schlafentzug während der Phase der Schlafphasen-Vorverlagerung beruht.

In einigen älteren Studien wurde auch die Wirkung serieller Schlafentzüge ohne gleichzeitige antidepressive Medikation untersucht, in Hinblick
auf die Frage, ob serielle Schlafentzüge als *Alternative* zur Medikation eingesetzt werden könnten. Pflug (1976) beobachtete in einem Einzelfall eine
schrittweise Besserung bis zur vollständigen Remission durch dreimaligen
totalen Schlafentzug in mehreren Tagen Abstand ohne begleitende Medikation. Larsen et al. (1976) und Kvist und Kirkegaard (1980) behandelten
medikationsfreie depressive Patienten über unterschiedlich lange Zeiträume zweimal pro Woche mit Schlafentzügen und erzielten bei etwa einem
Drittel der Patienten eine vollständige Remission. Auch Zander et al.
(1981) konnten durch sechsmaligen Schlafentzug Remissionen erzielen;
ähnliches beobachteten Manthey et al. (1983) unter sechsmaligem partiellem Schlafentzug. Keine dieser Studien verwendete jedoch eine Kontrollgruppe mit ausschließlicher Medikation. Die berichteten Erfolgsquoten
sind niedriger als in den im nächsten Abschnitt erwähnten Studien, die
Schlafentzugsbehandlung mit einer antidepressiven Medikation kombinierten.

Es läßt sich somit zusammenfassen, daß auch Wiederholungen von
Schlafentzügen den brüsken Wechsel zwischen antidepressivem Effekt und
Rezidiv nicht verhindern können, solange zwischen den Wiederholungen
Nächte mit normalem Nachtschlaf interponiert sind. Aussichtsreich erscheinen die Bemühungen, den Effekt eines einmaligen Schlafentzugs zu
konservieren durch andersartige Variationen des Schlaf-Wach-Rhythmus
während der darauffolgenden Tage. Wiederholte Schlafentzüge ohne begleitende Medikation als Alternative zu einer medikamentösen antidepressiven Therapie erscheinen kaum sinnvoll; zwar ist diese Frage nicht ausreichend untersucht worden, doch sprechen die vorliegenden Daten nicht
für eine Gleichwertigkeit oder gar Überlegenheit dieses Verfahrens. Eine
Ausnahme mag bestehen im Falle einer strikten Kontraindikation oder
Non-Compliance in Hinblick auf jeden medikamentösen Behandlungsversuch.

Kombination wiederholter Schlafentzüge mit antidepressiver Medikation

Eine Milderung des Rückfalls in der „Erholungsnacht" durch antidepressive Medikation wurde erstmals von Loosen et al. (1976) und Cole und Müller (1976) berichtet. Philipp (1978) bestätigte diese Beobachtungen; zugleich wies er darauf hin, daß der unmittelbare Effekt des Schlafentzugs
keine Rückschlüsse auf die mittelfristige Wirksamkeit zuläßt. Übereinstimmung besteht darin, daß konkomitante Medikation nicht das Ausmaß der
akuten Response auf Schlafentzug vergrößert, sondern eine einmal erziel-

te Wirkung konserviert (Elsenga et al. 1990). Baxter et al. (1986) demonstrierten, daß simultane Lithiumgabe die Wirkung serieller partieller Schlafentzüge verlängern kann.

Von größerem Interesse ist jedoch die Frage, ob auch mittel- und langfristig die Kombination von Schlafentzug und Medikation günstige synergistische Effekte zeigt. In der Studie von Svendsen (1976) wurden begleitend zu einer antidepressiven Medikation wöchentlich zwei Schlafentzüge durchgeführt; die Wirkung war insgesamt besser als bei lediglich einem Schlafentzug pro Woche oder einem singulären Schlafentzug zu Beginn der Behandlung. Dessauer et al. (1985) konnten an bis dahin therapierefraktären depressiven Patienten durch fünf partielle Schlafentzüge in fünftägigen Abständen eine schubweise, jedoch mit leichten intermittierenden Rückschritten verbundene Besserung beobachten, im Vergleich zu einer Kontrollgruppe, die ausschließlich medikamentös weiterbehandelt wurde.

Eine kontroverse Frage ist es weiterhin, ob durch serielle Schlafentzüge der Eintritt der definitiven antidepressiven Wirkung einer Medikation beschleunigt werden kann. Loosen et al. (1976) verglichen als erste systematisch eine Gruppe von Patienten, die nur mit Clomipramin behandelt wurden, mit solchen Patienten, die zusätzlich (am Tage vor Medikationsbeginn) schlafdepriviert wurden; es zeigte sich für drei Tage eine signifikant bessere Befindlichkeit der Schlafentzugs-Gruppe. Elsenga und van den Hoofdakker (1983) fanden eine Überlegenheit einer mit Clomipramin und vier totalen Schlafentzügen innerhalb von zwei Wochen behandelten Gruppe gegenüber nur mit Clomipramin behandelten Patienten sowie einer Schlafentzug/Placebo-Gruppe; zwei Wochen nach Abschluß der Behandlung war der überlegene Effekt jedoch nicht mehr erkennbar. Die Daten von Wiegand (1995) sprechen gegen einen überlegenen Effekt der Kombination. Holsboer-Trachsler et al. (1994) beobachteten sogar eine schlechtere Wirkung einer Kombination von Schlafentzug und Trimipramin, im Vergleich zu einer Trimipramin-Monotherapie. Dieser überraschende Befund könnte, nach Interpretation der Autoren, unter Umständen auf einer heterogenen Stichproben-Selektion beruhen.

Es läßt sich zusammenfassen, daß wiederholte Schlafentzüge im Regelfall auf dem Boden einer medikamentösen Basistherapie durchgeführt werden sollten; das meist nach dem folgenden Nachtschlaf auftretende Rezidiv wird dadurch weniger ausgeprägt. Weiterhin kontrovers ist die Frage, ob der Wirkungseintritt einer antidepressiven Medikation durch wiederholte Schlafentzüge beschleunigt werden kann; weitere kontrollierte Studien zu dieser Frage sind erforderlich.

Prophylaktische Effekte

Über eine erfolgreiche Anwendung wiederholter Schlafentzüge zur Phasenprophylaxe bei einer Patientin mit phasenhafter Depression berichteten erstmals Christodoulou et al. (1978). Churchill und Dilsaver (1990) be-

richteten von einer Patientin mit einer alle 48 Stunden regelmäßig auftretenden depressiven Verstimmung, bei der die Kombination eines Antidepressivums mit partiellen Schlafentzügen in jeder zweiten Nacht eine
Prophylaxe bewirkte. Papadimitriou et al. (1981) beobachteten eine Reduktion der Rezidivhäufigkeit und eine Verlängerung des normothymen
Zustandes bei 5 von 9 Patienten mit manisch-depressiver Erkrankung.
Lovett Doust und Christie (1980) beschreiben eine Patientin, die eine be-
ginnende depressive Phase regelmäßig durch Schlafentzüge „abfangen"
konnte.

Zusammenfassung und Schlußfolgerungen

Insgesamt erscheint es in der Regel klinisch sinnvoll, Schlafentzüge zu wie-
derholen. Auch Leibenluft und Wehr (1992) kommen in ihrem kritischen
Überblick über die klinischen Einsatzmöglichkeiten des Schlafentzugs zu
einer eher positiven Bewertung. Die seriellen Schlafentzüge sollten jedoch
in jedem Falle mit einer medikamentös-antidepressiven Basistherapie kombiniert werden; die (wenigen) vorliegenden Befunde sprechen nicht für
die Sinnhaftigkeit einer „Monotherapie" mit Schlafentzügen. Dem initialen Ansprechen kommt eine gewisse prädiktive Bedeutung für den Erfolg
weiterer Schlafentzüge zu; das bedeutet, daß Patienten mit gutem initialem
Erfolg ermutigt werden sollten, sich weiteren Schlafentzügen zu unterzie-
hen, während Patienten, die bis zum zweiten oder (spätestens) dritten Versuch keine nennenswerte Reaktion zeigen, nicht weiter mit Schlafentzügen
behandelt werden sollten.

Wirkungsvoller als Wiederholungen von (totalen oder partiellen)
Schlafentzügen sind offenbar andersartige Variationen des Schlaf-Wach-
Rhythmus nach initialem Schlafentzug, wie sie oben beschrieben wurden
(z. B. sukzessive Schlafphasenverlagerungen). Diese befinden sich jedoch
noch im Stadium experimenteller Forschung, so daß definitive konkrete
Empfehlungen zu ihrer optimalen Durchführung noch nicht gegeben
werden können.

Obwohl systematische Studien weitgehend fehlen, sprechen die vorliegenden Einzelfallberichte für einen gewissen phasenprophylaktischen
Nutzen von wiederholten Schlafentzügen.

Literatur

Baxter LR, Liston EH, Schwartz JM, Altshuler LL, Wilkins JN, Richeimer S,
    Guze BH (1986) Prolongation of the antidepressant response to partial sleep
    deprivation by lithium. Psychiatry Res 19: 17–23
Bech P, Gram LF, Dein E, Jacobsen O, Vitger J, Bolwig TG (1975) Quantitative
    rating of depressive states. Acta Psychiatr Scand 51: 161–170
Christodoulou GN, Malliaris DE, Lykouras EP, Papadimitriou GN, Stefanis CN
    (1978) Possible prophylactic effect of sleep deprivation. Am J Psychiatry 135:
    375–376

Churchill CM, Dilsaver SC (1990) Partial sleep deprivation to prevent 48-hour mood cycles. Acta Psychiatr Scand 81: 398–399

Cole MG, Müller HF (1976) Sleep deprivation in the treatment of elderly depressed patients. J Am Geriatr Soc 24: 308–313

Dessauer M, Goetze U, Tölle R (1985) Periodic sleep deprivation in drug-refractory depression. Neuropsychobiology 13: 111–116

Elsenga S, van den Hoofdakker RH (1983) Clinical effects of sleep deprivation and clomipramine in endogenous depression. J Psychiatr Res 17: 361–374

Elsenga S, Beersma D, van den Hoofdakker R (1990) Total and partial sleep deprivation in clomipramine-treated endogenous depressives. J Psychiatr Res 24: 11–119

Elsenga S, van den Hoofdakker RH (1990) Antidepressant medication and total sleep deprivation in depressives. In: Bunney WE, Hippius H, Laakmann G, Schmauss M (eds) Neuropsychopharmacology. Springer, Berlin Heidelberg New York Tokyo, pp 639–651

Fähndrich E (1981) Effects of sleep deprivation on depressed patients of different nosological groups. Psychiatry Res 5: 277–285

Gordijn MCM, Bouhuys AL, Beersma DGM, Reinink E, van den Hoofdakker RH (1992) Diurnal mood variation and sleep deprivation responses in depressed patients, results from a longitudinal design. J Sleep Res 1 [Suppl 1]: 84

Holsboer-Trachsler E, Hemmeter U, Hatzinger M, Seifritz E, Gerhard U, Hobi V (1994) Sleep deprivation and bright light as potential augmenters of antidepressant drug treatment – neurobiological and psychometric assessment of course. J Psychiatr Res 28: 381–399

Holsboer-Trachsler E, Wiedemann K, Holsboer F (1988) Serial partial sleep deprivation in depression – clinical effects and dexamethasone suppression test results. Neuropsychobiology 19: 73–78

Knowles JB, Southmayd SE, Delva N, Prowse A, MacLean AW, Cairns J, Letemendia FJ, Waldron J (1981) Sleep deprivation: outcome of controlled single case studies of depressed patients. Can J Psychiatry 26: 330–333

Kvist J, Kirkegaard C (1980) Effect of repeated sleep deprivation on clinical symptoms and the TRH test in endogenous depression. Acta Psychiatr Scand 62: 494–502

Larsen JK, Lindberg ML, Skovgaard B (1976) Sleep deprivation as treatment for endogenous depression. Acta Psychiatr Scand 54: 167–173

Leibenluft E, Wehr TA (1992) Is sleep deprivation useful in the treatment of depression? Am J Psychiatry 149: 159–168

Loosen P, Merkel U, Amelung U (1976) Combined sleep deprivation and clomipramine in primary depression. Lancet ii: 156–157

Lovett Doust JWL, Christie H (1980) Repeated sleep deprivation as a therapeutic zeitgeber for circular type manic depressive disturbance. Chronobiologia 7: 505–511

Manthey I, Richter G, Richter J, Dreves B, Haiduk A (1983) Untersuchungsansatz und erste Ergebnisse zur Wirkung des Schlafentzugs beim depressiven Syndrom. Psychiat Neurol Med Psychol (Leipzig) 7: 398–404

Papadimitriou GN, Christodoulou GN, Trikkas GM, Malliaris DE, Lykouras EP, Stefanis CN (1981) Sleep deprivation psychoprophylaxis in recurrent affective disorders. Bibliothec psychiatrica 160: 56–61

Pflug B (1976) The effect of sleep deprivation on depressed patients. Acta Psychiatr Scand 53: 148–158

Philipp M (1978) Depressionsverlauf nach Schlafentzug. Nervenarzt 49: 120–123

Reinink E, Bouhuys N, Wirz-Justice A, van den Hoofdakker R (1990) Prediction of the antidepressant response to total sleep deprivation by diurnal variation of mood. Psychiatry Res 32: 113–124

Riemann D, Hohagen F, Vollmann J, Lohner H, König A, Faller C, Edali N, Berger M (1995) Behandlung von Depressionen mit Schlafentzug und Schlafphasenvorverlagerung. Fortschr Neurol Psychiat (im Druck)

Roy-Byrne PP, Uhde TW, Post RM (1984) Antidepressant effects of one night's sleep deprivation: clinical and theoretical implications. In: Post RM, Ballenger JC (eds) Neurobiology of mood disorders. Williams & Wilkins, Baltimore, pp 817–835

Sack DA, Duncan W, Rosenthal NE, Mendelson WE, Wehr TA (1988) The timing and duration of sleep in partial sleep deprivation therapy of depression. Acta Psychiatr Scand 77: 219–224

Svendsen K (1976) Sleep deprivation therapy in depression. Acta Psychiatr Scand 54: 184–192

Van Bemmel AL, van den Hoofdakker RH (1981) Maintenance of therapeutic sleep deprivation by limitation of subsequent sleep. A pilot study. Acta Psychiatr Scand 63: 453–462

Van den Burg W, van den Hoofdakker RH (1975) Total sleep deprivation on endogeneous depression. Arch Gen Psychiatry 32: 1121–1125

Vollmann J, Berger M (1993) Sleep deprivation with consecutive sleep phase advance therapy in patients with major depression. A pilot study. Biol Psychiatry 33: 54–57

Wiegand MH (1995) Schlaf, Schlafentzug und Depression. Experimentelle Studien zum therapeutischen Schlafentzug. Springer, Berlin Heidelberg New York Tokyo

Zander KJ, Lorenz A, Wahlländer B, Ackenheil M, Rüther E (1981) Biogenesis of the antidepressant effect of sleep deprivation. In: Sleep 1980. Karger, Basel, pp 915

Korrespondenz: Priv.-Doz. Dr. med. Dipl.-Psych. M. H. Wiegand, Psychiatrische Klinik, Technische Universität München, Ismaninger Straße 22, D-81241 München, Bundesrepublik Deutschland

Schlafentzug bei Therapieresistenz auf Antidepressiva

R. H. van den Hoofdakker, M. C. M. Gordijn, A. Neumeister und **S. Kasper**

Einleitung

Seit der Entdeckung des antidepressiven Effekts des Schlafentzuges (SE) werden eine Reihe von Untersuchungen über dessen mögliche klinische Anwendungen durchgeführt (zur Übersicht: Leibenluft und Wehr 1992). Da der antidepressive Effekt des SE in der Regel auf den Tag nach dem SE beschränkt ist und nach der nächstfolgenden wieder geschlafenen Nacht meist ein Rückfall auftritt, galt die Aufmerksamkeit der Prävention bzw. der Abschwächung dieses zu erwartenden Rückfalles, vor allem durch eine gleichzeitig mit dem SE verabreichte Psychopharmakotherapie. Falls dieser Rückfall des SE verhindert oder abgeschwächt werden könnte, hätte dies weitreichende klinische Konsequenzen. Erstens, die Remission des depressiven Syndroms könnte bei SE-Respondern beschleunigt werden. Zweitens, bei denjenigen Patienten, die auf eine medikamentöse Therapie nur ungenügend ansprechen, die aber ein günstiges Ansprechen auf den SE zeigen, könnte die zusätzliche Durchführung eines SE zur Psychopharmakotherapie den Prozeß der Genesung unterstützen. Beide Fragestellungen werden in diesem Kapitel diskutiert.

Beschleunigt SE die Besserung der depressiven Symptomatik bei Patienten, die ein günstiges Ansprechen auf SE zeigen?

Wu und Bunney (1990) berichteten, daß „83% der Patienten, die während SE keine Medikation erhielten, nach der nächstfolgenden geschlafenen Nacht einen Rückfall erlitten, während dieser bei gleichzeitig medikamentös behandelten Patienten nur bei 59% auftrat (χ^2 = 9.82, d.f. = 3, p < 0.001)". In dieser Untersuchung wurden 17 (von 61) Studien mit insgesamt 158 SE-Respondern ausgewertet, bei denen Informationen über den Zeitpunkt eines Rückfalles verfügbar waren. Eine erst kürzlich in der Literatur veröffentlichte Metaanalyse von Untersuchungen, in denen zusätzlich zum SE Medikamente verwendet wurden, mit solchen, wo keine Medikation verabreicht wurde (10 Studien), erbrachte ein ähnliches Ergebnis: Die

Rückfallsrate von SE-Respondern, die medikamentös behandelt wurden,
lag bei 47%, bei den medikationsfreien Patienten um 73% (Elsenga 1992).
Ungeachtet der Unterschiede in den absoluten Zahlen, lassen die Ergebnisse beider Studien vermuten, daß der Rückfall nach der nächstfolgenden geschlafenen Nacht bei einem Teil der Patienten durch Gabe von Psychopharmaka verhindert werden kann. Von diesen Ergebnissen kann man auch
erwarten, daß durch einen zusätzlichen SE zur medikamentösen Therapie
eine raschere Besserung des depressiven Syndroms erzielt werden kann. Die
Aussagekraft der oben genannten Vermutungen ist aber trotzdem fraglich
(siehe auch Elsenga 1992). Die Studien, von denen diese Schlußfolgerungen abgeleitet werden können, unterscheiden sich in mehreren Aspekten:
diagnostische Kategorien (die bei einigen Untersuchungen nicht einmal erklärt wurden), die Dauer der vor dem SE verabreichten Medikation, die Art
der gegebenen Medikamente, Beurteilungsvariablen, Kriterien des Ansprechens auf SE und des Rückfalls nach SE, die Untersucher waren nicht immer
„blind" hinsichtlich des Untersuchungsvorganges etc. Es können daher
pharmakologisch behandelte Patienten nicht ohne weiteres als Kontrollgruppe für medikationsfreie Patienten angesehen werden und umgekehrt.

   Wie aus Tabelle 1 ersichtlich ist, sind in der Literatur bisher nur vier
kontrollierte Studien zur kombinierten Anwendung von SE und Psychopharmaka publiziert worden. Loosen et al. (1976) behandelten acht dia-

Tabelle 1. Kontrollierte Studien zur Kombination von SE mit Psychopharmaka

Autoren	Behandlung	Ergebnisse
Loosen et al. (1976)	Gruppe 1 (n = 8) Clomipramin + SE Gruppe 2 (n = 8) Clomipramin	Gruppe 1: kein Rückfall, signifikant größere Besserung 3 Tage nach SE
Elsenga und van den Hoofdakker (1983)	Gruppe 1 (n = 10) Clomipramin + 4 SE Gruppe 2 (n = 10) Placebo + 4 SE Gruppe 3 (n = 10) Clomipramin	Gruppe 1: kein Rückfall nach 1. SE. Gruppe 1 nach einer Woche stärker gebessert als Gruppen 2 und 3
Baxter et al. (1986)	Gruppe 1 (n = 4) Lithium + 2 PSE Gruppe 2 (n = 4) Placebo + 2 PSE Gruppe 3 (n = 4) Lithium	Gruppe 1: kein Rückfall, signifikant stärker gebessert 3 Tage nach dem letzten PSE
Kasper et al. (1990)	Gruppe 1 (n = 21) Fluvoxamin + SE Gruppe 2 (n = 20) Maprotilin + SE	Gruppe 1 signifikant geringerer Rückfall am ersten Tag nach erneutem Schlaf als Gruppe 2

SE Schlafentzug; *PSE* partieller Schlafentzug der 2. Nachthälfte

gnostisch nicht näher bezeichnete depressive Patienten mit Clomipramin als Monotherapie, acht weitere Patienten mit der Kombination Clomipramin und SE. Die Medikation wurde in der zweiten Gruppe am Tag nach dem SE erstmals verabreicht. Da der Rückfall nach SE durch die gleichzeitige medikamentöse Behandlung verhindert werden konnte, ergab sich in dieser Gruppe eine raschere Besserung der Symptomatik als in der Kontrollgruppe drei Tage nach Behandlungsbeginn (siehe Abb. 1).

Die Studie von Elsenga und van den Hoofdakker (1983) lieferte ein ähnliches Ergebnis. Es wurden drei Gruppen zu jeweils zehn Patienten mit der Diagnose „Endogene Depression" untersucht, eine Gruppe erhielt Clomipramin allein, eine Gruppe Clomipramin und SE sowie eine Gruppe Placebo und SE. Der SE wurde zwei Mal pro Woche an zwei aufeinanderfolgenden Wochen durchgeführt. Mit der Clomipraminmedikation wurde in der Nacht vor dem ersten SE begonnen. Auch in dieser Untersuchung konnte der Rückfall nach SE durch Clomipramin verhindert werden, wobei dieses Ergebnis nur nach dem ersten SE erzielt werden konnte. Allen weiteren SE folgten Rückfälle nach der folgenden geschlafenen Nacht. Trotzdem konnte in der ersten Behandlungsgruppe durch die kombinierte Anwendung von SE und Clomipramin eine raschere Besserung der depressiven Symptomatik erzielt werden als durch die alleinige Antidepressivagabe. Die Kombination SE und Placebo brachte eine Bestätigung des be-

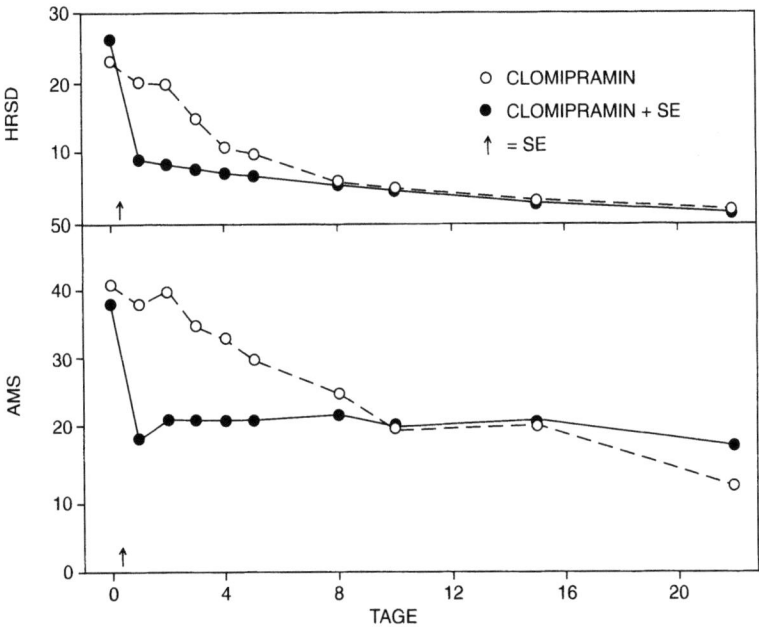

Abb. 1. Depressionsscores bei zwei Gruppen von Patienten. Beide wurden mit Clomipramin behandelt, und bei einer Gruppe fand ein einmaliger Schlafentzug (SE) statt. *HRSD* Hamilton Depressionsskala; *AMS* Von-Zerssen-Selbstbeurteilungsskala. Aus: Loosen et al. (1976)

kannten akuten antidepressiven Effektes des SE bei einem Teil der Patienten, der aber nur vorübergehend gegeben war. Bemerkenswert erscheint weiters, daß der antidepressive Effekt des SE unter Clomipramintherapie beständiger auftrat als unter gleichzeitiger Placebotherapie, bei der der antidepressive Effekt des SE bei wiederholter Anwendung eine Tendenz zu einer geringeren Effizienz aufwies.

Obwohl die Ergebnisse der obengenannten Untersuchungen die Vermutung nahelegen, daß der SE die Wirklatenz von Clomipramin verkürzt, zeigte eine spätere Untersuchung dieser Arbeitsgruppe (Elsenga und van den Hoofdakker 1990), daß dies offenbar nur für eine Untergruppe von Patienten zutrifft. In dieser Studie wurden 30 Patienten mit der Diagnose „Major Depression" (unipolar und bipolar) mit Clomipramin und SE behandelt. Alle zehn Patienten, die ein günstiges Ansprechen auf den SE zeigten, erlitten nach der nächstfolgenden Nacht einen Rückfall. In der vorangegangenen Studie trat dieser Rückfall nur bei zwei von sieben SE-Respondern auf. Eine genauere Analyse der Daten ließ erkennen, daß für die unterschiedlichen Ergebnisse beider Studien die Patientencharakteristika verantwortlich sein könnten. Die Abb. 2 zeigt die Daten beider Studien. Die Patienten wurden in zwei Gruppen unterteilt: die Tag-3-Responder, d. h. diejenigen Patienten, die auch nach der nächstfolgenden geschlafenen Nacht ein günstiges Ansprechen auf die Therapie zeigten, und die Tag-3-Nonresponder, die am Tag 3 keine Besserung der depressiven Symptomatik im Vergleich zum Ausgangswert aufwiesen. Als Verbesserung wurde eine Änderung in der Von-Zerssen-Selbstbeurteilungsskala von mindestens sechs Punkten gewertet. Aus Abb. 2 sind die Unterschiede im Behandlungsverlauf nach SE gut ersichtlich: Die Tag-3-Responder zeigen eine rasche, ausgeprägte Besserung der depressiven Symptomatik, einige sogar ohne Clomipramin, während die Tag-3-Nonresponder zwar ein günstiges Ansprechen auf den therapeutischen SE aufweisen, aber nach der nächstfolgenden Nacht einen ebenso ausgeprägten Rückfall erlitten. Der Vergleich der klinischen Daten zeigte, daß die Gruppe der Tag-3-Responder im Durchschnitt niedrigere Ausgangswerte im Hamilton-Depressionsscore aufwies, es befanden sich keine bipolar affektiven Störungen in dieser Gruppe, und nur vier Patienten wiesen psychotische Symptome auf. Dies erlaubt vielleicht den Schluß, daß weniger schwere, weniger psychotische, unipolar depressive Patienten Kandidaten für einen raschen, früh einsetzenden und anhaltenden antidepressiven Effekt der kombinierten Anwendung von Clomipramin und SE, möglicherweise auch SE allein, sind.

In einer weiteren kontrollierten Studie von Baxter et al. (1986) wurde die Effizienz der kombinierten Anwendung von Lithium und SE untersucht. Patienten mit einem entweder unipolaren oder bipolaren Verlauf erhielten prospektiv randomisiert in Folge zwei partielle SE, entweder mit oder ohne Lithium bzw. Lithium allein. Mit der Lithiumtherapie wurde unmittelbar vor dem ersten SE begonnen. Es zeigte sich, daß die Patienten, die mit Lithium und SE behandelt wurden, 3 Tage nach dem letzten SE die signifikant niedrigsten Hamilton-Summenscores aufwiesen. In einer neueren Untersuchung konnten Kasper et al. (1990a) in einer doppelblinden Vergleichsstu-

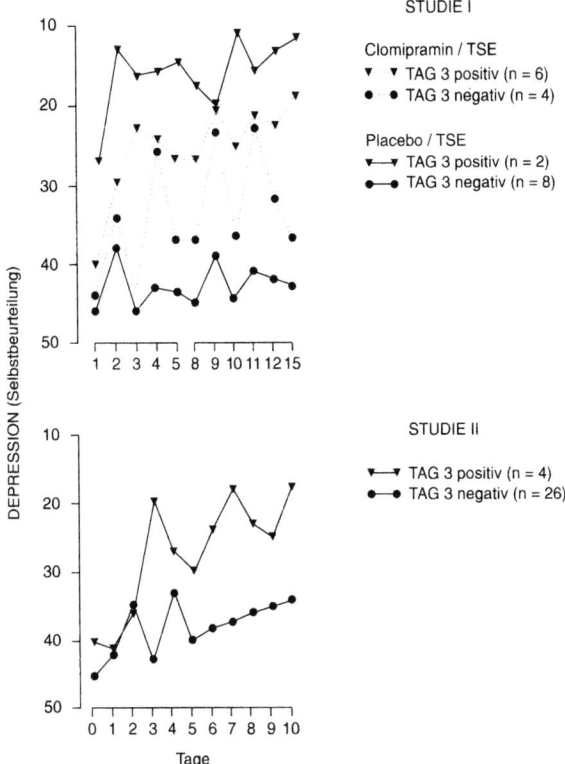

Abb. 2. Der Behandlungsverlauf, ausgedrückt durch die Von-Zerssen-Selbstbeurteilungsskala (siehe Abb. 1), für die Patienten, die 2 Tage nach der Behandlung mit totalem SE + Clomipramin (oder Plazebo) eine Verbesserung von 6 oder mehr Punkten zeigten bzw. die diese Verbesserung nicht aufwiesen. Aus: Elsenga und van den Hoofdakker (1990)

die finden, daß der selektive Serotoninwiederaufnahmehemmer Fluvoxamin, aber nicht der Noradrenalinwiederaufnahmehemmer Maprotilin, den Rückfall nach erneut geschlafener Nacht zumindest zum Teil verhindern kann. Neumeister et al. (1995) brachten zur Darstellung, daß eine am Morgen nach erfolgreich verlaufenem SE applizierte Lichttherapie den Rückfall gegenüber der Kontrollsituation (gedämpftes Licht) verhindern kann.

Die Ergebnisse der obengenannten kontrollierten Studien müssen aber noch als vorläufig angesehen werden. Die Antwort, ob SE einen rascheren Wirkungseintritt psychotroper Substanzen zur Folge hat, lautet: möglicherweise, bei einigen Patienten. Dies leitet sich aus der Kenntnis der beschriebenen Untersuchungen her, die aufzeigen, daß der üblicherweise nach der nächstfolgenden geschlafenen Nacht auftretende Rückfall durch Gabe von Psychopharmaka, vor allem von Clomipramin und Lithium, bei einigen Patienten verhindert werden kann. Darüber hinaus gibt es Hinweise, daß Clomipramin bei wiederholter Anwendung von SE die antidepressive Wirksamkeit dieses Verfahrens aufrecht erhält, d. h., daß unter

Clomipramin möglicherweise der Organismus für die antidepressive Wirksamkeit des SE sensibilisiert bleibt.

Welchen Stellenwert hat der SE bei der Behandlung therapierefraktärer Depressionen?

Die erste Fragestellung beschäftigt sich mit der Empfindlichkeit therapierefraktärer Depressionen für den SE. Bisher fehlen prospektiv erhobene Daten über gut definierte therapierefraktäre Patienten. Die folgenden retrospektiven Daten tragen dazu bei, dieses Problem zu beleuchten.

Elsenga und van den Hoofdakker (1990) errechneten Korrelationen zwischen dem Ansprechen auf SE und einer Reihe klinischer Variablen bei 44 hospitalisierten, endogen depressiven Patienten. Der SE wurde nach einem medikationsfreien Intervall von durchschnittlich 6,4 Tagen durchgeführt. Weder die Anzahl früherer depressiver Episoden, die anhand der bisherigen stationären Aufnahmen ermittelt wurden, noch die Dauer der gegenwärtigen depressiven Phase, in Monaten gezählt, noch die Polarität der Erkrankung zeigte irgendeine Beziehung zum Ansprechen auf SE. Kasper (1990b) untersuchte retrospektiv 103 stationäre, endogene, uni- und bipolar depressive Patienten. Alle Patienten wurden vor dem Eintritt in das Untersuchungsprogramm medikamentös antidepressiv behandelt, waren jedoch zum Zeitpunkt des SE medikamentenfrei. Die Dauer der gegenwärtigen depressiven Phase schwankte zwischen 14 und 386 Tagen. Der SE wurde nach einem medikationsfreien Intervall von durchschnittlich 6,2 Tagen durchgeführt. Für die Auswertung wurde die Gesamtgruppe in zwei Untergruppen geteilt: eine mit einer Episodendauer kürzer als 100 Tage (n = 51) und eine mit einer längeren Episodendauer (n = 52). Es wurden zwischen beiden Gruppen keine Unterschiede hinsichtlich des Ansprechens auf SE gefunden. Ein vergleichbares Ergebnis wurde gefunden, wenn Patienten mit einer Phasenlänge von 14–30 Tagen (n = 24) mit Patienten (n = 24) verglichen wurden, deren gegenwärtige depressive Episode zwischen 135–386 Tage andauerte. Die erste Gruppe zeigte eine Reduktion von 25% im Hamilton-Depressionsscore nach SE, die zweite 29%.

Diese beiden Untersuchungen lassen vermuten, daß weder Chronizität noch früheres ungenügendes Ansprechen auf eine Psychopharmakatherapie die Empfindlichkeit der Patienten hinsichtlich des Ansprechens auf SE beeinflußt. Therapierefraktäre depressive Patienten zeigen wahrscheinlich ein vergleichbar günstiges Ansprechen auf SE wie Patienten, die auf Antidepressivagabe gut ansprechen. Die Tatsache, daß die Kombination von SE mit Clomipramin (und möglicherweise anderen Medikamenten mit einem ähnlichen Wirkungsmechanismus) und Lithium eine beschleunigte Besserung der depressiven Symptomatik zur Folge hat, berechtigt zur Frage, ob die gleichzeitige Anwendung von SE und Antidepressiva, oder von Lithium und SE, eine Besserung der klinischen Symptomatik bei denjenigen depressiven Patienten bewirkt, die auf eine konventionelle Therapie bisher nicht angesprochen haben. Zur Zeit fehlen kontrollierte Untersuchungen

Tabelle 2. Schlafentzug bei therapieresistenten Depressionen

Autoren	SE-Plan	Design	Patienten	Responder
Bhanji und Roy (1975)	?	Offen	39	43%
van Scheyen (1977)	?	Offen	29	69%
Dessauer et al. (1985)	5 PSEs innerhalb von 5 Tagen	Offen	18	39%
Sidorowicz (1976)	?	Offen	19	21%
Wasik und Puchala (1978)	2×/Woche, maximal 8 SE	Offen	48	31%
Zimanova und Voijtechovsky (1974)	?	Offen	20	15%

SE Schlafentzug; *PSE* partieller Schlafentzug

zu dieser Fragestellung. Auf der Basis unkontrollierter, offener Studien können nur vorläufige Vermutungen angestellt werden (siehe Tabelle 2).

Abgesehen von der Tatsache, daß diese Studien offen und ohne Kontrollgruppe durchgeführt wurden, behindern einige weitere Faktoren eine gültige Aussage über den Stellenwert des SE in der Behandlung therapierefraktärer Depressionen: das Fehlen einer allgemein anerkannten Definition der Therapieresistenz, das lückenhafte Wissen hinsichtlich des Ablaufs eines SE, die in verschiedenen Untersuchungen unterschiedlich verwendeten Erfolgskriterien, der Einschluß von Patienten unterschiedlicher diagnostischer Zuordnungen und unterschiedliche Nachbeobachtungszeiträume. Trotzdem, alle Patienten erhielten für einen längeren oder kürzeren Zeitraum vor dem totalen oder partiellen SE eine antidepressive Medikation. Bhanji und Roy (1975) fanden, daß SE in Kombination mit trizyklischen Antidepressiva oder Monoaminooxidase-(MAO-)Hemmern eine Besserung bei zumeist unipolar depressiven Patienten bewirkte, die zuvor weder auf eine Psychopharmakotherapie noch auf eine Elektrokrampftherapie (EKT) ausreichend angesprochen hatten. Ähnliche Ergebnisse wurden von van Scheyen (1977) bei unipolaren Patienten berichtet: Viele der Patienten, die auf Antidepressiva allein oder auf die Kombination von Antidepressiva und EKT nicht angesprochen hatten, besserten sich auf die gleichzeitige Gabe von SE und Amitryptilin oder Clomipramin. Eine weitere bemerkenswerte Studie wurde von Dessauer et al. (1985) durchgeführt. Sie verglichen zwei Gruppen bestehend aus Patienten mit einer guten (n = 14) und einer schlechten (n = 18) Prognose, die aufgrund der Zahl und der Länge früherer depressiver Episoden unterschieden wurden. Beide Gruppen wurden mit Antidepressiva behandelt, die letzteren zusätzlich mit partiellem SE. Im Ergebnis unterschieden sich beide Gruppen nicht. Bei den Patienten mit einer schlechten Prognose kam es zu einer eindrucksvollen Stimmungsaufhellung, was unglücklicherweise wegen der Unangemessenheit der Kontrollgruppe schwierig zu interpretieren ist. Die weiteren in Tabelle 2 angeführten Studien sind wegen zahlreicher methodischer Unzulänglichkeiten noch schwieriger zu bewerten.

Abermals müssen die vorliegenden Ergebnisse als vorläufig angesehen werden. Die Antwort auf die Frage, ob SE einen Beitrag zur Behandlung therapierefraktärer Depressionen darstellt, muß heißen: möglicherweise in einigen Fällen. Trotz zahlreicher methodischer Schwierigkeiten in den zitierten Untersuchungen kann die berichtete durchschnittliche Ansprechrate von 36% nur schwer vernachlässigt werden. Ganz sicher besteht aber der Bedarf an sorgfältig geplanten Studien, um diese Fragestellung beantworten zu können.

Klinische Eindrücke

Die oben erwähnten Ergebnisse veranlaßten uns, retrospektiv einige Daten, die in der Abteilung für Biologische Psychiatrie in Groningen gesammelt wurden, auszuwerten. Diese Abteilung ist spezialisiert auf die Behandlung therapierefraktärer Depressionen. Die zugewiesenen Patienten waren im Durchschnitt meist über zwei Jahre depressiv und wurden über einen ähnlich langen Zeitraum erfolglos antidepressiv behandelt. Ungefähr 85% von ihnen werden nach einer durchschnittlichen Aufenthaltsdauer von 19 Wochen in guter Verfassung nach Hause entlassen. Die zu diskutierende Frage ist, ob und in welchem Ausmaß der SE am Erreichen dieses Ergebnisses beteiligt ist.

Patienten

Während des stationären Aufenthaltes an dieser Abteilung wird bei jedem Patienten die Befindlichkeit drei Mal täglich mit einer Selbstbeurteilungsskala erhoben. Es kommen eine Reihe von Selbstbeurteilungsskalen zur Anwendung, eine davon ist die Von-Zerssen-Befindlichkeitsskala (AMS 1986). Wir wählten diejenigen Patienten (n = 36) aus, die bereit und in der Lage waren, eine vollständige oder nahezu vollständige Serie von Befindlichkeitsskalen während der Jahre 1988, 1989 und 1990 abzugeben. Alle waren schwer depressiv, im Rahmen entweder einer unipolaren (n = 28) oder bipolaren (n = 5) Störung. Zwei Patienten litten an einer Dysthymia, einer an einer Angststörung.

Behandlung

Erste Stufe. Vereinbarungsgemäß werden die Patienten in dieser Abteilung in einem ersten Behandlungsschritt mit einem trizyklischen Antidepressivum behandelt, bei Vorhandensein psychotischer Symptome zusätzlich mit einer antipsychotisch wirksamen Substanz. Alle Patienten werden gebeten – und die Mehrzahl stimmt dem zu –, in einer oder mehreren Nächten nicht zu schlafen (SE). Falls diese Behandlung nach 5 oder 6 Wochen nicht den gewünschten Erfolg zeigt, wird eine Änderung der Therapie vorgenommen.

Zweite Stufe. In vielen Fällen wird zu diesem Zeitpunkt eine Lithiumaugmentationstherapie sowie die Fortführung oder abermalige Verabreichung von SE vorgenommen. Einige Patienten werden mit einem MAO-Hemmer oder mit Elektrokrampftherapie (EKT) behandelt.

Dritte Stufe. In dieser Stufe kommen unterschiedliche therapeutische Methoden zur Anwendung: MAO-Hemmer, EKT, Kombination von Lithium und MAO-Hemmern etc. Falls es in Stufe 2 oder 3 nur zu einer partiellen Remission kommt, werden die psychotherapeutischen und soziotherapeutischen Therapiestrategien, die schon Bestandteil der Therapie in Stufe 1 und 2 waren, intensiviert.

Vierte Stufe. Es wird derselbe Weg wie in Stufe 3 verfolgt.

Erfolgsbeurteilung

Die AMS-Selbstbeurteilungsskala diente als Maß der Beurteilung des Therapieerfolges. Sie besteht aus einer Skalierung von 56 (schwer depressiv) bis 0 (sehr gut). Wiederholte Messungen mit einer Gesamtsumme unter 24 wurden als Remission gewertet.

Ergebnisse

Die Tabelle 3 zeigt die unterschiedlichen Therapien, die während der aufeinanderfolgenden Behandlungsschritte durchgeführt wurden, d. h. bis zur Remission der depressiven Symptomatik. Von den 36 Patienten verübte einer kurz nach dem Eintritt in die Klinik Selbstmord, ein Patient mit einer dysthymen Störung wurde an eine andere Abteilung verlegt, und 8 Patienten remittierten schon während des ersten der oben beschriebenen Behandlungsschritte.

Die übrigen 26 Patienten wurden als „therapieresistent" eingestuft. Von diesen remittierten 12 während der zweiten Therapiestufe. Der Unterschied zwischen erstem und zweitem Therapieschritt besteht in der Zugabe von Lithium zur Antidepressivamedikation und nur in einem geringerem Maße durch die höhere Anzahl von SEs. Von den übrigen 14 Patienten sprachen 4 Patienten während der Stufe 3 auf die Behandlung an. Die Veränderung der antidepressiven Therapie bestand zwischen Stufe 2 und 3 wiederum in der Zugabe von Lithium und in einem geringerem Ausmaß in der Wiederdurchführung des SE. Während der Behandlungsstufe 4 zeigte nur ein Patient einen Abfall der depressiven Symptomatik. Dies ist möglicherweise durch die Kombination eines MAO-Hemmers (Tranylcypromin) mit Lithium bedingt. Die restlichen 7 Patienten unterzogen sich verschiedenen Behandlungen mit wenig oder keinem Erfolg. Trotzdem konnte auch die Mehrzahl dieser Patienten gebessert nach Hause entlassen werden.

Tabelle 3. Patientencharakteristika und Therapien während aufeinanderfolgender Behandlungsstufen bei depressiven Patienten

Pat	Diagn	Stufe 1 AD	AP	Li	SE	EKT	Stufe 2 AD	AP	Li	SE	EKT	Stufe 3 AD	AP	Li	SE	EKT	Stufe 4 AD	AP	Li	SE	EKT	Effekt
m	MDPU	TAD	NL	0	5	0																+
w	MDPB	TAD	NL	0	5	0																+
m	MDU	TAD	0	0	10	0																+
m	MDU	TAD	0	0	5	0																+
w	MDU	TAD	0	0	9	0																+
w	ANX	TAD	0	0	1	0																+
w	MDPU	TAD	0	0	2	0																+
m	MDU	TAD	0	0	5	0																+
w	MDPB	TAD	NL	0	1	0	TAD	NL	Li	2	0											+
w	MDB	TAD	0	0	3	0	TAD	0	Li	8	0											+
m	MDPB	TAD	0	0	5	0	TAD	0	Li	3	0											+
w	MDPB	TAD	NL	0	1	0	TAD	NL	0	2	0											+
w	MDPU	TAD	0	Li	1	0	TAD	0	Li	0	EKT											+
m	MDPU	NG	NL	0	4	0	TAD	NL	Li	3	0											+
w	MDU	TAD	NL	0	5	0	TAD	0	Li	8	0											+
w	MDU	TAD	0	0	16	0	TAD	0	Li	9	0											+
w	MDB	TAD	0	Li	0	0	TAD	0	Li	1	0											+
w	MDPU	TAD	0	0	0	0	TAD	NL	Li	13	0											+
w	MDU	TAD	0	0	0	EKT	MAO	0	0	0	0											+
w	MDPU	TAD	NL	0	5	0	TAD	NL	Li	9	0	EKT										+
w	MDPU	TAD	NL	0	2	0	TAD	NL	Li	0	0	TAD	NL	Li	1	EKT	MAO	0	Li	0	0	+
w	MDPU	TAD	NL	0	7	0	TAD	NL	0	0	EKT	0	0	0	0	0						+
m	MDPU	TAD	0	0	6	0	TAD	NL	0	2	0	TAD	0	Li	0	0						+
m	MDPU	TAD	0	0	4	0	TAD	NL	0	0	0	TAD	NL	Li	0	0						+
m	MDU	TAD	NL	0	2	0	TAD	NL	Li	0	0	TAD	0	Li	0	0						+
w	MDPU	TAD	0	0	6	0	TAD	0	0	4	0	TAD	0	Li	6	0						+
w	MDU	TAD	NL	0	17	0	TAD	0	Li	0	0	0	0	0	0	0						+
w	MDU	TAD	0	Li	4	0	MAO	0	0	0	0											–*
w	Dysth	0	0	0	0	EKT																±*
m	MDPU	TAD	NL	0	0	0	TAD	NL	0	0	0	MAO	0	Li	0	0						–**
m	MDU	NG	NL	0	0	0	0	NL	0	3	0	NG	0	0	0	0						–***
w	MDU	TAD	NL	0	2	0	TAD	NL	Li	0	0											±*
w	MDPU	TAD	0	0	6	0	TAD	0	0	0	0											±*

Pat Patient; *m* männlich; *w* weiblich; *Diagn* Diagnose nach DSM-III-R; *MD* Major Depression; *P* Psychotische Symptome; *U* unipolar; *B* bipolar; *ANX* Angststörung; *Dysth* Dysthyme Störung; *TAD* trizyklische Antidepressiva; *NG* Antidepressiva der neuen Generation; *NL* Neuroleptika; *Li* Lithium; *AP* Anxiolytika; *SE* Anzahl der Schlafentzüge; *EKT* Elektrokrampftherapie; *MAO* Monoaminooxidasehemmer; * Entlassung nach Hause; ** Transfer an eine andere Station; *** Transfer an eine andere Abteilung; + positiver Effekt der Behandlung; ± mäßiger Effekt der Behandlung; – kein Effekt der Behandlung

Diskussion

Es ist deutlich, daß die Zugabe von Lithium zu einer Kombinationsbehandlung von Antidepressiva und SE eine herausragende Rolle für die Verbesserung jener depressiven Patienten gespielt hatte, die zuvor während der Behandlungsschritte 1, 2 oder 3 auf die Therapie nicht angesprochen hatten. Bei einigen Patienten wurde die Zahl der SE erhöht oder der SE nach einer Behandlungspause nochmals angewandt. Es ist jedoch fraglich, ob der SE an der Verbesserung der therapierefraktären Patienten beigetragen hat oder nicht.

Die visuelle Beurteilung der verschiedenen Verläufe der klinischen Verbesserung ergab große Unterschiede: Diese reichten von einer sehr rasch bis zu einer sehr langsam einsetzenden Verbesserung. Bei einigen Patienten zeigte der Behandlungsverlauf, daß entweder der Zeitpunkt des Beginns der Verbesserung oder die Geschwindigkeit der einsetzenden Remission oder beides möglicherweise durch SE beeinflußt waren. Dies ist auch aus der Abb. 3 ersichtlich.

Der obere Teil von Abb. 3 zeigt die kontinuierliche Aufzeichnung der depressiven Stimmung eines männlichen Patienten, der im Rahmen einer unipolaren depressiven Störung an einer schweren depressiven Episode mit psychotischen Symptomen litt. Nach einer erfolglosen Behandlung mit einem Antidepressivum, einem Neuroleptikum und SE wurde Lithium hinzugefügt. Als keine Verbesserung eintrat, kam nochmals SE zur Anwendung. Die Ergebnisse suggerieren, daß der erste SE eine akute Verbesserung der Symptomatik nach sich zog und daß weitere SE den Rückfall verhinderten bzw. die Verbesserung unterstützten. Der untere Teil von Abb. 3 zeigt den Verlauf der Stimmung einer weiblichen Patientin, die an der gleichen Symptomatik litt. In diesem Fall hat man den Eindruck, daß der SE die Remission auslöste. Während die Kombination eines Antidepressivums mit einem Neuroleptikum und SE erfolglos blieb, wurde durch die Zugabe von Lithium möglicherweise die Voraussetzung geschaffen, daß der SE dann wirksam werden konnte.

In Anbetracht dieser und ähnlicher Beobachtungen untersuchten wir die erhobenen Daten auf zwei unterschiedliche Weisen. Die erste Fragestellung war, ob SE eine raschere Besserung bei therapierefraktären Patienten bewirkt, daß heißt bei Stufe-1-Nonrespondern. Die zweite Frage bezog sich darauf, ob SE bei diesen Patienten eine die Remission auslösende Wirkung hat.

In Abb. 4 ist die Zeitdauer für jeden Patienten einzeln dargestellt, die für eine Verbesserung benötigt wurde. Die Zeitdauer wurde durch einen blinden Beurteiler anhand der Selbstbeurteilungsscores (von Zerssen; AMS) erhoben. Unter der Abbildung ist die während dieser Zeitdauer angewandte Therapie aufgelistet. Die Abbildung zeigt also die Beziehung zwischen den Behandlungen und der Zeit, die bis zur Remission verging. Zusammenfassend kann man daraus ableiten, daß keine eindeutige diesbezügliche Beziehung zu finden war. Deutlicher ausgedrückt, es scheint keine Relation zwischen der Verabreichung von SE mit oder ohne Lithium

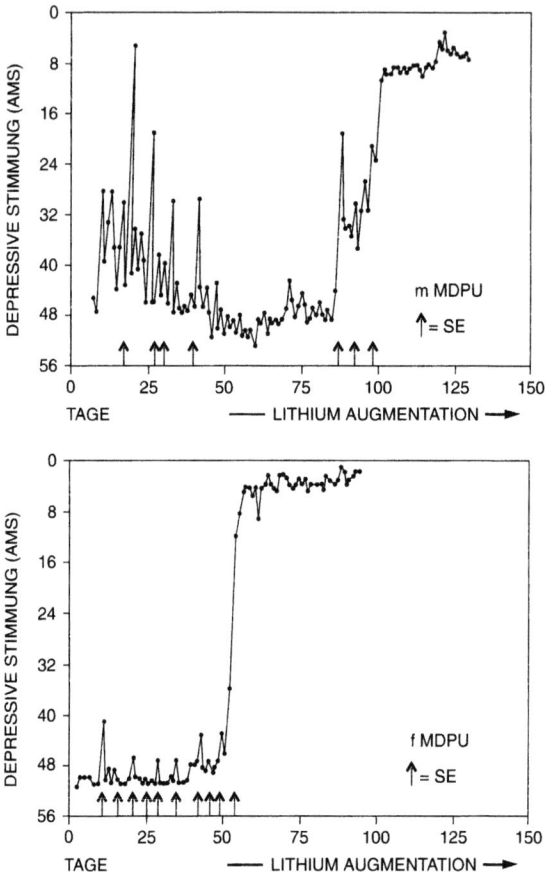

Abb. 3. Verlauf der Depression gemessen durch die Selbstbeurteilungsskala (AMS, siehe Abb. 1) zweier Patienten während des stationären Aufenthaltes. Die Stimmung wurde drei Mal täglich beurteilt, und jeder Punkt drückt den Durchschnittswert für jeden Tag aus. *MDPU* Major Depression, psychotisch, unipolar

und der Zeitspanne bis zur Besserung der depressiven Symptomatik zu bestehen.

Die Abb. 5 gibt Einblick, inwiefern die Möglichkeit besteht, durch SE eine Verbesserung der klinischen Symptomatik in Gang zu setzen. Um dies zu ermöglichen, wurden die individuellen Werte der Selbstbeurteilungsskalen dahingehend verlegt, daß der jeweilige Beginn des Zeitraumes der Verbesserung mit dem Tag 0 zusammenfällt. In weiterer Folge wurde der Prozentsatz der Patienten berechnet, die in ihrem Krankheitsverlauf einen SE erhielten (innerhalb 3 Tagen). In Abb. 5 ist der Zeitraum vor dem Tag 0, in dem die bisherige Behandlung keinen Erfolg zeigte, und der Zeitraum nach dem Tag 0, in dem eine Verbesserung erreicht wurde, dargestellt. Die ausgefüllten Anteile der Balken in Abb. 5 zeigen die Fälle an, in denen SE mit Lithium kombiniert wurde, die leeren Balken zeigen den

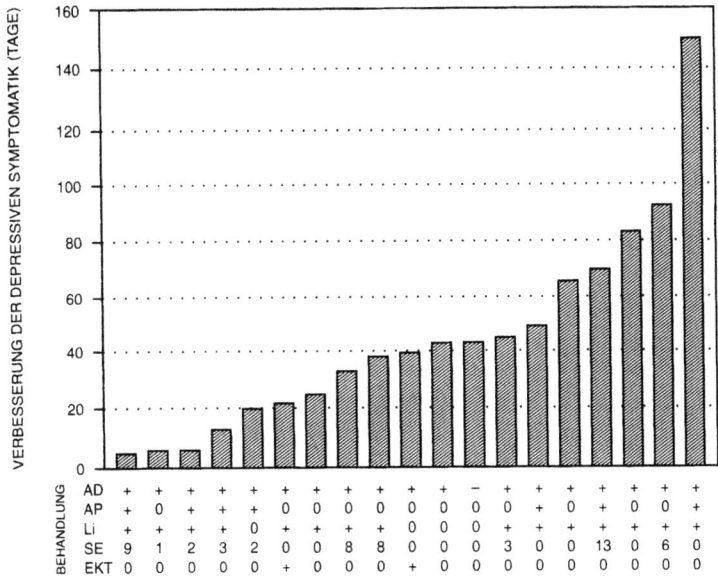

Abb. 4 Die Zeitspanne in Tagen, während der die Besserung (d. h.: Maß für die Schnelligkeit der Besserung) bei 19 therapierefraktären depressiven Patienten stattfand (Methodenbeschreibung siehe Text). Die Patienten sind entsprechend der unterschiedlichen Zeitdauer aufgelistet. *AD* Antidepressiva, *AP* antipsychotisch wirksame Medikamente, *Li* Lithium, *SE* totaler Schlafentzug, *EKT* Elektrokrampftherapie

Prozentsatz der Patienten an, in denen SE ohne Lithium angewandt wurde. Es zeigt sich deutlich, daß Lithium vor allem während des Zeitraumes des Abklingens der depressiven Symptomatik eingesetzt wurde, was die Wichtigkeit der Lithiumgabe für die Remission unterstreicht. Der SE wurde während der Episode sowohl vor als auch nach dem Tag 0 angewandt, mit einem geringfügigen Überwiegen für den Zeitraum um den Tag 0. Dies kann vielleicht dafür sprechen, daß der SE die Besserung auslösen kann.

Zusammenfassung

Es gibt sicher deutliche Hinweise dafür, daß der SE für die Behandlung von Depressionen hilfreich ist. In einigen Fällen bewirkt die Zugabe von SE zur medikamentösen Therapie eine raschere Remission im Krankheitsverlauf. Eine Erklärung dafür könnte sein, daß bei SE-Respondern unterschiedliche Medikamente – serotonerge Antidepressiva und Lithium – möglicherweise den Rückfall verhindern oder abschwächen. Es gibt aber auch Hinweise dafür, daß möglicherweise der SE allein wirksam ist. Daten, auf die sich diese Eindrücke stützen, sind aber nach wie vor nur begrenzt verfügbar. Darüber hinaus dürfte die Nützlichkeit dieses Verfah-

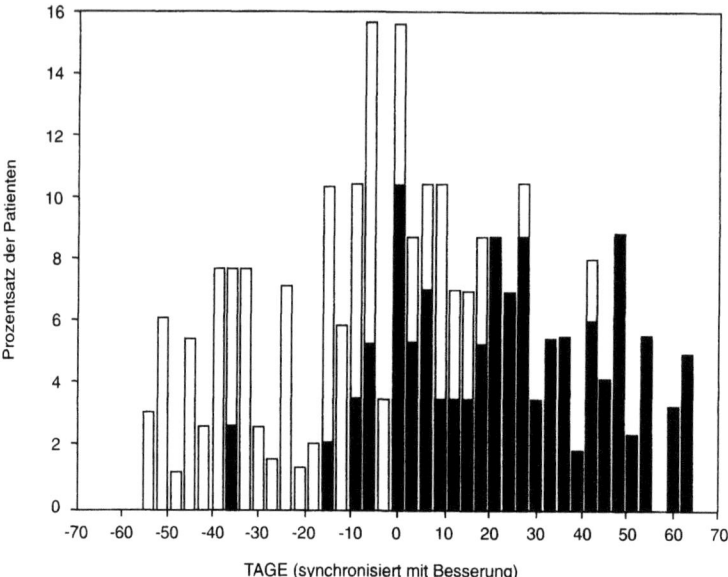

Abb. 5. Prozentsatz der Patienten, bei dem ein SE zur Anwendung kam (innerhalb 3 Tagen). Die Behandlungen wurden mit dem Tag des Beginns der Besserung der depressiven Symptomatik (Tag 0) synchronisiert, d. h. zum Beispiel um den zehnten Tag nach der Besserung (Tag 10) wurde bei 7% der Patienten ein SE ohne Lithium und bei 3% ein SE mit Lithium angewandt, bzw. um Tag 0 (Tag des Beginns der Besserung) wurde bei 6% ein SE ohne Lithium und bei 10% ein SE mit Lithium angewandt. Die ausgefüllten Balken zeigen SE + Lithium, die leeren Balken zeigen SE ohne Lithium an

rens auf eine Minderheit von leichter depressiven Patienten begrenzt sein.

Der Nachweis der Effektivität des SE für die Behandlung der therapieresistenten Depression ist jedoch noch nicht ausreichend belegt. Wie zuvor erwähnt wurde, sind die bislang vorliegenden Ergebnisse nur in unkontrollierten Studien mit einer Reihe methodischer Probleme erhoben worden.

Die retrospektive Analyse der vorgestellten Daten konnte nur wenig zum Verständnis der Rolle des SE in der Behandlung therapierefraktärer Depressionen beitragen. Obwohl einige Hinweise existieren, daß der SE in dieser Indikation eine hilfreiche Behandlung darstellen könnte, v. a. in Verbindung mit Lithium, konnte sein Stellenwert noch nicht adäquat untersucht werden. Der SE ist jedoch ein gebräuchlicher Bestandteil im Therapieangebot der Abteilungen von Groningen und Wien sowie weiterer Universitätskliniken in Europa und wird darüber hinaus in einer Vielzahl von Forschungsprojekten angewandt. In den dargestellten retrospektiv erhobenen Daten konnte keine Überlegenheit hinsichtlich der Effizienz im Vergleich der Kombination SE und Lithium gegenüber Lithium allein gefunden werden. Die dargestellte rasch plötzlich auftretende Verbesserung unter der Kombination von Lithium und SE könnte vielleicht auch durch den Wirkmechanismus von Lithium allein erklärt werden, wie von de Montigny et al. (1981) berichtet wurde. Die Ergebnisse von Baxter et al. (1986) und der Forschungsgruppe von Groningen rechtfertigen jedoch weitere Untersuchungen über die therapeutischen Möglichkeiten der Kombinationstherapie von SE und Lithium; serotonerg wirksame Antidepressiva, wie Clomipramin bzw. Fluvoxamin könnten aufgrund der existierenden Datenlage ebenso interessante Zusammenhänge erkennen lassen.

Literatur

Baxter LR, Liston EH, Schwartz JM, et al (1986) Prolongation of the antidepressant response to partial sleep deprivation by lithium. Psychiatr Res 19: 17–23

Bhanji S, Roy GA (1975) The treatment of psychotic depression by sleep deprivation: a replication study. Br J Psychiatry 127: 222–226

de Montigny C, Grunberg F, Mayer A, Deschenes JP (1981) Lithium induces rapid relief of depression in tricyclic antidepressant drug non-responders. Br J Psychiatry 138: 252–256

Dessauer M, Goetze U, Tölle R (1985) Periodic sleep deprivation in drug-refractory depression. Neuropsychobiology 13: 111–116

Elsenga S, van den Hoofdakker RH (1983) Clinical effects of sleep deprivation and clomipramine in endogenous depression. J Psychiatr Res 17: 361–374

Elsenga S (1992) Sleep deprivation and depression. Thesis, Groningen

Elsenga S, van den Hoofdakker RH (1990) Antidepressant medication and total sleep deprivation in depressives. In: Bunney WE, Hippius H, Laakmann G, Schmauss M (eds) Neuropsychopharmacology. Springer, Berlin Heidelberg New York Tokyo, pp 639–651

Kasper S, Voll G, Vieira A, Kick H (1990a) Response to total sleep deprivation before and during treatment with fluvoxamine or maprotiline in patients with major depression: results of a double-blind study. Pharmacopsychiatry 23: 135–142

Kasper S (1990b) Schlafentzugstherapie: eine Chance bei Antidepressiva-Nonresponse. In: Möller H-J (Hrsg) Therapieresistenz unter Antidepressiva-Behandlung. Springer, Berlin Heidelberg New York Tokyo, pp 149–165

Leibenluft E, Wehr TA (1992) Is sleep deprivation useful in the treatment of depression? Am J Psychiatry 149: 159–168

Loosen PT, Merkel U, Amelung U (1976) Combined sleep deprivation and clomipramine in primary depression. Lancet ii: 156–157

Neumeister A, Goessler R, Lucht M, Kapitany T, Barnas C, Kasper S (1995) Bright light therapy stabilizes the antidepressant effect of partial sleep deprivation. Biol Psychiatry (im Druck)

Sidorowicz W (1976) Sleep deprivation in treatment of depression. Psychiatr Pol 10: 503–507

van Scheyen JD (1977) Slaapdeprivatie bij de behandeling van unipolaire (endogene) vitale depressies. Ned Tijdschr Geneeskd 121: 564–568

von Zerssen D (1986) Clinical self-rating scales (CSRS) of the Munich Psychiatric Information System (PSYCHIS München). In: Sartorius N, Ban TA (eds) Assessment of depression. Springer, Berlin Heidelberg New York Tokyo, pp 270–303

Wasik A, Puchala G (1978) Analysis of sleep deprivation as a treatment method in depressive states. Psychiatr Pol 12: 463–468

Wu JC, Bunney WE (1990) The biological basis of an antidepressant response to sleep deprivation and relapse: review and hypothesis. Am J Psychiatry 147: 14–21

Zimanova J, Voijtechowsky M (1974) Sleep deprivation as a potentiation of antidepressive pharmacotherapy. Activ Nerv Sup 16: 188–189

Korrespondenz: Prof. Dr. R. H. van den Hoofdakker, Academic Hospital Groningen, Department of Biological Psychiatry, Oostersingel 59, 9700 RB Groningen, Netherlands

Psychometrische Untersuchungen mit der Befindlichkeitsskala während der Schlafentzugsbehandlung

H.-J. Möller, M. Hollweg und **T. Mager**

Allgemeines zur Psychometrie affektiver Veränderungen

Wegen ihrer hohen Praktikabilität wird in der klinischen Therapiefor-schung, so auch bei der Evaluation von Schlafentzugseffekten, den stan-dardisierten Beurteilungsverfahren der Vorzug gegeben gegenüber ande-ren, genaueren Methoden, wie objektiven Tests und systematischer Verhal-tensbeobachtung.

Die standardisierten Beurteilungsskalen, auch Schätzskalen genannt, ste-hen hinsichtlich Standardisierungsgrad in der Mitte zwischen freier klini-scher Beurteilung und objektiven Tests. Die Standardisierung beschränkt sich bei einigen dieser Instrumente auf die Vorgabe der Items und der zu-gehörigen Beurteilungskategorien sowie auf den Auswertungsmodus (man errechnet gewöhnlich einen oder mehrere Summenscores). Bei anderen schließt sie den zu beurteilenden Zeitraum, bei weiteren auch die Beobach-tungssituation selber ein. Im letzteren Fall spricht man von einem vollstruk-turierten oder standardisierten Interview. Je weiter die Standardisierung fortgeführt wird, desto größer wird im allgemeinen die Reliabilität eines Schätzverfahrens. Zugleich büßt ein stärker standardisiertes Verfahren aber an Praktikabilität ein. Deshalb werden gerade im klinischen Alltag wie auch bei mit geringerem Aufwand durchgeführten Forschungsvorhaben die ein-fachen Schätzskalen den voll strukturierten vorgezogen (Möller 1989).

Die standardisierten Beurteilungsverfahren lassen sich nach dem Beur-teiler in Fremd- und Selbstbeurteilungsverfahren unterteilen. Bei Fremd-beurteilungsverfahren wird die Beurteilung psychopathologischer Norm-abweichungen durch geschulte Beurteiler (Ärzte, Psychologen, Pflegeper-sonal, ad hoc geschulte Laien u. a.) durchgeführt. Die Beurteilung bezieht sich auf Verhalten und/oder Erleben des Patienten und stützt sich auf eige-ne Beobachtungen des Untersuchers und/oder die Angaben des Patienten.

Bei den Fremdbeurteilungsverfahren wird dem fachlich geschulten Un-tersucher im allgemeinen zugestanden, daß er bei der Einstufung die Aus-sagen des Patienten bewertet, z. B. eine im Gesamtverhalten beobachtbare

Besserung auch dann angibt, wenn sie vom Patienten nicht so deutlich zum Ausdruck gebracht wird. Diese Beurteilung durch den Experten führt einerseits zu einer Verringerung von Fehleinschätzungen durch eine gestörte Selbstwahrnehmung des Patienten, andererseits bringt sie die Gefahr beurteilerbedingter Verzerrungen (Untersucher-Bias) mit sich. Eine systematische Verfälschung der Beobachtung seitens des Beurteilers beruht u. a. auf der Erwartungshaltung des Untersuchers und der Tendenz des Untersuchers zur Über- oder Unterbewertung von Störungsgraden. Auch kann das Ergebnis der Untersuchung eines Merkmals durch Kenntnisse anderer Eigenschaften bzw. durch den Gesamteindruck des Probanden beeinflußt werden.

Diese Fehler können durch gleichzeitige Anwendung von Selbstbeurteilungsskalen z. T. kompensiert werden (v. Zerssen 1979, 1982, v. Zerssen und Möller 1980). Bei den Selbstbeurteilungsverfahren kann der Patient vergangenes oder gegenwärtiges Verhalten bzw. Erleben auf vorgegebenen Schätzskalen selbst einstufen. Die Selbstbeurteilung hat zwar den Vorteil, daß sie für den Untersucher sehr ökonomisch ist und der Untersucher-Bias ausgeschaltet wird, gleichzeitig aber bringt sie den Nachteil mit sich, daß bewußte oder unbewußte Verfälschungstendenzen (Aggravierungstendenz, Dissimulationstendenz, Antworttendenz im Sinne des Jasagens oder der sozialen Erwünschtheit u. a.) des Patienten stärker ins Gewicht fallen, die nur z. T. durch Kontrollskalen (sog. Lügenskalen u. a.) aufgedeckt werden können.

Abgesehen von einigen wenigen Skalen über den aktuellen psychischen Zustand, die, wie z. B. das „Self-Report Symptom Inventory" – SCL-90 –, ein sehr breites Spektrum psychopathologischer Symptome erfassen, konzentrieren sich die meisten Selbstbeurteilungsskalen auf spezielle Aspekte der Gestörtheit subjektiven Erlebens, wie z. B. sog. Beschwerden-Listen auf körperliche und allgemeine Beschwerden (Fahrenberg 1975, v. Zerssen 1976d), Depressionsskalen auf depressive Symptomatik (Beck et al. 1961, Zung 1965, v. Zerssen 1976b) oder Befindlichkeitsskalen auf Störungen der Befindlichkeit (Janke und Debus 1977, v. Zerssen 1976c). Dies bringt u. a. den Vorteil einer Verringerung der Item-Menge mit sich, was insbesondere bei schwer gestörten psychiatrischen Patienten von großem Vorteil ist. Um in Querschnittsuntersuchungen ein ausreichend differenziertes Bild vom aktuellen Befund auf subjektiver Ebene zu gewinnen, sollte man anstelle einer isolierten Anwendung von Adjektiv-Listen zur allgemeinen Beurteilung von Befindlichkeitsstörungen auf jeden Fall eine Beschwerden-Liste in Kombination mit anderen symptomorientierten Skalen, z. B. mit der Paranoid-Depressivitäts-Skala (v. Zerssen 1976b), verwenden.

Insgesamt scheint aber eine zu weit getriebene Differenzierung verschiedener Bereiche des „subjektiven Befundes" nicht sinnvoll (v. Zerssen 1979), im Gegensatz zur differenzierten Erfassung psychischer Störungen durch Fremdbeurteilung. Vergleiche zwischen klinischen Selbstbeurteilungsskalen und von Fachleuten angewendeten Fremdbeurteilungsskalen sprechen nämlich dafür, daß die in der Selbstbeurteilung erfaßten Aspekte des „subjektiven Befundes" untereinander ähnlicher sind als die in der klinischen Fremdbeurteilung eruierbaren Aspekte der Psychopathologie.

Die Übereinstimmung von Selbstbeurteilung und Fremdbeurteilung ist unterschiedlich und hängt u. a. ab von der Art der Störung und der Schwere der Symptomatik (Heimann und Schmocker 1974, Prusoff et al. 1972a, b, White et al. 1984, Möller 1991). So ist z. B. die Übereinstimmung bei schwer ausgeprägter depressiver Symptomatik, z. B. bei Klinikaufnahme, wesentlich geringer als nach teilweiser Remission der Symptomatik bei Entlassung. Das hängt wahrscheinlich mit einer stärkeren Einschränkung der Selbstbeobachtungsfähigkeit des schwer Depressiven zusammen und wohl auch damit, daß die schwer ausgeprägte depressive Symptomatik stärker auf der nichtverbalen Ebene für den Untersucher erkennbar ist, die schwächere depressive Symptomatik hingegen vorwiegend auf der verbalen Ebene. Patienten mit neurotischen Depressionen zeigen im Vergleich zu Patienten mit endogenen Depressionen eine Aggravationstendenz. Die Entsprechungen zwischen Selbst- und Fremdbeurteilung sind hinsichtlich der Veränderungswerte bei Verlaufsuntersuchungen, z. B. im Rahmen von Therapiestudien, wesentlich höher als bei Erfassung psychopathologischer Phänomene im zeitlichen Querschnitt (v. Zerssen 1986).

Die kombinierte Anwendung von Selbst- und Fremdbeurteilungsskalen im Sinne einer multimethodalen Diagnostik (Möller et al. 1983, Seidenstücker und Baumann 1978) bietet die beste Gewähr, daß subjektiver und objektiver psychopathologischer Befund ausreichend abgebildet werden.

Unter dem Aspekt der Therapieevaluation sind insbesondere die Befindlichkeitsskalen bzw. Barometerskalen von Interesse. Diese messen sehr sensitiv bei schneller Änderung der Stimmungslage und eignen sich besonders gut zur seriellen Meßwiederholung. Auf diese Weise kann man ohne großen Untersuchungsaufwand sehr gut das Ansprechen auf eine therapeutische Intervention auf der Selbstbeurteilungsebene abbilden. Moderne statistische Analysemethoden, wie z. B. bestimmte Verfahren der Zeitreihenanalyse, machen eine adäquate Auswertung solcher Daten möglich (Möller et al. 1987, 1989). Auch für die Messung der z. T. relativ kurzfristigen Effekte nach einem einmaligen Schlafentzug oder aber Änderung der Verlaufstendenz im Rahmen mehrerer Schlafentzüge scheint dieses Verfahren gut geeignet. Idealerweise sollte ergänzend, wenn auch nur in größeren Zeitabständen, eine Fremdbeurteilungs-Depressionsskala (HAMD, MADRS) angewandt werden. Allerdings sollte man bei der Interpretation von Depressionsskalen bedenken, daß sie nicht so sensibel sind für kurzfristige Veränderungen der Stimmungslage wie die Befindlichkeitsskalen.

Als Beispiel sei hier die Befindlichkeits-Skala von v. Zerssen genannt. Die 28 Items umfassende Befindlichkeits-Skala – Bf-S – (v. Zerssen 1976c) liegt in zwei Parallelformen vor. Sie erfaßt das Ausmaß momentaner Beeinträchtigung subjektiven Befindens. Die Skala ist speziell für Verlaufsbeschreibungen bei häufig zu wiederholenden Testungen indiziert. Sie eignet sich für Gesunde, körperlich Kranke und psychisch Kranke, insbesondere für psychisch Kranke mit affektiven Störungen. Die Zeit zum

Ausfüllen beträgt bei psychisch Kranken 1–4, selten bis zu 10 min. Die Werte der Einzelitems werden zu einem Gesamtscore addiert, der die Beeinträchtigung des subjektiven Befindens angibt. Hohe inter- und intraindividuelle Korrelationen mit globalen Einschätzungen der depressiven Verstimmung sowie die Sensibilität für die Erfassung von therapiebedingten
Veränderungen belegen die Validität. Es existieren Normwerte einer repräsentativen Stichprobe aus der Durchschnittsbevölkerung der BRD sowie Referenzwerte für verschiedene klinische Gruppen.

Messung von Schlafentzugseffekten mit der Befindlichkeitsskala

Nach dieser allgemeinen Ausführung zur standardisierten Befunderhebung soll nachfolgend die Messung von Schlafentzugseffekten mit der Befindlichkeitsskala im Rahmen der Routineversorgung dargestellt werden.

In einer retrospektiven Untersuchung wurde die antidepressive Wirksamkeit einer Behandlung mit 267 partiellen Schlafentzügen in der
2. Nachthälfte bei 80 Patienten mit unterschiedlichen Formen von Depressionen überprüft.

Als Maß für die Erfassung des Therapieerfolges kamen eine Globalbe-
urteilung durch den behandelnden Arzt sowie die Selbsteinschätzung mit
Bf-S-Skalen nach von Zerssen zur Anwendung.

Es ergaben sich folgende Resultate:
- Es war eine kurzfristige antidepressive Wirksamkeit der Schlafentzugsbehandlung am Entzugstag nachweisbar. Dabei erbrachte die Fremdbeurteilung mit 52% Respondern verglichen mit der Selbsteinschätzung mit 22% Respondern deutlich bessere Ergebnisse.
- Kurzfristige Wirksamkeit nach Selbsteinschätzung der Befindlichkeit
  anhand der Morgendifferenz konnte bei 36% von 64 Schlafentzügen
  festgestellt werden.
- Ein Auftreten mittelfristiger Schlafentzugseffekte in den 2 Wochen nach
  Beendigung der Behandlung war durch den Verlauf der Bf-S-Werte über
  den stationären Aufenthalt darstellbar, ließ sich aber anhand von Vergleichen mit einer entsprechenden Kontrollgruppe und mit früheren
  stationären Aufenthalten derselben Patienten nicht bestätigen.
- Die Vorhersage einer mittelfristigen Wirksamkeit der Schlafentzugsbehandlung aufgrund des Ansprechens der Patienten am Entzugstag
  ist nach unseren Ergebnissen nicht möglich.
- Ein geringerer Schlafentzugserfolg war bei den neurotisch depressiven Patienten zu verzeichnen.
- Kein deutlicher Einfluß auf den stimmungsaufhellenden Effekt wurde
  für die Parameter Dauer der Krankheitsphase, Geschlecht, Alter und
  bisherige Gesamtkrankheitsdauer festgestellt.
- Eine Eignung als Prädiktoren für die Response auf eine Schlafentzugsbehandlung war für die Merkmale Appetitlosigkeit, gehemmte
  bzw. agitierte Depression, Tagesschwankungen, Schlafstörungen, ausgeprägte Vitalsymptomatik und Angst nicht zu erkennen.

- Als günstige Voraussetzungen für ein gutes Ansprechen erwiesen sich in unserer Stichprobe eine Erstmanifestation der depressiven Erkrankung vor Beendigung des 45. Lebensjahres, das Vorhandensein von Schuldgefühlen und zurückliegende Suizidversuche.
- Relativ gute Ergebnisse zeigten sich bei den Patienten, bei denen eine Response auf Clomipramin oder Maprotilin beschrieben worden war.
- Patienten, die auf einen ersten Schlafentzug gut angesprochen hatten, besserten sich auch häufiger auf weitere Folge-Schlafentzüge als Patienten mit erfolglosem erstem Schlafentzug.
- Eine frühzeitige Durchführung der Schlafentzugstherapie bald nach Beginn des stationären Aufenthaltes erscheint nach unseren Ergebnissen vorteilhaft. Patienten mit einer längeren Dauer der aktuellen depressiven Phase bis zur Schlafentzugsbehandlung sprachen schlechter an.

Zeitreihenanalyse der Befindlichkeitsänderung unter Schlafentzugstherapie

Auf dem Gebiet der Therapieevaluation von Einzelfällen kann die Zeitreihenanalyse in der statistischen Bestätigung von beobachteten Wirkungen behilflich sein und daher diese Beobachtungen über den Bereich der Anekdote hinausheben. Bei der Erstellung einer statistischen Analyse derartiger Zeitreihendaten ist der Untersucher jedoch mit einigen allgemeinen Problemen konfrontiert, wie z. B. der Sequenzabhängigkeit von Daten, sowohl diskreter als auch zeitlich kontinuierlicher Messungen über die Zeit (gewöhnlich nicht verwertbar), der Aufnahmedauer von Zahlen bezüglich der Erfassungszeitpunkte von Daten und einigen anderen Problemen. Weder die ältere „Trendanalyse", die „Einzelfall-Varianzanalyse", noch das zur Zeit häufig angewandte ARIMA-(Autoregressive-Moving-Average-) Modell konnten diese Probleme zufriedenstellend lösen.

Als ein alternatives Verfahren bezüglich dieses Problems wird in der vorliegenden Untersuchung die „Hierarchische Trend-Abschnitts-Komponenten-Analyse (HTAKA), (s. auch Kleiter 1986) für die Beurteilung der Wirksamkeit von Schlafentzug auf die Stimmung endogen depressiver Patienten angewandt. Die HTAKA ist eine neue Form der Zeitreihenanalyse, welche die Vorteile der Trend- und der ARIMA-Analyse verbindet, während gleichzeitig einige der erwähnten Probleme behoben sind. Unter Berücksichtigung der Praktikabilität dieses Verfahrens ist es wichtig zu betonen, daß die HTAKA durch Gebrauch nichtparametrischer Signifikanztests beträchtlich weniger kontinuierliche Messungen über die Zeit erfordert, als bei dem ARIMA-Modell (Möller et al. 1989).

Das Ziel der HTAKA ist die kritische Prüfung der auf Schlußfolgerungen basierenden Aspekte bei individuellen Zeitreihen unter Berücksichtigung der klinischen Relevanz. Unter Berücksichtigung der Anwendbarkeit für Therapie werden kumulative Prozesse und wechselnde Trendparameter besonders beachtet, zusammen mit Validierungsverfahren zur Erfassung von Unterschieden in der Höhe von Wachstumskurven. Das oben vorgeschlagene Analysemodell kann sowohl für experimentelle als auch für nichtexperimentelle Untersuchungen (in der Klinik der häufigere Fall) angewandt werden. In nichtexperimentellen Settings werden keine beeinflussenden Phasen (therapeutische oder eingreifende Phasen) im voraus angenommen. Unter der Vorstellung einer derartigen Situation entsteht die Frage, wie zur gleichen Zeit mögliche und optimale Kurvenabschnitte von Longitudinaldaten zu trennen sind und dann diese Veränderungen in der Höhe oder im Trend zu analysieren sind. HTAKA bietet zwei Hauptvorteile im Vergleich zur ARIMA für die statistische Illustration von individuellen therapeutischen Verläufen im Bereich der Klinik. Nachfolgend sei ein Anwendungsbeispiel kurz erläutert.

Beispiel für die HTAKA in einem nichtexperimentellen Fall: Ein 32 Jahre alter, an einer endogenen Depression leidender Mann wurde während seines fast 100tägigen stationären Aufenthaltes über insgesamt 38 Meßzeitpunkte evaluiert. Zu den Meßzeitpunkten 14 und 16 wurde eine komplette Schlafentzugstherapie durchgeführt. Abbildung 1 zeigt die Stimmungskurve des Patienten über 38 Meßzeitpunkte. Unter Anwendung der clusteranalytischen Segmentation der Zeitserien-Option des HTAKA-Modells bildeten sich 3 Zeitserienmuster, wie in Abb. 2 dargestellt, heraus. In dieser Abbildung präsentiert der Abschnitt 1 den Stimmungs-Score der ersten 12 Meßpunkte, die die Stimmung vor der Schlafentzugstherapie dokumentieren. Der Abschnitt 2, beginnend mit einem Meßzeitpunkt vor der Schlafentzugsphase, umfaßt 18 Meßzeitpunkte. Gemäß einer impressionistischen Analyse sinken die Kurvensegmente eindeutig zu einem besseren Stimmungsniveau innerhalb dieses Segments. Abschnitt 3 dokumentiert die letzten

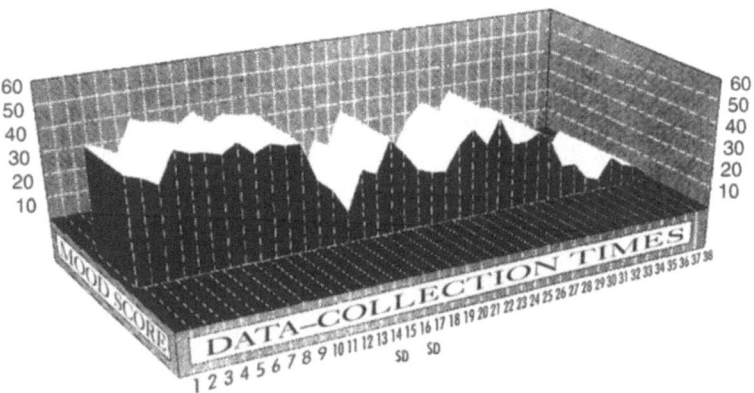

Abb. 1. Trend der Stimmungs-Scores über alle 38 Meßzeitpunkte, Schlafentzug während der Meßzeitpunkte 14 und 16 (nichtexperimenteller Fall)

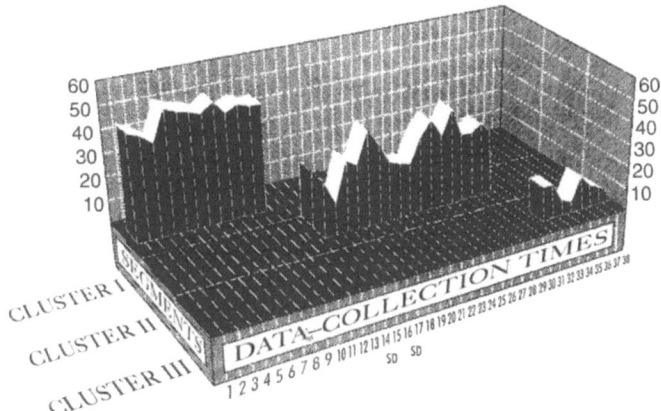

Abb. 2. Clusteranalytische Subgruppen der Stimmungsdaten (nichtexperimenteller Fall)

8 Meßzeitpunkte, in denen eine weitere Reduktion des Stimmungsniveaus beobachtet werden kann. Die zweite statistische Analyse nach dem HTAKA-Modell läßt diese Veränderungen statistisch sichern.

Mit dem HTAKA-Verfahren wird eine gründliche idiographische Evaluation des therapeutischen Prozesses ermöglicht.

Literatur

Beck AT, Ward CH, Mendelson M, Mock J, Erbaugh J (1961) An inventory for measuring depression. Arch Gen Psychiatry 4: 561–571

Fahrenberg J (1975) Die Freiburger Beschwerdenliste FBL. Hogrefe, Göttingen Toronto Zürich

Heimann H, Schmocker A (1974) Zur Problematik der Beurteilung des Schweregrades psychiatrischer Zustandsbilder. Arzneimittelforschung 24: 1004–1006

Janke W, Debus G (1977) Die Eigenschaftswörterliste EWL-K. Ein Verfahren zur Messung der Befindlichkeit. Hogrefe, Göttingen

Kleiter E (1986) HTAKA. Hierarchische Trend-Abschnitt-Komponenten-Analyse. Ein Verfahren zur Analyse von Zeitreihen. Z Emp Päd Psychol, Beiheft 2

Möller HJ (1989) Standardisierte psychiatrische Befunderhebung. In: Kisker KP, Lauter H, Meyer JE, Müller C, Strömgren E (Hrsg) Psychiatrie der Gegenwart, Bd 9. Brennpunkte der Psychiatrie, 3. Aufl. Springer, Berlin Heidelberg New York Tokyo, S 13–45

Möller HJ (1991) Outcome criteria in antidepressant drug trials: self-rating versus oberserver-rating scales. Pharmacopsychiatry 24: 71-75

Möller HJ, Barthelmes H, Zerssen D v (1983) Forschungsmöglichkeiten auf der Grundlage einer routinemäßig durchgeführten Basis- und Befunddokumentation. Psychiatr Clin 16: 45–61

Möller HJ, Leitner M, Dietzfelbinger T (1987) A linear mathematical model for computerized analyses of mood curves. An empirical investigation on mood courses in depressive and schizophrenic inpatients. Eur Arch Psychiatr Neurol Sci 236: 260–268

Möller HJ, Blank R, Steinmeyer EM (1989) Single-case evaluation of sleep-deprivation effects by means of non-parametric time-series analysis (according to the HTAKA Model). Eur Arch Psychiatr Neurol Sci 239: 133–139

Prusoff BA, Klermann GL, Paykel ES (1972a) Pitfalls in the self-report assessment of depression. Can Psychiatr Assoc J 17: 101–107

Prusoff BA, Klermann GL, Paykel ES (1972b) Concordance between clinical assessment and patient self-report in depression. Arch Gen Psychiatry 26: 546–552

Seidenstücker G, Baumann U (1978) Multimethodale Diagnostik. In: Baumann U, Berbald H, Seidenstücker G (Hrsg) Klinische Psychologie. Trends in Forschung und Praxis, Bd 1. Huber, Bern Stuttgart Wien, S 134–183

White J, White K, Razani J (1984) Effects of endogenicity and severity on consistancy of standard depression rating scales. J Clin Psychiatry 45: 260–261

Zerssen D v (1979) Klinisch-psychiatrische Selbstbeurteilungs-Fragebögen. In: Baumann U, Berbalk H, Seidenstücker G (Hrsg) Klinische Psychologie. Trends in Forschung und Praxis, Bd 2. Huber, Bern Stuttgart Wien, S 130–159

Zerssen D v (1982) Personality and affective disorders: In: Paykel ES (ed) Handbook of affective disorders. Churchill Livingstone, Edinburgh London Melbourne New York, pp 212–228

Zerssen D v (1986) Clinical Self-Rating Scales (CSRS) of the Munich Psychiatric Information System (PSYCHIS München). In: Sartorius N, Ban TA (eds) Assessment of depression. Springer, Berlin Heidelberg New York Tokyo, pp 270–303

Zerssen D v unter Mitarbeit von Koeller DM (1976) Klinische Selbstbeurteilungs-Skalen (KSBS) aus dem Münchener Psychiatrischen Informationssystem. (PSYCHIS München). Manuale: a) allgmeiner Teil, b) Paranoid-Depressivitäts-Skala, c) Befindlichkeits-Skala, d) Beschwerden-Liste. Beltz, Weinheim

Zerssen D v, Möller HJ (1980) Psychopathometrische Verfahren in der psychiatrischen Therapieforschung. In: Biefang S (Hrsg) Evaluationsforschung in der Psychiatrie: Fragestellungen und Methoden. Enke, Stuttgart, S 129–166

Zung WWK (1965) A self-rating depression scale. Arch Gen Psychiatry 12: 63–70

Korrespondenz: Prof. Dr. H.-J. Möller, Psychiatrische Klinik, Universität München, Nußbaumstraße 7, D-80336 München, Bundesrepublik Deutschland

Wirkmechanismen und biologische Grundlagen des therapeutischen Schlafentzugs

Humorale Aspekte des Schlafentzuges

D. Ebert und **W. Kaschka**

Einleitung

Die Untersuchung humoraler Veränderungen beim Schlafentzug (SE) ist einer von vielen Wegen, sich den antidepressiven Wirkmechanismen oder der Subtypisierung in SE-Responder (R) und SE-Nonresponder (NR) zu nähern. Einerseits könnten manche SE-induzierte Effekte in humoralen Systemen, z. B. dem Glucocorticoidsystem oder dem thyreoidalen System, per se depressiogen oder antidepressiv sein, andererseits ist es naheliegend, von Änderungen in manchen Hormonsystemen auf parallele Prozesse auf Neurotransmitterebene zu schließen, z. B. auf dopaminerge oder noradrenerge Mechanismen bei der HGH-Sekretion. Es werden deswegen unten auch Befunde zu den Katecholaminen dargestellt.

Im Idealfall werden gesunde Kontrollen, depressive R und depressive NR vor und während/nach einem SE zu gleichen Zeitpunkten verglichen (bezüglich der Werte vor SE, nach SE, den Differenzen vor SE minus nach SE). Unterschiede zwischen Kontrollen und der Gesamtgruppe der Depressiven erlauben vor allem eine Aussage über die Pathophysiologie der depressiven Episode. Differenzen zwischen R und NR aber, oder zwischen R und Kontrollen, sollten Einblick geben in die antidepressiven Wirkmechanismen oder die unterschiedliche Pathophysiologie depressiver Subtypen. Leider lassen allerdings negative Vergleiche nicht den Schluß zu, daß den gemessenen humoralen SE-Effekten keine Bedeutung zukommt, die über physiologische Reaktionen hinausgeht, da die psychische Wirkung der hormonellen Veränderungen oder assoziierter Neurotransmittergleichgewichte ja trotzdem unterschiedlich sein kann.

Die vielen bisherigen Studien zu humoralen Effekten beim SE haben fast immer nur wenige Patienten untersucht und nur sehr selten auch Kontrollen. Dazu sind die einzelnen Studien nur schwer vergleichbar bezüglich wesentlicher Parameter. Die kleinen Patientenzahlen pro Studie machen es unmöglich, aus fehlenden signifikanten Unterschieden zwischen den untersuchten Gruppen zu folgern, daß keine Unterschiede existieren, selbst wenn alle Untersucher zum gleichen Ergebnis kämen. Der Fehler 2. Art wäre zu groß, d. h. kleine Unterschiede haben statistisch bei kleinen Zahlen keine Chance, signifikant zu werden, und ein einfacher Vergleich, wie viele Studien Unterschiede fanden, wie viele nicht, würde in die Irre führen. Umgekehrt sind aber signifikante Unterschiede dann ein Hinweis auf große tatsächliche Differenzen, nur muß offen bleiben, wie repräsentativ die Ergebnisse für die Gesamtgruppe depressiver Patienten sind. Eine Metaanalyse wäre ein Ausweg aus diesem Dilemma, nur sind hierfür bei den SE-Untersuchungen bisher die Mindestvoraussetzungen nicht erfüllt: Die Mindestmenge der für eine Metaanalyse notwendigen Studien ist für kein Hormon erreicht. Dies gilt um so mehr, wenn die einzelnen Studien in wesentlichen Parametern (z. B. Medikation, Geschlechtsverteilung, Diagnosekriterien) vergleichbar sein sollen. Wir haben hier deswegen bei dieser Ausgangslage nur den Weg wählen können, alle Studien, die bestimmte Mindestanforderungen erfüllen, deskriptiv darzustellen, um in einer gewichteten Interpretation anschließend die wahrscheinlichsten SE-Effekte schlußzufolgern.

Anmerkungen zur Auswahl der Studien und zu den Tabellen

Um ein Mindestmaß an Vergleichbarkeit zu gewährleisten, sollten folgende Kriterien für die Aufnahme einer Studie in die Tabellen erfüllt sein:
Diagnose einer endogenen Depression oder Major Depression.
Angabe eines Kriteriums, wer SE-Responder (R), wer SE-Nonresponder (NR) ist oder Angabe von Korrelationen humoraler Effekte mit Depressionsratings.
Blutentnahmen vor und nach SE zu gleichen Tageszeiten (falls Liquor oder Sammelurin untersucht wurde, ist dies in den Tabellen vermerkt).
Angabe der Tageszeit(en) der Blutentnahme(n) (falls nicht anders vermerkt, handelt es sich um Einzelentnahmen zwischen 7 und 10 Uhr; Mehrfachbestimmungen oder Tages/Nachtprofile sind in den Tabellen angegeben).
Gleicher Medikamentenstatus vor und nach SE und bei Respondern und Nonrespondern.
Angabe von Mittelwerten oder Signifikanzwerten der Vergleiche Responder und Nonresponder oder vor SE und nach SE (in den Tabellen werden statistisch signifikante Unterschiede mit „p < 0,05" gekennzeichnet, alle anderen Vergleiche sind entweder nicht signifikant oder sie wurden nicht berechnet).
Es ist offensichtlich, daß die einzelnen aufgeführten Studien bei diesen geringen Anforderungen unterschiedliche Qualität haben müssen und die Werte und Ergebnisse nicht leicht vergleichbar sind: Einmalmessungen sind weniger sicher als Mehrfachmessungen, kontinuierliche Blutentnahmen über die ganze Nacht sind aussagekräftiger als Morgenwerte, unmedizierte Patienten können anders mit Kontrollen verglichen werden als medizierte, Mittelwerte mit Standardabweichungen lassen im Überblick eine genauere Aussage zu studienübergreifenden Trends zu als die Beschränkung auf statistische Signifikanzen bei kleinen Patientenzahlen, 7-Uhr-Werte sind nicht vergleichbar mit 10-Uhr-Werten.
Im Textteil zu den einzelnen Tabellen wurde versucht, diese Unterschie-

de in einer gewichteten Interpretation zu berücksichtigen, und es wurde auch beachtet, ob bei einer Zusammenfassung der Einzelstudien ein eindeutiger Trend erkennbar ist, nach dem statistisch signifikante Unterschiede, die in den einzelnen Studien fehlen, doch erkennbar wären, wenn nur größere Populationen untersucht worden wären.

1. Die Glukocorticoidachse

Eine Hyperaktivität des hypothalamisch-hypophysär-adrenokortikalen Glukocorticoidsystems wird regelmäßig mit der Pathophysiologie und Ätiologie der depressiven Episode in Verbindung gebracht. Hypothetisch müßte dann ein antidepressiv wirksamer SE einen Hypercortisolismus supprimieren, oder es müßten sich zumindest regelmäßige Zusammenhänge zwischen Corticoidsekretion, Depression, SE und SE-Response aufzeigen lassen.

Die Gesamtheit der bisherigen Untersuchungen spricht aber nicht dafür, daß diese Achse am antidepressiven Wirkmechanismus in der postulierten Weise beteiligt ist. Vielmehr verhalten sich die Depressiven als Gesamtgruppe wie Gesunde in ihrer Reaktion auf einen SE: Die Cortisolsekretion steigt während und nach einem SE, und der physiologische Anstieg beginnt wahrscheinlich früher. Diese Differenz scheint vor allem dann deutlich zu werden, wenn nicht nur die Morgenwerte ab 8 Uhr gemessen werden, die wenig SE-sensibel sind.

Innerhalb der Gruppe der Depressiven gelingt es auch nicht, konsistente Unterschiede zwischen R und NR zu finden und damit eine Beteiligung der Glukocorticoide am antidepressiven Wirkmechanismus wahrscheinlich zu machen. Vor einem SE kann Cortisol sowohl in der einen als auch in der anderen depressiven Gruppe höher sein. Im Dexamethasonhemmtest zeigt eine Metaanalyse mit immerhin 107 Patienten keine Differenzen vor einem SE bezüglich Suppression oder Nonsuppression. Anders als prognostiziert, wenn man von einem depressiogenen Effekt des Hypercortisolismus ausgeht, scheinen die Cortisolwerte nach und während einem SE sogar bei den R im Vergleich zu den NR stärker anzusteigen, zumindest sprechen die aussagekräftigeren kontinuierlichen Bestimmungen dafür, weniger die Morgenwerte. Dieser Trend eines höheren SE-induzierten Cortisolanstieges bei R ist allerdings nicht eindeutig, da einige Studien vor allem bei den Morgenwerten auch keine oder umgekehrte Differenzen gefunden haben. Beim Dexamethasontest nach einem SE zeigen zudem R etwas häufiger eine Reduktion, NR einen Anstieg von Cortisol im Vergleich zu den prä-SE-Werten (Holsboer-Trachsler et al. 1988, Kasper et al. 1983, Kuhs 1986).

Die SE-Befunde widersprechen den Theorien, die einem Hypercortisolismus eine zentrale Rolle bei der Ätiologie der depressiven Episode einräumen. Einschränkend muß aber bemerkt werden, daß es zu wenig direkte Vergleiche Kontrollen – Depressive gibt und es ratsam ist, akute Therapieeffekte wie bei einem SE und chronische Therapieeffekte und Entstehungsbedingungen zu differenzieren. So muß es kein Widerspruch sein, wenn beim SE die Induktion von Hypercortisolismus möglicherweise

Tabelle 1. Cortisol

Autor	Zahl	vor SE (m ± sd)	nach SE	Anmerkung
Baumgartner et al. (1990 I)	n = 21	21,1 ± 5,6 µg/dl	20,3 ± 6,8	vor SE vs. nach SE n.s.; R vs. NR n.s.
Baumgartner et al. (1990 II)	n = 13 7 R 6 NR	?	10,4 ± 2,7 µg/dl 6,3 ± 5,3 (Mittel 23.00–7.00)	kontinuierliche stdl. Bestimmungen; im Schlaf R vs. NR n.s.; während des Tages vor SE R $</>>$ NR; während SE R > NR $p < 0,05$ und früherer Anstieg bei R;
Bouhuys et al. (1990)	n = 16 7 R 9 NR	?	?	kontinuierliche 3-stdl. Sammelurine; Nacht vor SE vs. während SE $p < 0,05$; Morgen vor SE vs. nach SE n.s.
Ebert et al. (1994)	n = 16 8 R 8 NR	28,16 ± 9,55 µg/dl/h 28,22 ± 9,15	25,49 ± 5,7 28,71 ± 9,1	kontinuierliche Bestimmungen von 7.30–10.00; vor SE vs. nach SE und R vs. NR n.s.;
Gerner et al. (1979)	n = 9 5 R 5 NR	?	?	Liquor; R < NR vor SE, Cortisol steigt bei R nach SE, fällt bei NR
Goetze und Tölle (1987)	n = 81	132,2 ± 69,81 µg/24 h	135,7 ± 63,6	Sammelurin 5 Tg. vor SE und 5 Tg. nach SE; vor SE vs. nach SE n.s.;
Roy-Byrne et al. (1984)	n = 20 9 R 11 NR	?	?	R < NR vor SE; Anstieg nach SE R > NR;
Sack et al. (1988)	n = 8	?	?	kontunuierliche ½ stdl. Bestimmungen; vor SE vs. nach SE n.s.; Depressive vs. Kontrollen n.s.; Schlaf: Cortisolanstieg ca. 2 Std. früher, während SE kein Unterschied Depressive vs. Kontrollen
Yamaguchi (1978)	n = 20 12 R 8 Nr	10,7 ± 0,9 µg/dl 15,6 ± 1,3	13,5 ± 1,2 15,0 ± 1,8	Cortisol vor SE vs. nach SE bei R $p < 0,05$ R vs. NR vor SE $p <0,05$

(fortgesetzt)

Tabelle 1 (Fortsetzung)

| Autor | Zahl | Kontrollen | | Anmerkung |
		vor SE	nach SE	
Davidson et al. (1991)	n = 10	7,02 µg/dl (Mittel Tag + Nacht)	7,12	kontinuierliche Bestimmungen, vor SE = nach SE; Anstieg während SE 1,3 h früher; Morgenwerte nach SE > vor SE n.s.
Gerner et al. (1979)	n = 18	?	?	Anstieg nach SE
Goetze und Tölle (1987)	n = 15	90,7 ± 27,3	122,3 ± 60,7	vor SE vs. nach SE n.s.
Gonzales-Santos et al. (1989)	n = 8	99 ± 18 ng/ml	97 ± 26	vor SE vs. nach SE n.s.
Salin-Pascual et al. (1988)	n = 12	945,37 ± 257,83 dg/ml	963,75 ± 84	kontinuierliche stdl. Bestimmungen; vor SE vs. nach SE n.s. früherer Anstieg während SE nach 3.00 Uhr
Weitzman et al. (1983)	n = 6	erste Hälfte der Nacht: 2,8 ± 3,8 µg/dl zweite Hälfte der Nacht: 9,4 ± 4,9	7,1 ± 2,5 5,4 ± 2,3	kontinuierliche 20-min-Bestimmungen; vor SE < SE p < 0,05 in 1. Nachthälfte vor SE vs. nach SE n.s. in 2. Nachthälfte
Yamaguchi (1978)	n = 10	?	?	vor SE vs. nach SE n.s.

Tabelle 2. Dexamethasonsuppressionstest vor SE

Autoren		Suppressors	Non-Supressors	
Holsboer-Trachsler et al. (1986)	NR	32	26	58
Joffe et al. (1984)				
Lee et al. (1983)	R	21	28	49
Nasrallah (1982)				
Kuhs (1985)		————	————	
		53	54	107

$$\text{Chi}^2\text{–Test: Pearson} = 1,61$$
$$p < 0,2$$

mit einer positiven Response assoziiert ist. Wenn Cortisol als grobes Maß für „Arousal" akzeptiert wird, dann sind die SE-Befunde am sichersten vereinbar mit einer Theorie, wonach einige depressive Patienten ein zu geringes „Arousalniveau" haben und „schlafgesättigt" sind und ein SE bei dieser Gruppe das „Arousalniveau" mit seinen assoziierten neurobiologischen Vorgängen anhebt. Danach wären auch depressive Schlafstörungen eine bereits kompensatorische Schlafreduktion. Inwieweit solche Ableitungen aus SE-Befunden verallgemeinerbar sind und ein Hypercortisolismus in depressiven Episoden allgemein als ein primär (fehl-)adaptativer Prozeß gesehen werden kann, bleibt offen.

Zusammenfassung

1. SE bei Depressiven zeigt ein ähnliches Cortisolsekretionsmuster wie SE bei gesunden Kontrollen.
2. R und NR unterscheiden sich wahrscheinlich nicht vor SE.
3. R haben während und nach SE möglicherweise einen stärkeren Cortisolanstieg als NR.

2. Die Beta-Endorphine

Die Beta-Endorphine sollten theoretisch parallel zu ACTH und Cortisol sezerniert werden und könnten damit die Befunde zur Clukocorticoidachse ergänzen. Tatsächlich korrelierte es in den zwei Studien mit Cortisol (Ebert et al. 1994), aber nicht mit ACTH (Kaschka et al. 1992). Nach einem SE steigen die Endorphine ähnlich wie Cortisol wahrscheinlich an, die bisherigen wenigen Ergebnisse sprechen aber eher dafür, daß R niedrigere Plasmaspiegel haben als NR, also entgegengesetzt zum Cortisol. Eine Bedeutung für den antidepressiven Wirkmechanismus ist nicht zu erkennen.

Tabelle 3. Beta-Endorphine

Autor	Zahl	vor SE (m ± sd)	nach SE	Anmerkung
Ebert et al. (1994)	n = 16 8 R	6,26 ± 2,95 pmol/1/h	6,05 ±2,73	kontinuierliche Bestimmungen von 7.30–10.00; Differenz vor SE minus nach SE bei R vs. NR p < 0,05;
	8 NR	8,44 ± 4,92	9,91 ± 6,12	alle anderen Vergleiche n.s.
Kaschka et al. (1992)	n = 30 20 R	8,4 ± 4,2 pmol/1	10,2 ± 7,1	NR vor SE vs. nach SE p < 0,05;
	10 NR	7,9 ± 8,6	9,5 ± 9,9	alle anderen Vergleiche n.s.

Tabelle 4. TSH

Autor	Zahl	vor SE (m ± sd)	nach SE	Anmerkung
Kaschka et al. (1989)	n = 22 9 R 13 NR	1,53 ± 0,63 mU/l 1,59 ± 0,71 1,48 ± 0,59	2,25 ± 0,89 2,46 ± 0,72 2,07 ± 1,01	vor SE vs. nach SE alle Patienten $p < 0,05$; vor SE vs. nach SE bei R $p < 0,05$; vor SE vs. nach SE bei NR n.s.
Baumgartner et al. (1991 I)	n = 50 15 R 14 NR	1,40 ± 1,35 mU/l 1,51 ± 1,51 1,58 ± 1,96	2,14 ± 1,84 2,79 ± 2,52 1,80 ± 1,96	vor SE vs. nach SE alle Patienten $p < 0,05$; Differenz vor SE minus nach SE R vs. NR $p < 0,05$;
Baumgartner et al. (1990 II)	n = 14 7 R 7 NR	?	?	kontinuierliche stdl. Bestimmungen; vor SE < nach SE $p < 0,05$ alle Patienten, während stärkerer Anstieg R als NR während SE, n.s.
Kasper et al. (1988)	n = 32 16 R 16 NR	1,10 ± 0,7 uU/l 1,10 ± 0,7	1,40 ± 0,8 1,40 ± 0,7	Bestimmung um 2.00; vor SE vs. während SE $p < 0,05$ R vs. NR n.s.
Leibenluft et al. (1993)	n = 11	?	?	wiederholter partieller SE: TSH steigt nach dem 1. SE, fällt nach dem 2. SE; ist nach mehreren SE höher als zu Beginn $p < 0,05$;
Sack et al. (1988)	n = 8	?	?	kontinuierliche 30-min-Bestimmungen; vor SE < nach SE n.s.
Kontrollen				
Brabant et al. (1990) Palmblad et al. (1979) Parker et al. (1976) Parker et al. (1987) Sack et al. (1988)	n = 6 n = 10 n = 10 n = 4 n = 8			TSH erhöht während und nach SE; bei Sack et al. (1988) ist TSH bei Kontrollen signifikant erhöht im Vergleich zu Depressiven.

Tabelle 5. T3, fT3

Autor	Zahl		vor SE (m ± sd)	nach SE	Anmerkung
Baumgartner et al. (1990 I)	n = 50	T3	$1,03 \pm 0,28$ pg/ml	$1,45 \pm 0,34$	vor SE vs. nach SE p < 0,05
		fT3	$4,61 \pm 1,28$	$5,53 \pm 1,84$	vor SE vs. nach SE p < 0,05; keine signifikante Korrelation mit SE-Response
Baumgartner et al. (1990 II)	n = 14		?	?	kontinuierliche stdl. Bestimmungen; T3 vor SE < während/nach SE; fT3 vor SE < während/nach SE p < 0,05; T3 vor SE in R > NR p < 0,05; Anstieg T3 während SE NR > R p < 0,05.
	7 R				
	7 NR				
Kaschka et al. (1989)	n = 22	T3	$100,73 \pm 22,07$ ng/ml	$121,70 \pm 24,39$	vor SE vs. nach SE in R und NR p < 0,05.
	9R		$96,78 \pm 24,09$	$121,44 \pm 29,98$	
	13 NR		$103,95 \pm 20,88$	$121,91 \pm 20,27$	
	n = 22	fT3	$5,45 \pm 0,82$ pg/ml	$6,46 \pm 1,17$	
	9 R		$5,41 \pm 1,08$	$6,60 \pm 1,27$	
	13 NR		$5,48 \pm 0,69$	$6,40 \pm 1,18$	
Kontrollen					
Palmblad et al. (1979)	n = 10		?	?	
Gillberg et al. (1981)	n = 12		?	?	vor SE < nach SE

Tabelle 6. T4, fT4

Autor			vor SE	nach SE	Anmerkung
Baumgartner et al. (1990 I)	n = 50	T4	88,4 ± 22,8 ng/ml	95,5 ± 23,2	T4 vor SE < nach SE alle Patienten p < 0,05; fT4, T4 vor SE R < NR, p < 0,05
	n = 15 R		91,3 ± 20,1	95,3 ± 18,9	
	n = 14 NR		73,8 ± 17,9	85,3 ± 20,9	
	n = 39	fT4	17,3 ± 6,1 pg/ml	17,9 ± 3,9	
	n = 15 R		18,1 ± 4,9	?.	
	n = 14 NR		13,5 ± 2,6	?.	
Baumgartner et al. (1990 II)	n = 25	T4	92,3 ± 26,9	93,7 ± 26,9	kontinuierliche stdl. Bestimmungen; R > NR vor SE p < 0,05; Korrelation Anstieg T4 zu SE-Response p < 0,05; Anstieg NR > R p < 0,05.
		fT4	16,3 ± 4,3	16,6 ± 4,2	
Kaschka et al. (1989)	n = 22	T4	6,40 ± 1,14 ng/ml	7,33 ± 1,01	T4 und fTe vor SE < nach SE in R und NR p < 0,05; keine Kirrelation mit SE-Response.
	9 R		5,99 ± 0,09	7,07 ± 0,96	
	13 NR		6,72 ± 1,26	7,52 ± 1,06	
	n = 22	fT4	1,05 ± 0,17 pg/ml	1,24 ± 0,19	
	9 R		1,05 ± 0,21	1,31 ± 0,20	
	13 NR		1,05 ± 0,14	1,18 ± 0,17	
Kontrollen					
Palmblad et al. (1979)	n = 10				
Gillberg et al. (1981)	n = 12				vor SE < nach SE

3. Die Schilddrüsenachse

Die Schilddrüsenachse wird in einer depressiven Episode während und nach einem SE aktiviert. Sowohl TSH als auch T3, fT3, T4 und fT4 steigen an im Vergleich zur Nacht vor einem SE. Da gesunde Kontrollen das gleiche Muster zeigen, ist dies eine physiologische, keine depressionsspezifische Reaktion: Der physiologische nächtliche TSH-Anstieg wird durch einen SE potenziert. Über dieses prinzipielle Muster hinaus scheinen aber in einer depressiven Episode die Amplituden des nächtlichen TSH-Anstiegs sowohl während des Schlafes als auch während eines SEs reduziert zu sein (z. B. Sack et al. 1988).

Beim TSH weist die Zusammenschau aller Studien in eine eindeutige Richtung, die bei den einzelnen Studien meist verborgen blieb: R haben einen stärkeren Anstieg bei einem SE als NR (und nähern sich dadurch stärker Gesunden an). Vor SE sind die beiden Gruppen nicht verschieden. Für die anderen Hormone der Schilddrüsenachse finden einzelne Studien zwar Differenzen zwischen R und NR, in der Gesamtschau zeichnet sich aber kein einheitliches Bild ab, und die beiden Gruppen scheinen sich nicht zu unterscheiden.

Zusammenfassung

1. Alle Hormone der Schilddrüsenachse werden bei Depressiven und bei Gesunden durch einen SE vermehrt freigesetzt.

2. Bei Depressiven ist der physiologische nächtliche TSH-Anstieg möglicherweise reduziert.

3. R haben wahrscheinlich einen stärkeren nächtlichen oder morgendlichen TSH-Anstieg bei einem SE als NR.

4. Wachstumshormon

Die wenigen, in ihrem Ergebnis auch noch differenten Studien bei depressiven Episoden lassen keinen Trend erkennen. Die Studie, die die pulsatile HGH-Sekretion besser berücksichtigt, spricht dafür, daß in depressiven Episoden nach einem SE eine physiologisch verminderte HGH-Sekretion wie bei Gesunden meßbar ist.

5. Prolaktin

Die Prolaktinsekretion, die sowohl einer circadianen, an den Schlaf-Wach-Rhythmus gebundenen Steuerung unterliegt als auch dopaminerg gehemmt werden kann, ist in der depressiven Episode während oder nach einem SE physiologisch vermindert. Direkte Vergleiche mit Kontrollen fehlen, aber auch Gesunde zeigen ein vergleichbares Muster.

Tabelle 7. HGH

Autor	Zahl	vor SE (m ± sd)	nach SE	Anmerkung
Baumgartner (1990)	n = 14	(5 Uhr)		kontinuierliche stdl. Bestimmungen; R > NR p < 0,05 vor SE um 5 Uhr; R nach SE > vor SE p < 0,05; positive Korrelation mit SE-Response p < 0,05.
	7 R	1,7 ± 0,8 ng/ml	?	
	7 NR	0,3 ± 0,5 ng/ml	?	
Ebert (1992)	n = 11			
	6 R	3,10 ± 5,34 ng/ml	0,93 ± 1,27	kontinuierliche Bestimmungen von 7–9 Uhr;
	5 NR	3,32 ± 4,98	1,78 ± 1,53	alle Vergleiche n.s.

Kontrollen

Autor	Zahl	vor SE	nach SE	
Davidson et al. (1991)	n = 10	1,81 ng/ml (Mittel Tag + Nacht)	0,18 ng/ml	vor SE > nach SE p < 0,05;
Strassman et al. (1987)	n = 11	?	?	kontinuierliche Bestimmungen; vor SE > nach SE

Tabelle 8. Prolaktin

Autor	Zahl	vor SE (m ± sd)	nach SE	Anmerkung
Baumgartner et al. (1990 I)	n = 21	8,96 ± 9,58 ng/ml	7,98 ± 5,77	alle Vergleiche und Korrelationen n.s.; signifikanter Abfall in 16 Patienten, Anstieg bei 5;
Baumgartner et al. (1990 II)	n = 13 7 R 6 NR	?	?	kontinuierliche 2-stdl. Bestimmungen; R vor SE > nach SE um 3, 5, 7 Uhr $p < 0,05$; NR vor SE > nach SE um 1, 3, 7 Uhr $p < 0,05$; R > NR vor SE um 22 Uhr, nach SE um 3 Uhr; Korrelation mit SE-Response n.s.
Ebert (1993)	n = 14 8 R 6 NR	249,13 ± 197,44 uU/ml 261,17 ± 197,45	182,5 ± 128,67 217,83 ± 109,71	vor SE > nach SE in R und NR $p < 0,05$;
Kasper (1988)	n = 32 16 R 16 NR	19,1 ± 12 ng/ml 20,8 ± 19	10,6 ± 5 11,6 ± 8,7	Blutentnahme 2 Uhr; vor SE > nach SE $p < 0,05$; Korrelation mit SE-Response n.s.

Kontrollen

Autor	Zahl	vor SE	nach SE	Anmerkung
Calil et al. (1987)	n = 10	?	?	vor SE > nach SE $p < 0,05$.

Es zeichnet sich ein Trend ab, daß innerhalb der Gruppe der Depressiven bei R die Prolaktinsekretion nach einem SE stärker supprimiert wird
als bei NR. Dies wird auch dadurch gestützt, daß R eine stärkere post-SE-
Prolaktinantwort nach Sulpirid zeigen als NR, ein Ergebnis, das als ein Hinweis auf eine stärkere Dopaminfreisetzung während eines SEs mit konsekutiver Herunterregulation agonistischer Rezeptorzustände gewertet werden kann (Ebert et al. 1993).

Zusammenfassung

1. Prolaktin wird während und nach einem SE vermindert sezerniert.
2. Es ist möglich, daß die Suppression bei R stärker ausgeprägt ist als bei
NR.

6. Die Katecholamine

Die SE-assoziierten oben genannten hormonellen Veränderungen können
theoretisch mit Änderungen der katecholaminergen Aktivität gekoppelt
sein, die mit der Ätiologie einer depressiven Episode häufig in Verbindung
gebracht wird. Hier ist besonders darauf hinzuweisen, daß periphere Messungen der Abbauprodukte von Dopamin und Noradrenalin (HVA = Homovanillinmandelsäure, VMA = 3-Methoxy-4-Hydroxymandelsäure, MHPG
= Methoxy-4-Hydroxyphenylglycol) nur zu etwa 20% die Verhältnisse im
ZNS widerspiegeln, VMA wahrscheinlich sogar ausschließlich ein Marker
des peripheren Noradrenalinsystems ist, und Liquorbestimmungen deswegen in der Interpretation deutlich übergewichtet werden müssen.

Es fehlen ausreichende Vergleichsmöglichkeiten mit Kontrollen, so daß
offen bleiben muß, ob es sich bei den SE-induzierten Katecholamineffek-
ten in einer depressiven Episode um physiologische Änderungen handelt.
Insgesamt scheinen HVA und VMA nach einem SE anzusteigen als Hinweis
auf eine erhöhte zentrale/periphere dopaminerge und periphere noradrenerge Aktivität. Auch MHPG als ein Marker der zentralen/peripheren
noradrenergen Aktivität steigt in der Gesamtgruppe der Depressiven (und
bei Kontrollen) nach einem SE leicht an, ohne daß die Ergebnisse ähnlich
eindeutig wären wie bei HVA und VMA.

Die Betrachtung der Gesamtgruppe depressiver Patienten ist allerdings
bei den Katecholaminen weniger aufschlußreich, statt dessen differieren
hier aber R und NR mehr als in allen humoralen Systemen: HVA und VMA
sind niedriger bei R als bei NR vor einem SE und steigen durch einen SE
bei R, fallen bei NR. Vor allem für HVA heißt dies, daß ein SE um so besser
wirkt, je geringer der Dopaminumsatz bei dem Patienten vor dem SE ist
und je ausgeprägter er durch einen SE aktiviert wird. Dies wäre mit Hypothesen vereinbar, die einen katecholaminergen (dopaminergen) Wirkmechanismus beim SE postulieren, und die Befunde passen zu dem postulierten Trend beim Prolaktinsystem. Bei einer IBZM-SPECT-Untersuchung

Tabelle 9. HVA

Autor	Zahl	vor SE (m ± sd)	nach SE	Anmerkung
Gerner et al. (1979)	n = 25 13 R 8 NR	?	?	Liquor; vor SE R < NR p < 0,05, nach SE Anstieg R > NR;
Müller et al. (1993)	n = 9	2,95 ± 1,17 ug/ml creat.	5,26 ± 2,31	Sammelurin; vor SE vs. nach SE p < 0,05
Post et al. (1976)	n = 15 R NR	16,5 ± 6,2 ng/ml 28,1 ± 7,1	18,6 ± 7,5 27,9 ± 6,0	Liquor; vor SE vs. nach SE n.s.; R < NR;
Roy-Byrne et al. (1984)	n = 25	?	?	Liquor; Korrelation HVA vor SE und SE-Response p < 0,05: je niedriger HVA, um so besser Response

Tabelle 10. VMA

Autor	Zahl	vor SE (m ± sd)	nach SE	Anmerkung
Matussek et al. (1974)	n = 14 7 R 7 NR	?	?	Sammelurin; bei R vor SE < nach SE p < 0,05 bei NR vor SE = nach SE
Müller et al. (1993)	n = 9	3,15 ± 0,98 ug/ml creat.	4,84 ± 1,66	Sammelurin; vor SE vs. nach SE p < 0,05; Korrelation mit SE-Response p < 0,05: Je höher VMA vor SE, um so schlechter die Response; je stärker der Anstieg nach SE, um so bessere die Response.

Tabelle 11. MHPG

Autor	Zahl	vor SE (m ± sd)	nach SE	Anmerkung
Gerner et al. (1979)	n = 13 9 R 4 NR	17 ± 2 ng/ml 9 ± 1	12 ± 2 13 ± 2	Liquor; vor SE r > NR; nach SE Anstieg NR, Abfall R; p < 0,05
Matussek (1977)	n = 14 7 R 7 Nr	1,66 ± 0,78 ug/mg creat. 0,70 ± 0,32		Sammelurin; vor SE R > NR p < 0,05; nach SE Anstieg NR, Abfall R n.s.; je höher vor SE, um so höhere Response p < 0,05
Müller et al. (1993)	n = 9 (gesamt MHPG) (MHPG-Sulfat)	2,15 ± 0,79 ug/ml creat. 0,83 ± 0,49	3,07 ± 1,02 1,49 ± 0,45	Sammelurin; MHPG-Sulfat vor SE vs. nach SE p < 0,05; Korrelation mit SE-Response n.s.
Post et al. (1976)	10 R 9 NR	15,9 ± 2,7 ng/ml 8,7 ± 2,0	12,1 ± 2,4 14,1 ± 2,5	Liquor;; R vs. NR p < 0,05: vor SE R > NR; nach SE Abfall R, Anstieg NR.
Roy-Byrne et al. (1984)	n = 20 9 R 11 NR	?	?	Liquor; Differenz vor SE und nach SE bei R vs. NR p < 0,05: R > NR vor SE und Abfall nach SE; NR Anstieg nach SE.
Kontrollen				
Matussek (1977)	n = 5	0,75 ± 0,35 ug/mg creat.	1,09 ± 0,20	

wurden entsprechende Ergebnisse gefunden, wonach die Dopaminfreisetzung bei R nach einem SE größer ist als bei NR (Ebert et al. 1994). Beim
MHPG sind die Verhältnisse genau umgekehrt: R haben einen höheren
Noradrenalinumsatz vor SE als NR, der durch einen SE supprimiert wird,
während der Umsatz bei NR ansteigt. In der Gesamtschau verschieben sich
also die Gleichgewichte innerhalb des katecholaminergen Systems bei R
und NR unterschiedlich.

Zusammenfassung

1. Wahrscheinlich wird der Gesamtumsatz der Katecholamine durch einen SE in einer depressiven Episode erhöht.
2. HVA und VMA sind wahrscheinlich bei R niedriger als bei NR vor einem SE und steigen durch einen SE bei R, fallen bei NR.
3. MHPG ist wahrscheinlich bei R höher als bei NR vor einem SE und
fällt nach einem SE bei R, steigt bei NR.

7. Andere Systeme

Bei der 5-Hydroxyindolessigsäure, dem Hauptmetaboliten des Serotonins,
fanden sich im Liquor bisher keine Unterschiede oder Trends vor und
nach einem SE oder bei R und NR (Gerner et al. 1979, Post et al. 1976).
Bei den Sexualhormonen unterscheiden sich Depressive und Kontrollen wahrscheinlich nicht in ihrem Reaktionsmuster auf einen SE: Testosteron sinkt (Baumgartner et al. 1990, Gonzales-Santos et al. 1989, Singer
und Zumoff 1992, Strassmann et al. 1991), Estradiol steigt möglicherweise
an (Baumgartner et al. 1990, Gonzales-Santos 1989), und LH und FSH
bleiben wahrscheinlich weitgehend unbeeinflußt (Baumgartner et al.
1990, Gonzales-Santos 1989). Möglicherweise haben R höhere Testosteronspiegel als NR (Baumgartner 1990).
Zum Melatonin fehlen ausreichend aussagekräftige Untersuchungen. 5
Patienten in einer depressiven Episode hatten keinen ähnlich großen Melatoninanstieg wie 6 Kontrollen nach einem SE (Jimerson et al. 1977, SE-in-
duzierter Melatoninanstieg bei Gesunden auch bei Salin-Pascual 1988).

Zusammenfassung

Insgesamt erfolgt die prinzipielle humorale Antwort auf einen SE bei depressiven Patienten nach einem physiologischen Muster genau wie bei Gesunden. Dies heißt nicht, daß das Ausmaß dieser Reaktion und die humoralen Ausgangsbedingungen nicht doch verschieden sind, nur fehlen hierzu ausreichende direkte Vergleiche. Dazu kommt, daß gleiche humorale
Effekte und assoziierte Veränderungen auf Neurotransmitterebene durchaus bei Depressiven und Gesunden verschiedene psychische Auswirkungen

haben können, sei es direkt oder indirekt über assoziierte physiologische Neurotransmitterwirkungen.

Innerhalb dieser Bandbreite physiologischer Reaktionsmuster gibt es Unterschiede zwischen depressiven R und NR, die Hinweise auf Subtypen depressiver Zustände geben und auf Wirkbedingungen eines SEs. R scheinen beim SE die TSH-Sekretion stärker zu aktivieren und sich dadurch ähnlicher wie Gesunde zu verhalten als NR. Auch der Dopaminumsatz und die Dopaminfreisetzung und der periphere Noradrenalinumsatz werden bei R vergleichsweise stärker erhöht oder sind vor dem SE niedriger, und die Gleichgewichte innerhalb des katecholaminergen Systems werden unterschiedlich beeinflußt. Wenn noch berücksichtigt wird, daß bei den R während eines SEs möglicherweise auch die Cortisolsekretion stärker stimuliert wird als bei den NR, so läßt sich vorsichtig folgern, daß genau die depressiven Patienten von einem SE profitieren, die durch einen SE humorale Systeme oder Neurotransmittersysteme aktivieren oder zumindest im Vergleich zum Ausgangszustand modifizieren können, die mit „Arousal", Aktivierung und bestimmten Formen von „Streß" auf phänomenologischer Ebene verbunden sind. Die bisherigen Untersuchungen lassen keine sicheren weitergehenden Schlüsse zu, ob diesen Effekten über eine epiphänomenale Ebene hinaus auch eine Bedeutung bezüglich der neurobiologischen Wirkmechanismen zukommt.

Anmerkung zum Literaturverzeichnis

Neben den im Text erwähnten Studien sind auch die aufgeführt, die von humoralen Aspekten beim SE handeln, aber aufgrund der Eingangsbedingungen nicht in die Auswertung aufgenommen werden konnten.

Literatur

Akerstedt T, Palmblad J, de la Torre B, Marana R, Gillberg M (1980) Adrenocortical and gonadal steroids during sleep deprivation. Sleep 3: 23–30

Baumgartner A, Haug HJ (1988) Thyroid hormones during sleep deprivation. Biol Psychiatry 23: 537–538

Baumgartner A, Gräf KJ, Kürten I, Meinhold H, Scholz P (1990) Neuroendocrinological investigations during sleep deprivation in depression. I. Early morning levels of thyrotropin, TH, cortisol, prolactin, LH, FSH, estradiol, and testosteron. Biol Psychiatry 28: 556–568

Baumgartner A, Riemann D, Berger M (1990) Neuroendocrinological investigations during sleep deprivation in depression. II. Longitudinal measurement of thyrotropin, TH, cortisol, prolactin, GH, and LH during sleep and sleep deprivation. Biol Psychiatry 28: 569–587

Baumgartner A, Gräf KJ, Kürten I, Meinhold H (1990) Thyrotropin (TSH) and thyroid hormone concentrations during partial sleep deprivation in patients with major depressive disorder. J Psychiat Res 24: 281–292

Baumgartner A, Dietzel M, Saletu B, Wolf R, Campos-Barros A, Gräf KJ, Kürten I, Mannsmann U (1993) Influence of partial sleep deprivation on the secretion of thyrotropin, thyroid hormones, growth hormones, prolactin, luteinizing hormone, follicle stimulating hormone, and estradion in healthy young women. Psychiatry Res 48: 153–178

Baumgartner A, Sucher N (1990) Physical activity and posture influence on TSH and thyreoid hormones during sleep deprivation. Psychiatry Res 34, 2: 213–215

Bouhuys AL, Flentge F, Hoffdakker RH van den (1990) Effects of total sleep deprivation on urinary cortisol, self-rated arousal, and mood in depressed patients. Psychiatry Res 34: 149–162

Brabant G, Prank K, Ranft U, Schuermeyer T, Wagner TOF, Hauser H, Kummer B, Feistner H, Hesch RD, Mühlen A Von Zur (1990) Physiological regulation of circadian and pulsatile thyrotropin secretion in normal man and woman. Clin Endocrinol Metabol 70: 403–409

Calil HM, Zwicker AP (1987) Effects of desipramine and total sleep deprivation on hormonal levels of healthy subjects. Psychiatry Res 21: 337–348

Davidson JR, MOldofsky H, Lue FA (1991) Growth hormone and cortisol secretion in relation to sleep and wakefulness. J Psychiatr Neurosci 16, 2

Ebert D, Kaschka WP, Schrell U (1992) Human growth hormone before and after sleep deprivation. Eur Psychiatry 7: 197

Ebert D, Kaschka W, Stegbauer P, Schrell U (1993) Prolactin response to sulpiride before and after sleep deprivation in depression. Biol Psychiatry 33: 666–669

Ebert D, Kaschka WP, Loew T, Beck G (1994) Cortisol and beta-endorphin responses to sleep deprivation in major depression – the hyperarousal theories of sleep deprivation. Neuropsychobiology 29: 64–68

Gerner R, Post R, Gillin JC, Bunney WE (1979) Biological and behavioral effects of one night's sleep deprivation in depressed patients and normals. J Psychiat Res 15: 21–41

Gillberg M, Akerstedt T (1981) Sleep deprivation in normals: some psychological and biochemical data from three studies. In: Koella PW, Rüther E (eds) Sleep 1980. Karger, Basel, pp 16–21

Gonzales-Santos MR, Gaja-Rodriguez OV, Alonso-Uriarte, Sojo-Aranda I, Cortes-Gallegos V (1989) Sleep deprivation and adaptive hormonal responses of healthy men. Arch Androl 22: 203–207

Goetze U, Tölle R (1987) Circadian rhythm of free urinary cortisol, temperature and heart rate in endogenous depressives and under antidepressant therapy. Neuropsychobiology 18: 175–184

Holsboer-Trachsler E, Ernst K (1986) Sustained antidepressive effect of repeated partial sleep deprivation. Psychopathology 19: 172–176

Holsboer-Trachsler E, Wiedermann K, Holsboer F (1988) Serial partial sleep deprivation in depression – clinical effects and dexamethasone suppression test results. Neuropsychobiology 19: 73–78

Jimerson DC, Lynch HJ, Post RM, Wirtman RJ, Bunney WE (1977) Urinary melatonin rhythms during sleep deprivation in depressed patients and normals. Life Sci 20: 1501–1508

Joffe R, Brown P, Bienenstock A, Mitton J (1984) Neuroendocrine predictors of the antidepressant effect of partial sleep deprivation. Biol Psychiatry 19, 3

Kapen S, Boyar RM, Finkelstein JW, Hellman L, Weitzman ED (1974) Effect of sleep-wake cycle reversal on luteinizing hormone secretory pattern in puberty. J Clin Endocrinol Metabol 39: 293–299

Kaschka WP, Flügel D, Negele-Anetsberger J, Schlecht A (1989) Total sleep deprivation and thyroid function in depression. Psychiatry Res 29: 231–234

Kaschka WP, Braunwarth WD, Flügel D, Beck G, Ebert D (1992) Effects of sleep deprivation on the endogenous opioid system in patients with depression. Eur J Psychiatry 6, 3: 143–146

Kasper S, Moises HW, Beckmann H (1983) Dexamethasone suppression test combined with total sleep deprivation in depressed patients. Psychiatria Clin 16: 17–25

Kasper S, Sack DA, Wehr TA, Kick H, Voll G, Vieira A (1988) Nocturnal TSH and prolactin secretion during sleep deprivation and prediction of antidepressant response in patients with major depression. Biol Psychiatry 24: 631–641

Kasper S, Vieira A, Wehr TA, Kick H, Voll G, Murphy DL (1988) Serotonergically induced hormonal responses and the antidepressant effect of total sleep deprivation in patients with major depression. Psychopharmacol Bull 24, 3: 450–453

Kuhs H (1985) Dexamethasone suppression test and sleep deprivation in endogenous depression. J Affect Disord 9: 121–126

Kvist J, Kirkegaard C (1980) Effect of repeated sleep deprivation on clinical symptoms and the TRH test in endogenous depression. Frederiksberg Hospital, Copenhagen, Denmark

Lal S, Thavundayil J, Nair NPV, Etienne P, Rastogi R, Schwartz G, Pulman J, Guyda H (1981) Effect of sleep deprivation on dopamin receptor function in normal subjects. J Neural Transm 10: 19–45

Lee MA, Taylor MA (1983) Cortisol suppression and circadian rhythm in endogenous depression: a preliminary report. Biol Psychiatry 18, 10

Leibenluft E, Moul ED, Schwartz PJ, Madden PA, Wehr TA (1992) A clinical trial of sleep deprivation in combination with antidepressant medication. Psychiatry Res 46: 213–227

Matussek N, Ackenheil M, Athen D, Beckmann H, Benkert O, Dittmer T, Hippius H, Loosen P, Rüther E, Scheller M (1974) Catecholamine metabolism under sleep deprivation therapy of improved depressed patients. Pharmakopsychiat 7: 108–114

Matussek N, Römisch P, Ackenheil M (1977) MHPG excretion during sleep deprivation in endogenous depression. Neuropsychobiology 3: 23–29

Minuto F, Underwood LE, Grimaldi P, Furlanetto RW, Van Wyck JJ, Giordano G (1981) Decreased serum somatomedin C concentrations during sleep: temporal relationship to the nocturnal surges of growth hormone and prolactine. J Clin Endocrinol Metab 52: 399–403

Müller HU, Riemann D, Berger M, Müller WE (1993) The influence of total sleep deprivation on urinary excretion of catecholamine metabolites in major depression. Acta Psychiatr Scand 88: 16–20

Nasrallah HA, Kuperman S, Coryell W (1980) Reversal of dexamethasone nonsuppression with sleep deprivation in primary depression. Am J Psychiatry 137: 11

Nasrallah HA, Coryell WH (1982) Dexamethasone nonsuppression predicts the antidepressant effects of sleep deprivation. Psychiatry Res 6: 61–64

Palmblad J, Akerstedt T, Fröberg J, Melander A, Von Schenck H (1979) Thyroid and adrenomedullary reactions during sleep deprivation. Acta Endocrinol 90: 233–239

Parker DC, Sassin JF, Mace JW, Gotlin RW, Rossman LG (1969) Human growth hormone release during sleep: electroencephalic correlation. J Endocrinol Metabol 29: 871–874

Parker DC, Pekary AE, Hershman JM (1976) Effect of normal and reversed sleep-wake cycles upon nyctohemeral rhythmicity of plasma thyrotropin: evidence suggestive of an inhibitory influence in sleep. J Endocrinol Metabol 43: 318–329

Parker DC, Rossman LG, Kripke DF, Gibson W, Wilson K (1979) Rhythmicities in human growth hormone concentrations in plasma. In: Krieger DT (ed) Endocrine rhythms. Raven, New York, pp 143–173

Post RM, Kotin J, Goodwin FK (1976) Effects of sleep deprivation on mood and central amine metabilsm in depressed patients. Arch Gen Psychiatry 33: 627–632

Roy-Byrne PP, Uhde TW, Post RM (1984) Antidepressant effects of one night's sleep deprivation: clinical and theoretical implications. In: Post RM, Ballenger JC (eds) Neurobiology of mood disorders. Williams and Wilkins, Baltimore, pp 817–835

Sack DA, James SP, Rosenthal NE, Wehr TA (1988) Deficient nocturnal surge of TSH secretion during sleep and sleep deprivation in rapid-cycling bipolar illness. Psychiatry Res 23: 179–191

Saletu B, Dietzel M, Lesch OM, Masulek M, Walter H, Gründberger J (1986) Effect of biologically active light and partial sleep deprivation on sleep awakening and circadian rhythms in normals. Eur Neurol 25, 2: 82–92

Salin-Pascual RJ, Ortega-Soto H, Huerto-Delgadillo LH, Camacho-Arroyo I, Roldan-roldan G, Tamarkin L (1988) The effect of total sleep deprivation on plasma melatonin and cortisol in healthy human volunteers. Sleep 11 (4): 362–369

Sassin JF, Frantz AG, Kapen S, Weitzman ED (1973) The nocturnal rise of human prolactin is dependant on sleep. J Endocrinol Metabol 37: 436–440

Singer F, Zumoff B (1992) Subnormal serum testosteron levels in male internal medicine residents. Steroids 57: 86–89

Strassman RJ, Peake GT, Qualls CR, Lisansky EJ (1987) A model for the study of acute effects of melatonin in man. J Endocrinol Metabol 65: 847–852

Strassman RJ Clifford RQ, Lisansky EJ, Peake GT (1991) Sleep deprivation reduces LH secretion in men independently of melatonin. Acta Endocrinol 124: 646–651

Touitou Y, Benoit O, Foret J, Aguirre A, Bogdan A, Clodore M, Touitou C (1992) Effects of a two-hour early awakening and of bright light exposure on plasma patterns of cortisol, melatonin, prolactin and testosterone in man. Acta Endocrinol 126: 201–205

Weitzman ED, Zimmerman JC, Czeisler CA, Ronda J (1983) Cortisol secretion is inhibited during sleep in normal man. J Clin Endocrinol Metabol 56, 2

Yamaguchi N, Maede K, Kuromaru S (1978) The effects of sleep deprivation on the circadian rhythm of plasma cortisol levels in depressive patients. Folia Psychiatr Neurol Japon 32, 4

Korrespondenz: PD Dr. D. Ebert, Psychiatrische Universitätsklinik, D-79104 Freiburg, Bundesrepublik Deutschland

Biologische Befunde bei wiederholter Anwendung des therapeutischen Schlafentzugs (Wachtherapie)

H. Kuhs und **D. Färber**

Einleitung

Die antidepressive Wirksamkeit von therapeutischem Schlafentzug (syn. Wachtherapie) ist unbestritten (s. Beitrag von Rudolf in diesem Buch). Gleichwohl sprechen depressive Patienten aus noch nicht geklärter Ursache im Verlaufe der Behandlung bzw. Erkrankungsphase sehr unterschiedlich auf Wachtherapie an:

Ein günstiger antidepressiver Soforteffekt der ersten Wachtherapie geht nach Leibenluft et al. (1993), Holsboer-Trachsler et al. (1988) und Vovin und Fakturovich (1985) mit einem günstigen Gesamtbehandlungsergebnis wiederholter Wachtherapiebehandlungen einher; nach Fähndrich (1981) und Zander et al. (1981) besteht ein derartiger Zusammenhang dagegen nicht.

Telger et al. (1990) fanden, daß regelmäßige Response auf drei Wachtherapien in wöchentlichen Abständen ebenso selten ist wie regelmäßige Nonresponse. Auch nach Kasper et al. (1990) korreliert die Sofortwirkung von zwei Wachtherapien in wöchentlichen Abständen nicht miteinander.

Roy-Byrne et al. (1984) beobachteten in Einzelfalluntersuchungen bei wiederholter Anwendung der Wachtherapie eine abnehmende und verzögerte antidepressive Wirksamkeit und stellten diese der Toleranzentwicklung bei Medikamenten an die Seite. Bei sog. rapid cyclern (bipolare Verlaufsform) nehmen Gill et al. (1993) demgegenüber aufgrund von Einzelfallbeobachtungen an, daß mit zunehmender Länge der depressiven Phase die Ansprechbarkeit auf Wachtherapie zunimmt.

Derartige Befunde lassen vermuten, daß sich die der Depression zugrundeliegenden neurobiologischen Substrate im Behandlungs- bzw. Krankheitsverlauf verändern. Auch könnten biologische Adaptations- und Habituationsvorgänge dazu beitragen, daß je nach Untersuchungszeitpunkt zwischen den klinischen und biologischen Wirkungen der Wachtherapie ein unterschiedlicher Zusammenhang besteht. Jedenfalls ist auffällig, daß Untersuchungen über die neurobiologischen Korrelate der antidepressiven Wirkung der Wachtherapie bislang zu widersprüchlichen Befunden geführt haben (s. die entsprechenden Kapitel in diesem Buch). Dies betrifft sowohl die prädiktive Bedeutung biologischer Parameter für die Wirksamkeit der Wachtherapie als auch die biologischen Veränderungen während Wachtherapie und deren Beziehung zu klinischen Wachtherapie-effekten.

Untersuchungen zur biologischen Wachtherapieforschung wurden bisher fast ausschließlich unmittelbar vor, während und nach einer *einzelnen* Wachtherapie durchgeführt (Kuhs und Tölle 1991). Longitudinale Studien im Verlaufe einer Serie von Wachtherapiebehandlungen sind dagegen selten. Eine solche Vorgehensweise ist aber abgesehen von den obigen Erwägungen auch deshalb zu fordern, weil Wachtherapie meist wiederholt angewendet wird, da einmalige Wachtherapie nur ausnahmsweise eine dauerhafte Besserung bewirkt, sondern in der Regel von einer Wiederverschlechterung des Befindens gefolgt wird (s. Beitrag von Wiegand in diesem Buch). So ist die Untersuchung einer einzelnen Wachtherapie unter experimentellen Gesichtspunkten (weitgehende Kontrolle anderer therapiebeeinflussender Variablen) zwar naheliegend, spiegelt aber nicht die klinische Behandlungspraxis wider.

Biologische Untersuchungen während Wachtherapieserien

Psycho -und neurophysiologische Untersuchungen

Polysomnographische Studien wurden von Zander et al. (1981) zu Beginn (erste Wachtherapie) und am Ende (sechste Wachtherapie) einer Wachtherapieserie durchgeführt. Der REM-Schlaf-Rebound war in der der ersten und sechsten Wachtherapie folgenden Nacht bei Respondern und Nonrespondern gleichermaßen signifikant ausgeprägt. Dagegen schwächt sich die wachtherapiebedingte Zunahme der Gesamtschlafdauer und des Tiefschlafs in der Nacht nach der sechsten gegenüber der Nacht nach der ersten Wachtherapie ab. Nonresponder wiesen vor Behandlungsbeginn weniger Schlafstörungen (längere Gesamtschlaf- und Tiefschlafdauer) auf als Responder; diese Unterschiede bestanden in der Nacht nach der ersten Wachtherapie fort, wohingegen sich die Gesamtschlafdauer (nicht aber der Tiefschlafanteil) nach der sechsten Wachtherapie bei Respondern und Nonrespondern einander angenähert hatten. Es ist allerdings zu berücksichtigen, daß sich das Ansprechen auf Wachtherapie in dieser Untersuchung auf die Gesamtbehandlung (Entlassungsfähigkeit), nicht auf die einzelnen Wachtherapien bezieht.

In einer Studie von van den Hoofdakker und Beersma (1985) wurden polysomnographische Untersuchungen vor und im Anschluß an zwei Wachtherapien in 2tägigen Abständen durchgeführt, so daß keine Aussagen über differentielle Effekte verschiedener Wachtherapien möglich sind.

Dieselbe Autorengruppe (Elsenga und van den Hoofdakker 1988) führte auch kontinuierliche Messungen der rectalen *Körpertemperatur* während dieser beiden Wachtherapien durch, es konnten aber nur die Ergebnisse

der zweiten Wachtherapie ausgewertet werden. In der zitierten Arbeit von
Zander et al. (1981) wurde im Verlaufe der Wachtherapieserie eine Abnahme der sublingualen Temperatur und eine Normalisierung des zirkadianen Temperaturprofils mitgeteilt, ohne daß der Arbeit Einzelheiten
über den Einfluß verschiedener Wachtherapien auf die Körpertemperatur
zu entnehmen sind.

Neuroendokrinologische Untersuchungen

Der Dexamethason-Suppressions-Test (DST) wurde von Nasrallah et al. (1980),
van Scheyen (1984) und Holsboer-Trachsler et al. (1988) im Verlaufe mehrerer Wachtherapiebehandlungen untersucht. Nasrallah et al. (1980)
wandten in einer Einzelfallstudie jeweils zwei Wachtherapien an aufeinanderfolgenden Tagen an. Die Autoren fanden im gesamten Behandlungsverlauf (während dessen auch Elektrokrampfbehandlung eingesetzt wurde) eine Normalisierung der DST-Resultate. van Scheyen (1984) führte
wiederholte DSTs bei 17 depressiven Patienten unter Clomipramingabe
während acht Wachtherapiebehandlungen durch. Außer den baseline-
Werten vor Beginn der Wachtherapieserie wurden die Tests jeweils am
Tage nach den Wachtherapien durchgeführt. Wie in der vorgenannten
Studie findet sich eine deutliche Tendenz zur Normalisierung, d.h. der Anteil der Non-Suppressoren nimmt im Verlaufe der Behandlung zugunsten
der Suppressoren ab. Holsboer-Trachsler et al. (1988) bzw. Holsboer-
Trachsler und Ernst (1986) wandten während einer Behandlung mit drei
Wachtherapien der zweiten Nachthälfte in jeweils zweitägigen Abständen
(teils mit, teils ohne medikamentöse Therapie) DSTs an, undzwar vor und
nach der ersten sowie nach der dritten Wachtherapie. Die erste Wachtherapie bewirkte bereits einen Abfall der vor Behandlungsbeginn erhöhten
post-DST-Cortisolwerte; nach der dritten Wachtherapie kam es zu einer
weiteren Normalisierung des DST.
      Den genannten Untersuchungen ist gemeinsam, daß die Messungen
(abgesehen von der ersten Wachtherapie) nicht jeweils unmittelbar vor
und nach Wachtherapie durchgeführt wurden, so daß keine Aussagen
über etwaige differentielle Wirkungen wiederholter Wachtherapien auf
das hypothalamisch-hypophysär-adrenale System und deren Beziehung
zum klinischen Soforteffekt der Wachtherapien möglich ist. Es ist deswei-
teren zu berücksichtigen, daß eine Normalisierung des DST ebenfalls im
Verlaufe anderer antidepressiver Therapiemaßnahmen und nach klinischer Remission eintritt (Holsboer et al. 1982, Greden et al. 1983).
      Kvist und Kierkegaard (1980) sowie Uhde et al. (1980) untersuchten
ihre Patienten zwar während wiederholter Wachtherapien, ihre neuroendokrinologischen Messungen (TRH-Tests bzw. MHPG-, STH- und Cortisol-
bestimmungen) führten sie aber nur während einer dieser Wachtherapien
durch.
      Weitere neuroendokrinologische Untersuchungen während einer
Wachtherapieserie wurden von Leibenluft et al. (1993) bei therapierefrak-

tären depressiven Patienten durchgeführt. Die Behandlung bestand neben fortgesetzter antidepressiver Pharmakotherapie aus vier Wachtherapien der ersten und zweiten Nachthälfte in einem Zeitraum von zwei Wochen, wobei jeweils zwei Wachtherapien an aufeinanderfolgenden Tagen (ohne durchschlafene Nacht) erfolgten. Für *TSH* (8.00h) im Serum fanden die Autoren nach der ersten und dritten Wachtherapie einen signifikanten Anstieg, nach den jeweils unmittelbar nachfolgenden Wachtherapien (zweite und vierte Wachtherapie) dagegen einen signifikanten Abfall. Eine gleichlautende Tendenz stellten die Autoren für T3 im Serum fest. Die durch Wachtherapie bewirkten hormonellen Veränderungen standen nicht in einer Beziehung zum Ansprechen auf die Behandlung. Bei Untersuchungen einzelner Wachtherapien wurde von anderen Autoren stets eine Zunahme von T3 und TSH im Serum berichtet (im einzelnen siehe unten). Diese Diskrepanz dürfte im wesentlichen mit der zeitlichen Abfolge der Wachtherapien in der zitierten Arbeit zusammenhängen. Leibenluft und Mitarbeiter führten ihre Hormonuntersuchungen nicht nur unmittelbar nach den Wachtherapien, sondern bis drei Wochen nach Abschluß der Wachtherapieserie durch. Wie bei den DST-Befunden ist allerdings darauf hinzuweisen, daß auch Antidepressiva einen erheblichen, teilweise gleichsinnigen Einfluß auf das hypothalamisch-hypophysär-thyreoidale Hormonsystem ausüben (siehe Übersicht bei Shelton et al. 1993).

Ergebnisse einer eigenen longitudinalen neuroendokrinologischen Wachtherapiestudie

In einer eigenen Untersuchung (Kuhs et al. 1995) wurden bei 13 depressiven Patienten im Verlaufe von sechs Wachtherapien der zweiten Nachthälfte in fünftägigen Abständen jeweils am Tage vor, am ersten und zweiten Tag nach Wachtherapie Hormonserumwerte (8.00h) bestimmt. Für *Prolactin*, *STH* und die *Gesamtcorticoide* konnten während des gesamten Untersuchungszeitraums keine signifikanten Veränderungen in Abhängigkeit von Wachtherapie festgestellt werden. In der Arbeit von Leibenluft et al. (1993) traten ebenfalls keine Veränderungen des Serumprolactins und Serumcortisols während der Wachtherapieserie auf. Diese hormonellen Parameter fielen erst etwa 1 Woche nach Abschluß der Wachtherapiebehandlung ab.

Eine fehlende Beeinflussung der 8.00h-Morgenwerte durch Wachtherapie entspricht im übrigen der überwiegenden Mehrzahl der Untersuchungsergebnisse bei einmaliger Duchführung des Verfahrens. Dies gilt für Prolactin (Baumgartner et al. 1990a) ebenso wie für STH (Baumgartner et al. 1990b). Hingegen wurde für Cortisol neben unveränderten Morgenwerten (Ebert et al. 1994, Baumgartner et al. 1990a, b) auch über einen Anstieg nach Wachtherapie berichtet (Yamaguchi et al. 1978).

Von größerer Bedeutung dürfte der Einfluß der Wachtherapie auf das hypothalamisch-hypophysär-thyreoidale Hormonsystem sein: So konnten wir zeigen, daß sich der Anstieg der T3-Serumwerte (Abb. 1a) unmittelbar

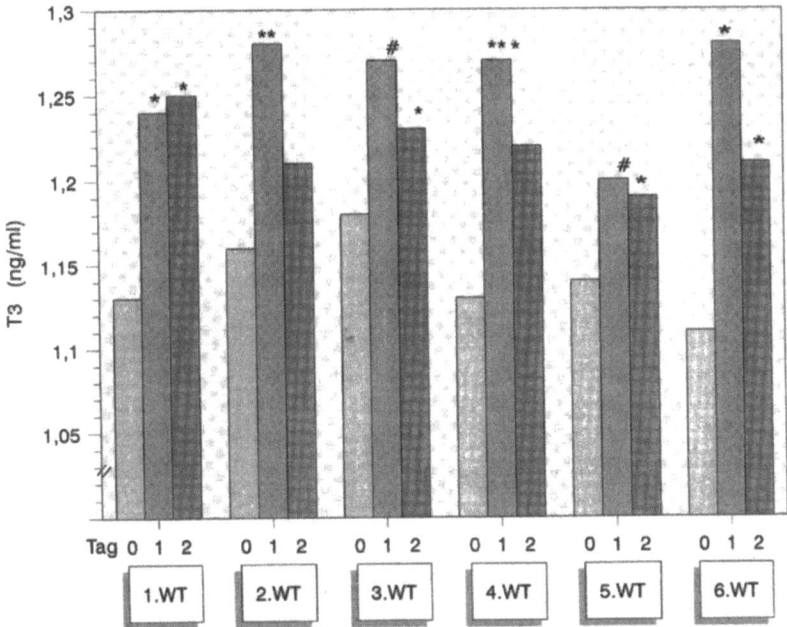

Abb. 1.a T3 im Serum (in ng/ml) vor und nach sechs Wachtherapien (WT). T-Test:
#p < 0,10; *p < 0,05; **p < 0,01; ***p < 0,001 (Tag 1 bzw. Tag 2 versus Tag 0)

nach Wachtherapie im Verlaufe von sechs Wachtherapien keineswegs ab-
schwächt und für jede einzelne Wachtherapie statistisch signifikant nachweisbar ist. Ebenso regelmäßig bleibt die Erhöhung des Serum-T3 auch
nach durchschlafener Nacht, d.h. am zweiten Tag nach Wachtherapie, bestehen.

Auch der Anstieg von *TSH* im Serum (Abb. 1b) ist während der gesamten Wachtherapieserie ausnahmslos nachweisbar. Im Gegensatz zu T3 fällt
TSH aber nach durchschlafener Nacht regelmäßig, d.h. nach allen sechs
untersuchten Wachtherapien, wieder auf das Ausgangsniveau vor Wachtherapie zurück.

Während ein Anstieg von T3 und TSH als Sofortwirkung der Wachtherapie von allen Autoren übereinstimmend festgestellt wurde (Übersicht
siehe Kuhs et al. 1995), liegen über den Einfluß von Wachtherapie auf Se-
rum-*T4* divergierende Befunde vor (keine Veränderung: Baumgartner et
al. 1990c, Baumgartner und Meinhold 1986, Baumgartner und Sucher
1990d – T4-Anstieg: Baumgartner 1990a b, Kaschka 1989). Für diese Diskrepanz können die longitudinalen Untersuchungsergebnisse der eigenen
Arbeit eine Erklärung beitragen (Abb. 1c): Serum-T4 reagiert im Verlaufe
der Behandlungsserie sehr wechselhaft auf Wachtherapie, teils mit einem
Anstieg, teils mit einem (n.s.) Abfall.

Während ein Anstieg von insbesondere Serum-T3 und -TSH unter
Wachtherapie als einer der robustesten Befunde der biologischen Wach-

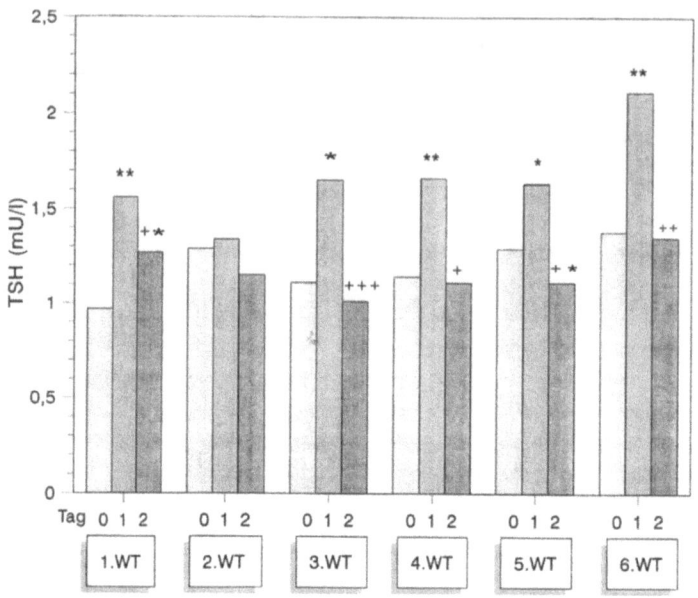

Abb. 1.b TSH im Serum (in mU/l) vor und nach sechs Wachtherapien (WT). T-Test: *p < 0,05; **p < 0,01; ***p < 0,001 (Tag 1 bzw. Tag 2 versus Tag 0) +p < 0,05; ++p < 0,01; +++p < 0,001 (Tag 2 versus Tag 1)

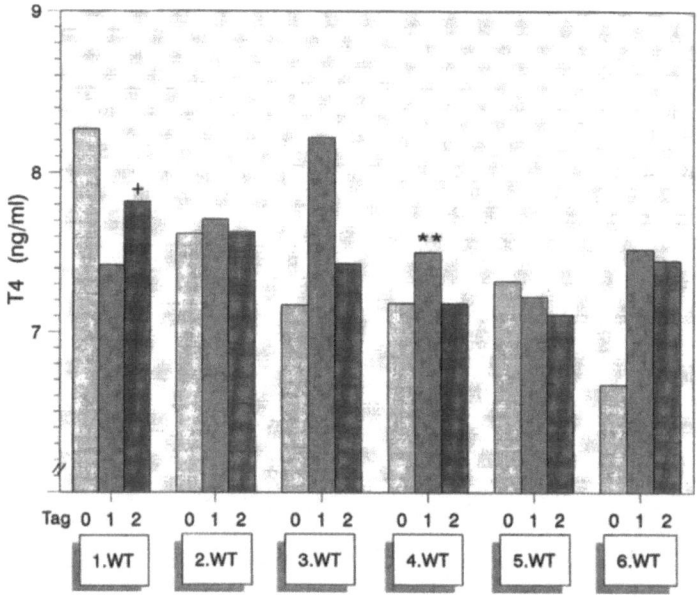

Abb. 1.c T4 im Serum (in ng/ml) vor und nach sechs Wachtherapien (WT) T-Test: **p < 0,01 (Tag 1 versus Tag 0) +p < 0,05 (Tag 2 versus Tag 1)

therapieforschung angesehen werden kann, ist ein Zusammenhang mit der antidepressiven Wirksamkeit der Wachtherapie weiterhin fraglich: Wir fanden im Verlaufe der gesamten Wachtherapieserie keine systematischen, statistisch belegbaren Beziehungen zwischen hormonellen und klinischen Wachtherapieeffekten.

Auch gehen die T3- und TSH-Meßwerte am 2. Tag nach Wachtherapie nicht überzufällig häufig mit einem bestimmten klinischen Verlauf nach durchschlafener Nacht einher. Die Beobachtung, daß eine Wiederverschlechterung des Befindens am 2. Tag nach Wachtherapie durch Gabe von Schilddrüsenhormonen verhindert werden kann (Southmayd et al. 1992), wird somit nicht durch unsere Befunde gestützt. Die nach durchschlafener Nacht weiterhin erhöhten T3-Serumspiegel tragen offensichtlich nicht zur Aufrechterhaltung der antidepressiven Wachtherapiewirkung bei.

Ebensowenig erlauben die hormonellen Ausgangswerte vor Wachtherapie eine Aussage über die zu erwartende antidepressive Wirkung der Behandlung.

Abschließende Bemerkungen

Zusammenfassend zeigt die vorliegende Übersicht: Die meisten Untersuchungen sind den biologischen Wirkungen einer *einzelnen* Wachtherapie gewidmet. Das unterschiedliche therapeutische Ansprechen auf Wachtherapie im Behandlungs-und Krankheitsverlauf legt es aber nahe, biologische Befunde während *wiederholter* Wachtherapiebehandlungen longitudinal zu untersuchen.

Sofern Untersuchungen lediglich zu Beginn und nach Abschluß einer Wachtherapieserie durchgeführt wurden, fand man überwiegend eine Tendenz zur Normalisierung in der Depression pathologisch veränderter biologischer Meßgrößen. Bei einer solchen Vorgehensweise werden aber die Wirkungen der Wachtherapie nur *mittelbar* erfaßt. Außerdem werden in der Regel – zumal bei nicht-experimenteller klinischer Anwendung – neben wiederholten Wachtherapien auch andere antidepressive Behandlungsmaßnahmen durchgeführt (siehe Beitrag von Kasper in diesem Buch), die gleichsinnige biologische Veränderungen im Behandlungsverlauf bewirken können. Schließlich müssen auch therapieunabhängige Veränderungen, wie z.B. der Spontanverlauf depressiver Erkrankungen, berücksichtigt werden.

Um die *unmittelbaren* Wachtherapieeffekte während eines längeren Behandlungsverlaufs feststellen zu können, ist es unerläßlich, Messungen jeweils vor und nach wiederholten Wachtherapien durchzuführen. Eine eigene neuroendokrinologische Studie zeigt, daß auf diesem Wege die Stabilität biologischer Wachtherapieeffekte anhand wiederholter Messungen in unterschiedlichen Behandlungsstadien überprüft werden kann.

Eine eindeutige Beziehung zwischen biologischen und therapeutischen Wachtherapiewirkungen konnte bislang jedoch nicht hinreichend belegt

werden. Somit besteht nach wie vor Unklarheit darüber, welche biologischen Mechanismen der antidepressiven Sofortwirkung der Wachtherapie
zugrundeliegen.

Literatur

Baumgartner A, Meinhold (1986) Sleep deprivation and thyroid hormone concentrations. Psychiatry Res 19:241–242

Baumgartner A, Gräf K-J, Kürten I, Meinhold H, Scholz P (1990a) Neuroendocrinological investigations during sleep deprivation. I. Concentrations of thyrotropin, thyroid hormones, cortisol, prolactin, luteinizing hormone, follicle-
stimulating hormone, estradiol and testosterone in patients with major depressive disorder at 8 am before and after sleep deprivation. Biol Psychiatry
28:556–568

Baumgartner A, Riemann D, Berger M (1990b) Neuroendocrinological investigations during sleep deprivation. II. Longitudinal measurements of thyrotropin,
thyroid hormones, cortisol, prolactin, growth hormone and luteinizing hormone during nights of sleep and sleep deprivation in patients with major depressive disorder. Biol Psychiatry 28:569–587

Baumgartner A, Gräf K-J, Meinhold H (1990c) Thyrotropin (TSH) and thyroid
hormone concentration during partial sleep deprivation in patients with major
depressive disorder. J Psychiat Res 24:281–292

Baumgartner A, Sucher N (1990d) Physical activity and posture: influences on TSH
and thyroid hormones during sleep deprivation. Psychiatry Res 34:213–215

Ebert D, Kaschka WP, Loew T, Beck G (1994) Cortisol and beta-endorphin responses to sleep deprivation in major depression – the hyperarousal theories of
sleep deprivation. Neuropsychobiology 29:64–68

Elsenga S, van den Hoofdakker RH (1988) Body core temperature and depression
during total sleep deprivation in depressives. Biol Psychiatry 24: 531–540

Fähndrich E (1981) Effects of sleep deprivation on depressed patients of different
nosological groups. Psychiatry Res 5: 277–285

Gill DS, Ketter TA, Post RM (1993) Antidepressant response to sleep deprivation as
a function of time into depressive episode in rapidly cycling bipolar patients.
Acta Psychiatr Scand 87:102–109

Greden JF, Gardner R, King D, Grunhaus L, Carroll BJ, Kronfol Z (1983) Dexamethasone suppression test in antidepressant treatment of melancholia. The process of normalization and test-retest-reliability. Arch Gen Psychiatry 40:493–500

van den Hoofdakker RH, Beersma DGM (1985) On the explanation of short REM
latencies in depression. Psychiatry Res 16:155–163

Holsboer F, Liebl R, Hofschuster E (1982) Repeated dexamethasone suppresion
test during depressive illness. Normalisation of test results compared with clinical improvement. J Affect Disord 4:93–101

Holsboer-Trachsler E, Ernst K (1986) Sustained antidepressive effect of repeated
partial sleep deprivation. Psychopathology 19 [Suppl 2]: 172–176

Holsboer-Trachsler E, Wiedemann K, Holsboer F (1988) Serial partial sleep deprivation in depression – clinical effects and dexamethasone suppression test results. Neuropsychobiology 19: 73–78

Kaschka WP, Marienhagen J, Bratenstein P (1989) Total sleep deprivation and thyroid function in depression. Psychiatry Res 29:231–234

Kasper S, Voll G, Vieira A, Kick H (1990) Response to total sleep deprivation before and during treatment with fluvoxamine or maprotiline in patients with
major depression – results of a double-blind study. Pharmacopsychiatry
23:135–142

Kuhs H, Tölle R (1991) Sleep deprivation therapy. Biol Psychiatry 29:1129–1148

Kuhs H, Färber D, Tölle R (1995) Serum prolactin, growth hormone, total corti-
coids, thyroid hormones and thyrotropine during serial therapeutic sleep deprivation. Biol Psychiatry (in press)

Kvist J, Kirkegaard C (1980) Effect of repeated sleep deprivation on clinical symptoms and the TRH test in endogenous depression. Acta Psychiatr Scand 62:
494–502

Leibenluft E, Moul DE, Schwartz P, Madden PA, Wehr TA (1993) A clinical trial of
sleep deprivation in combination with antidepressant medication. Psychiatry
Res 46:213–227

Nasrallah HA, Kuperman S, Coryell W (1980) Reversal of dexamethasone nonsuppression with sleep deprivation in primary depression. Am J Psychiatry 137:
1463–1464

Roy-Byrne PP, Uhde TW, Post RM (1984) Antidepressant effects of one night's
sleep deprivation: clinical and theoretical implications. In: Post RM, Ballenger
JC (eds) Neurobiology of mood disorders. Williams and Wilkins, Baltimore
London

van Scheyen JD (1984) Slaapdeprivatiebehandeling. Tijdschrift voor psychiatrie
26:27–41

Shelton RC, Loosen PT (1993) Sleep deprivation accelerates the response to nortriptyline. Prog Neuropsychopharmacol Biol Psychiatry 17:113–123

Southmayd SE, Kasurak P, Mac Donald B, Waldron J (1992) Therapeutic sleep deprivation in a depressed patient. Prolongation of response with concurrent thyroxine. Acta Psychiatr Scand 86: 84–85

Telger K, Tölle R, Fischer H (1990) Zur Wiederholbarkeit der antidepressiven
Wachtherapie (partieller Schlafentzug). Psychiatr Praxis 17:121–125

Uhde TW, Post RM, Mallenger JC, Cutler NR, Jimerson DC, Weitzman ED, Bunney
WE (1981) Circadian rhythm and sleep deprivation in depression. 5th European Congress on Sleep Research, Amsterdam. Karger, Basel, pp 23–26

Vovin RY, Fakturovich AY (1985) Sleep deprivation as a method of treating endogenous depression. Zh Nevropatol Psikhiatr 85: 560–565

Yamaguchi N, Maeda K, Kuromaru S (1978) The effects of sleep deprivation on the
circadian rhythm of plasma cortisol level in depressive patients. Folia Psychiatr
Neurol Japon 32:379–487

Zander KJ, Lorenz A, Wahlländer V, Ackenheil A, Rüther E (1981) Biogenesis of the
antidepressive effects of sleep deprivation. 5th Eur Congr Sleep Res. Karger, Basel, pp 9–15

Korrespondenz: Priv.-Doz. Dr. H. Kuhs, Psychiatrische Universitätsklinik Münster,
Albert-Schweitzer-Straße 11, D-48149 Münster, Bundesrepublik Deutschland

Tagesschwankungen der Stimmung und therapeutischer Schlafentzug

H.-J. Haug

Einleitung

Die Tagesschwankung der Stimmung ist ein Symptom, das bei depressiven Patienten häufig vorkommt. Innerhalb der neueren Diagnoseklassifikations-Systeme sind Tagesschwankungen der Stimmung als für die Diagnose wesentliches Symtom genannt beim „somatischen Syndrom" innerhalb des ICD-10 (WHO 1991) und des „melancholic subtype" in DSM-III-R (APA 1987). Auch verschiedene Rating-Skalen beinhalten das Symptom zur Erfassung depressiver Symptomatik. Das bekannteste Beispiel dafür ist die Hamilton-Depressionsskala (Hamilton 1960). Das „Collegium Internationale Psychiatriae Scalarum (CIPS)" nennt in seiner Zusammenstellung von Rating-Instrumenten 8 Skalen, die das Symptom Tagesschwankung der Stimmung enthalten (CIPS 1986).

In Tabelle 1 sind die verschiedenen Benennungen der Tagesschwankungen der Stimmung aufgezeigt. Am häufigsten wird für schwer depressive Zustände das Symptom mit abendlicher Besserung der Stimmung erwähnt. Einige Autoren postulierten, daß das Symptom differentialdiagnostischen Wert habe (Abendtyp häufiger bei endogener Depression, Mor-

Tabelle 1. Synonyme Bezeichnungen der beiden Formen von Tagesschwankungen der Stimmung

Den Patienten geht es Abends besser als am Morgen
– Abendtyp – Klassische Tagesschwankung – Typische Tagesschwankung
Den Patienten geht es Abends schlechter als am Morgen
– Morgentyp – Inverse Tagesschwankung

gentyp häufiger bei neurotischer Depression) (Petrilowitsch und Heinrich 1961, Kielholz 1971, Bojanovsky 1969). Dies ist heute aber umstritten. Mehrere Studien zeigen, daß Tagesschwankungen der Stimmung nicht spezifisch für endogen-depressive Patienten sind (Faravelli et al. 1985, Cameron et al. 1986). Und auch bei Gesunden wurden Tagesschwankungen festgestellt (Hampp 1961, Abe und Suzuki 1985).

Zum Zusammenhang zwischen dem Symptom Tagesschwankungen der Stimmung und verschiedenen Therapiemaßnahmen, insbesondere auch der Schlafentzugstherapie, sind zwei Aspekte zu unterscheiden:

– Erstens spielt das Symptom neben anderen depressiven Symptomen in mehreren Studien eine Rolle bei der Suche nach Prädiktoren auf positives Ansprechen auf verschiedene antidepressive Therapieformen. Hier ist also interessant, ob das Vorliegen von Tagesschwankungen etwas über den Therapieerfolg des folgenden Schlafentzuges aussagen kann.

– Andererseits ist bekannt, daß die Schlafentzugsbehandlung antidepressiv wirkt, also in den Verlauf der Stimmung am nächsten Tag einwirkt und somit auch möglicherweise das Symptom Tagesschwankung der Stimmung beeinflußt. Bei dieser Fragestellung ist also umgekehrt interessant, inwiefern Schlafentzug das Symptom Tagesschwankungen der Stimmung an den folgenden Tagen beeinflußt.

Zur Prädiktion des Schlafentzugserfolges durch Tagesschwankungen der Stimmung

Mehrere Studien berichten über den prädiktiven Wert des Symptoms Tagesschwankung der Stimmung für verschiedene antidepressive Therapieformen. So gibt es zum Beispiel Berichte darüber, daß Patienten, bei denen das Symptom vor Beginn einer antidepressiven Psychopharmako-Therapie ausgeprägt vorhanden ist, besser ansprechen, als Patienten, die das Symptom nicht haben (Carpenter et al. 1986, Haug und Stieglitz 1990).

Rudolf und Tölle fanden bei 40 Patienten eine positive Korrelation zwischen dem Auftreten von Tagesschwankungen vor Schlafentzug und dem Ausmaß des antidepressiven Schlafentzugseffektes (Rudolf und Tölle 1978). Aus der gleichen Arbeitsgruppe berichten Schilgen und Tölle, daß bei Patienten, die vor der Durchführung eines Schlafentzuges Tagesschwankungen der Stimmung hatten, eine bessere Schlafentzugsresponse auftrat (Schilgen und Tölle 1980). Auch Cole und Kripke (1989) fanden einen Zusammenhang in dieser Richtung. Die Ergebnisse erreichten allerdings keine statistische Signifikanz. In der Studie von Elsenga und Van den Hoofdakker (1987) wurde ebenfalls eine signifikant höhere Responserate auf Schlafentzug bei Patienten mit Tagesschwankungen der Stimmung gefunden. Die Autoren postulieren, daß Tagesschwankungen der Stimmung im Sinne eines Abendtyps die Response auf Schlafentzug prädizieren. Die bisher umfangreiche Studie zu diesem Thema führte ebenfalls die Groninger Arbeitsgruppe um van den Hoofdakker durch (Reinink et al. 1990). Auch hier war das Ergebnis, daß Patienten mit Tagesschwankungen vor Schlafentzug besser auf diesen respondierten, als Patienten ohne Tagesschwankungen der Stimmung. Dabei war die Korrelation zwischen globalem Tagesschwankungstyp nach der Hamilton-Skala und Response grösser, als die zwischen mit einer Visuellen Analogskala gemessenen Tagesschwankung und der Schlafentzugsresponse. Eine Vorhersage des Erfolges war nur beim Vorliegen eines Abendtyps möglich, der Zusammenhang zwischen Morgentyp und Response war sogar umgekehrt.

In einer eigenen früheren Studie zur Frage, wie die Stimmung während der Schlafentzugsnacht bei unterschiedlichen Gruppen depressiver Patienten verläuft, wurde als nicht erwartetes Ergebnis ebenfalls gefunden, daß Patienten mit Abendhoch dieses über die Schlafentzugsnacht hinweg bis zum Morgen behielten. Im Gruppenvergleich respondierten die Patienten mit Abendhoch vor Schlafentzug am Morgen nach Schlafentzug signifikant besser (Haug et al. 1987). Dies gab Anlaß, den Zusammenhang bei einer grösseren Patientengruppe prospektiv zu untersuchen. Dabei wurde das Ergebnis bestätig, daß Patienten, die vor Schlafentzug Tagesschwankungen hatten, besser auf den therapeutischen Schlafentzug respondierten, als Patienten ohne Tagesschwankungen der Stimmung (Haug 1992). Auch Riemann et al. fanden in einer Studie, in der sie nach Prädiktoren für das Ansprechen auf Schlafentzug suchten, als einzige Variable die Tagesschwankung der Stimmung, die einen positiven Schlafentzugseffekt voraussagen konnte (Riemann et al. 1991).

Zusammenfassend ist zu sagen, daß in der Literatur mehrere übereinstimmende Befunde vorliegen, die belegen, daß depressive Patienten mit Tagesschwankungen der Stimmung eine höhere Chance haben, auf die Schlafentzugsbehandlung zu respondieren, als Patienten ohne dieses Symptom. Für die klinische Praxis heißt dies, daß insbesondere bei Patienten mit Tagesschwankungen der Stimmung und davon besonders bei den Patienten, denen es am Abend wesentlich besser als am Morgen geht, an eine Schlafentzugsbehandlung gedacht werden sollte.

Der Einfluß der Schlafentzugsbehandlung auf das Symptom Tagesschwankung der Stimmung

Von vielen Schlafentzugsuntersuchungen ist bekannt, daß der antidepressive Effekt bei den meisten Patienten am Tag nach der durchwachten Nacht auftritt, nach dem ersten Nachtschlaf aber wieder verloren geht (Kuhs und Tölle 1986, Leibenluft und Wehr 1992, Wu und Bunney 1990). Dieser Eingriff des Schlafentzuges in den Verlauf der Stimmung sollte auch das typische Muster der Tagesschwankung der Stimmung an den Tagen verändern, die auf den Schlafentzug folgen.

In Abb. 1 ist idealtypisch der Verlauf des positiven Schlafentzugseffektes bei Patienten mit Tagesschwankung der Stimmung beschrieben. Die feine Linie stellt den idealtypischen Verlauf der Stimmung unter der Vorausset-

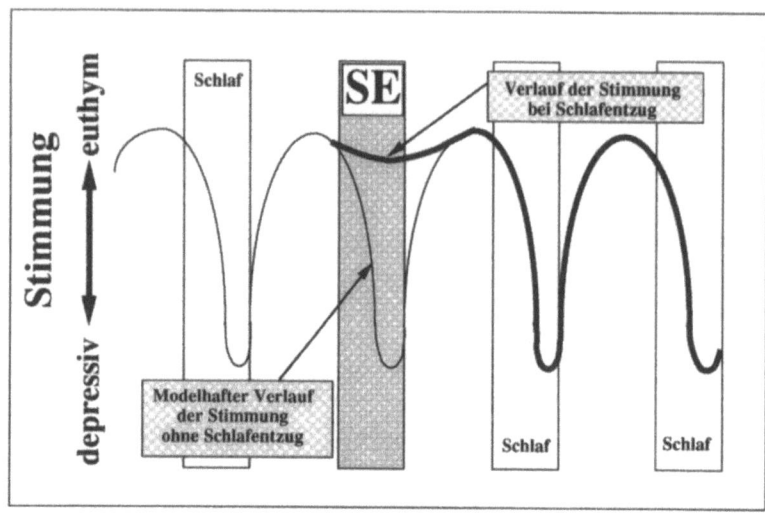

Abb.1. Eingriff des Schlafentzuges (SE) in den Stimmungsverlauf bei
Patieten mit regelmäßig ausgeprägten Tagesschwankungen

zung dar, daß kein Schlafentzug durchgeführt worden wäre und das Symptom Tagesschwankung der Stimmung konstant an jedem Tag aufgetreten wäre. Die fette Linie zeigt dagegen den Eingriff des positiven Schlafentzugseffekts in diesen Verlauf. Man kann deutlich sehen – und dies wurde in mehreren Studien belegt –, daß die abendliche Besserung bei den Schlafentzugsrespondern über die Nacht und den nächsten Morgen beibehalten wird. Die sonst vorhandene Verschlechterung der Stimmung am Morgen im Sinne der klassischen Tagesschwankung der Stimmung wird verhindert. Am Tag nach dem ersten Nachtschlaf ist der antidepressive Effekt aufgehoben, parallel dazu beginnt die Tagesschwankung der Stimmung wieder.

Zu diesem hypothetischen Verlauf der Stimmung nach Schlafentzug gibt es jedoch in der Literatur kontroverse Berichte. Es gibt Arbeiten, die berichten, daß nach durchgeführter Schlafentzugstherapie die Tagesschwankung der Stimmung an den darauffolgenden Tagen aufgehoben oder zumindest vermindert ist. Tölle spricht andererseits davon, daß die Schlafentzugstherapie Tagesschwankungen bei den Patienten provozieren könne, die vor der Maßnahme keine hatten. Da eine positive Tagesschwankung ein Prädiktor für antidepressive Maßnahmen sein könne, empfiehlt Tölle das „therapeutische Bestreben", „eine typische Tagesschwankung herbei zu führen, um so bessere Therapiebedingungen herzustellen" (Tölle 1991). Aus der gleichen Arbeitsgruppe kommt der Bericht, daß sowohl Inhibition als auch Provokation von Tagesschwankungen durch Schlafentzug vorkommen. Bei einigen Patienten werde die Tagesschwankung nicht verändert (Rudolf und Tölle 1978).

Aus einer eigenen bisher unpublizierten Studie geht hervor, daß die Veränderung der Tagesschwankung der Stimmung durch Schlafentzug wesentlich von der Ausgangslage abhängt. Bei Patienten, bei denen extreme Tagesschwankungen vor Schlafentzug vorliegen, werden diese am Tag nach Schlafentzug und auch am zweiten Tag nach Schlafentzug in ihrem Ausmaß deutlich reduziert. Erst am dritten Tag nach Schlafentzugstherapie war die ursprünglich vorhandene Tagesschwankung der Stimmung bei den Patienten wieder signifikant nachzuweisen. Umgekehrt wurde bei Patienten, die am Tag vor Schlafentzugstherapie keine Tagesschwankungen hatten, diese am Tag nach der Schlafentzugtherapie provoziert. Auch hier ging der Effekt am dritten Tag nach Schlafentzug wieder zurück, es war dann wieder eine relativ gleichförmige Stimmung über den Tag festzustellen. Die Folgerungen daraus sind, daß die Beeinflussung der Tagesschwankungen durch den Schlafentzug von der jeweiligen Ausgangslage abhängt und daß parallel zum antidepressiven Effekt des Schlafentzugs eine Regulation der Tagesschwankung auf ein mittleres Niveau stattfindet. Diese Befunde würden auch die kontroversen Berichte in der Literatur erklären.

Zum Befund, daß bei einigen Patienten die Provokation von Tagesschwankungen und bei anderen die Inhibition von Tagesschwankungen als Zeichen der Besserung des psychopathologischen Befundes anzusehen ist, wurde kürzlich eine Hypothese der Veränderungen des Symptoms Tagesschwankung der Stimmung mit der Tiefe des depressiven Syndroms vorgelegt (Haug und Wirz-Justice 1993). Ausgangspunkt dieser Überlegung war, daß bei Gesunden vorhandene Tagesschwankungen zwar als Grundmuster spürbar, jedoch mit differenzierten Meßverfahren nicht nachweisbar sind. Durch äußere Reize und die affektive Reaktion des Gesunden auf diese Ereignisse werden die zugrundeliegenden Tagesschwankungen der Stimmung maskiert.

In der Depression kommt es dann zu einer verminderten Fähigkeit der Betroffenen, gefühlsmäßig auf äußere Reize zu reagieren und damit zu einer Betonung des Grundmusters der Tagesschwankungen. Wird die Depression stärker und damit auch die Möglichkeit weiter vermindert, überhaupt Gefühle zu empfinden, wird auch eine Schwankung der Stimmung nicht mehr nachweisbar sein. Innerhalb der Hypothese spielt eine Rolle, daß das depressive Syndrom bei ausreichender Schwere auch direkten Einfluß auf den hypothalamischen endogenen Schrittmacher haben könnte.

Betrachtet man nun die Wirkungen des erfolgreichen Schlafentzuges auf das Symptom Tagesschwankung der Stimmung, so wird diese Wirkung sehr vom Ausgangsniveau der Depression abhängen. Handelt es sich um einen guten antidepressiven Effekt bei einem schwer depressiven Menschen, bei dem wegen der Schwere des depressiven Syndroms keine Tagesschwankungen der Stimmung mehr vorhanden waren, so wird mit der Aufhellung der Stimmung durch Schlafentzug ein Wiedereinsetzen der Tagesschwankungen auftreten. Handelt es sich im Gegensatz dazu um den positiven Schlafentzugseffekt bei einem leicht oder mittelschwer depressiv Erkrankten, bei dem die Tagesschwankung ausgeprägt vorhanden ist, so wird bei einer weiteren Verbesserung der Stimmung durch erfolgreichen Schlafentzug die Tagesschwankung schließlich nicht mehr nachweisbar sein (oder nur noch als global empfundenes Grundmuster).

Zusammengefaßt ist zu sagen, daß Schlafentzug auf das Symptom Tages-schwankung der Stimmung unterschiedlich wirkt. Diese Wirkung ist ab-hängig vom Ausgangsbefund. Sowohl die Verstärkung der Tagesschwan-kungen (bzw. das Wiederauftreten), als auch die Inhibition der Tages-schwankungen durch Schlafentzug kann ein Zeichen erfolgreicher Schlafentzugstherapie sein. In weiteren Studien sollte geklärt werden, in-wieweit ein differenzierter Eingriff in das Schlaf-/Wachmuster verändernd auf die circadiane Organisation der Stimmung bei Depressiven wirkt. In diese Richtung gehen z.B. die Untersuchungen von Vollmann und Berger, die eine Schlafphasen-Verschiebungs-Therapie im Anschluß an einen tota-len Schlafentzug durchgeführt haben (Vollmann und Berger 1993).

Literatur

Abe K, Suzuki T (1985) Age trends of early awakening and feeling worse in the mor-ning than in the evening in apparently normal people. J Nerv Ment Dis 173: 495–498

APA Association A P (1987) Diagnostic and statistical manual of mental disorders, DSM-III-R 3rd edn, rev. APA Press, Washington

Bojanovsky J (1969) Differenzierung der psychogenen und endogenen Depressio-nen. G Fischer, Jena

Cameron O, Lee M, Kotun J, McPhee K (1986) Circadian symptom fluctuations in people with anxiety disorders. J Affect Disord 11: 213–218

Carpenter L, Kupfer D, Frank E (1986) Is diurnal variation a meaningful symptom in unipolar depression? J Affect Disord 11: 255–264

CIPS (1986) Internationale Skalen für Psychiatrie, 3. Aufl. Beltz, Weinheim

Cole R, Kripke D (1989) Amelioration of jet lag by bright light treatment: effects on sleep consolidation. Sleep Res 18: 411

Elsenga S, van den Hoofdakker R (1987) Response to total sleep deprivation and clomipramine in endogenous depression. J Psychiatr Res 21: 151–161

Faravelli C, Lamalfa G, Romano S (1985) Circadian rhythm in primary affective di-sorder. Compr Psychiat 26: 364–369

Hamilton M (1960) A rating scale for depression. J Neurol Neurosurg Psychiat 23: 56–62

Hampp H (1961) Die tagesrhythmischen Schwankungen der Stimmung und des Antriebes beim gesunden Menschen. Arch Psychiat Nervenkr 201: 355–377

Haug H-J (1992) Prediction of sleep deprivation outcome by diurnal variation of mood. Biol Psychiatry 31: 271–278

Haug H-J, Fähndrich E, Stieglitz R-D (1987) Changes of mood during sleep depri-vation in patients of different nosological groups. In: Hildebrand G, Moog R, Raschke F (eds) Chronobiology and chronomedicine. Peter Lang, Frank-furt/M Bern New York Paris, pp 364–370

Haug H-J, Stieglitz R-D (1990) The amount of diurnal variation of mood (DV) as a marker in endogenous depressed patients. In: Stefanis C (ed) Psychiatry: a world perspective. Elsevier, Amsterdam, pp 500–505

Haug H-J, Wirz-Justice A (1993) Diurnal variation of mood in depression – impor-tant or irrelevant? Biol Psychiatry 34: 201–203

Kielholz P (1971) Diagnose und Therapie der Depression für den Praktiker, 3. Aufl. JF Lehmann, München

Kuhs H, Tölle R (1986) Schlafentzug (Wachtherapie) als Antidepressivum. Fort-schr Neurol Psychiat 54: 341–355

Leibenluft E, Wehr T (1992) Is sleep deprivation useful in the treatment of depres-sion? Am J Psychiatry 149: 159–168

Petrilowitsch N, Heinrich K (1961) Zur klinischen Differenzierung endogen-depressiver Erkrankungen. Arch Psychiat Nervenkr 202: 371–394

Reinink E, Bouhuys, Wirz-Justice A, van den Hoofdakker R (1990) Prediction of the antidepressant response to total sleep deprivation by diurnal variation of mood. Psychiatry Res 32: 113–123

Riemann D, Wiegand M, Berger M (1991) Are there predictors for sleep deprivation response in depressed patients? Biol Psychiatry 29: 707–710

Rudolf G, Tölle R (1978) Sleep deprivation and circadian rhythm in depression. Psychiatr Clin 11: 198–212

Schilgen B, Tölle R (1980) Partial sleep deprivation as therapy for depression. Arch Gen Psychiatry 37: 267–271

Tölle R (1991) Zur Tagesschwankung der Depressionssymptomatik. Fortschr Neurol Psychiat 59: 103–116

Vollmann J, Berger M (1993) Sleep deprivation with consecutive sleep-phase advance in patients with major depression: a pilot study. Biol Psychiatry 33: 54–57

WHO (1991) Internationale Klassifikation psychischer Störungen – ICD 10, Kapitel V(F). Huber, Bern Göttingen Toronto

Wu J, Bunney W (1990) The biological basis of an antidepressant response to sleep deprivation and relapse: review and hypothesis. Am J Psychiatry 147: 14–21

Korrespondenz: Priv.-Doz. Dr. H.-J. Haug, Psychiatrische Universitätsklinik, Wilhelm-Klein-Straße 27, CH-4025 Basel, Schweiz

Biochemische Aspekte des therapeutischen Schlafentzuges

S. Ruhrmann

Der rasch induzierbare antidepressive Effekt des Schlafentzuges selbst bei schweren depressiven Syndromen stellt in der Depressionstherapie ein besonderes Phänomen dar, welches eine Reihe von biochemischen Studien stimuliert hat. Den Schwerpunkt der bisher vorgelegten Arbeiten bilden dabei endokrinologische Untersuchungen. Diese zielen zum einen auf die Etablierung biologischer Verlaufsparameter, zum anderen sollen die endokrinologischen Befunde als ein „Fenster zum Gehirn" indirekte Schlüsse auf zerebrale Neurotransmissionsprozesse ermöglichen, wobei allerdings das Verständnis der neuronalen Steuerung des Endokriniums noch unvollständig ist. Die methodischen Fortschritte der letzten Jahre haben aber in der biologischen Psychiatrie auch das Interesse an den zentralnervösen Effekten der Hormone selbst wieder in hohem Maße belebt (Holsboer 1989) und der Aufklärung der Schlafentzugseffekte neue Perspektiven eröffnet. Im folgenden soll ein Überblick über die bisher vorgelegten Befunde zu den biochemischen Veränderungen im Rahmen des therapeutischen Schlafentzuges gegeben werden. Entsprechend der Datenlage wird sich die Darstellung vor allem auf die neuroendokrinologischen Ergebnisse konzentrieren. Zum besseren Verständnis wird im folgenden der Tag vor der Schlafentzugsnacht als „Tag 0", der diesem vorangehende Tag als „Tag –1", der ihm folgende Tag als „Tag 1" bezeichnet. Diagnostisch litten die unten beschriebenen Patienten an affektiven Störungen entsprechend dem DSM-III(-R) (APA 1980, 1987) oder den Research Diagnostic Criteria (RDC, Spitzer et al. 1978), abweichende Störungsbilder werden gesondert erwähnt.

1. Befunde zur Hypothalamus-Hypophysen-Nebennierenrinden-Achse

Hypothalamus, vorderer Hypophysenanteil und Nebennierenrinde bilden ein Regelkreissystem (HHN-Achse), bei dem das hypothalamisch sezernierte CRH die Hypophyse zur Ausschüttung von ACTH veranlaßt, welches wiederum die Freisetzung von Cortisol und anderen 11-Hydroxyglucocorticoiden aus der Nebennierenrinde stimuliert. Diese wirken im Sinne einer

Feedbackhemmung regulierend auf die Ausschüttung von CRH und ACTH zurück. Die hypothalamische CRH-Freisetzung steht unter der primär inhibitorischen Kontrolle des limbischen Systems, die wahrscheinlich gemeinsam von hippokampalen Mineralocorticoid- und Glukocorticoidrezeptoren ausgeübt wird und somit ebenfalls der Feedbackregulation durch die sezernierten Glukocorticoide unterliegt (Joëls und De Kloet 1994, Sapolsky et al. 1984). Seitens der Neurotransmitter wirken adrenerge, serotonerge und cholinerge Einflüsse steigernd, die γ-Aminobuttersäure hingegen hemmend auf die CRH-Sekretion (Holsboer 1989). Der wichtigste Verstärker der hypophysären CRH-Wirkung ist das Vasopressin (ebd.). Auch auf der hypophysären Ebene wirken Adrenalin und Noradrenalin sekretionsfördernd, des weiteren u. a. auch Cholecystokinin, Vasoaktives Intestinales Peptid, Angiotensin II und Immunopeptide (Holsboer 1988). Die vorgelegten Untersuchungen zum Schlafentzugseffekt beziehen sich mehrheitlich zum einen auf Messungen von Veränderungen der basalen Cortisolsekretion, zum anderen auf die Effekte des Dexamethason-Suppressionstests (DEX-Test).

1a Befunde zum basalen Cortisol

Yamaguchi und Mitarbeiter (1978) untersuchten bei 20 depressiven Patienten und 10 gesunden Kontrollen die Auswirkungen eines totalen Schlafentzuges (TSE) auf den Cortisolspiegel, wobei die Blutentnahmen beginnend um 8.00 Uhr an Tag 0 in vierstündigem Rhythmus erfolgten. Die bestehende psychopharmakologische Medikation wurde fortgeführt.

Bereits ab 20.00 Uhr vor TSE lagen die Cortisolwerte der Patientengruppe oberhalb der Kontrollgruppe, wobei dieser Unterschied um 4.00 Uhr ein statistisch signifikantes Ausmaß erreichte. TSE-Responder wiesen insgesamt niedrigere Werte auf als TSE-Nonresponder, ein signifikanter Unterschied ergab sich aber nur um 8.00 Uhr morgens an Tag 0 und danach nicht mehr. Verglichen mit dem Tag vor TSE (Tag 0) zeigte sich bei den Patienten am Tag nach TSE (Tag 1) ein Anstieg des Cortisols (signifikant: 8.00 Uhr, 16.00 Uhr), während die Werte in der Kontrollgruppe an Tag 1 tendentiell eher niedriger lagen als am Tag zuvor. Während die Nonresponder an Tag 1 im Vergleich zum Vortag keine Veränderung der Cortisolsekretion erkennen ließen, zeigten die Responder einen Anstieg, der zu den oben für die Gesamtgruppe angegebenen Zeiten signifikant war. Nachträgliche, nach den Angaben von Yamaguchi et al. berechnete Mittelwertsvergleiche zwischen Kontrollgruppe und Respondern bzw. Nonrespondern zeigen, daß die Responder an Tag 0 um 8.00 Uhr morgens vor TSE signifikant niedrigere Cortisolwerte aufwiesen als die Kontrollen, nach TSE war dies umgekehrt. Die Nonresponderwerte lagen im Vergleich zu den Kontrollen zu beiden Zeiten höher.

Die Beobachtung eines relativen Hypercortisolismus bei depressiven Patienten ist ein in der Literatur häufig repliziertes Resultat (u. a. Halbreich et al. 1985). Nach den weiteren Befunden von Yamaguchi et al. scheint eine Beziehung zwischen niedrigen Cortisolspiegeln vor TSE bzw. deren Anstieg unter TSE und dem psychopathologischen Ansprechen auf Schlafentzug zu bestehen. Dies entspricht den Ergebnissen von Ruhrmann et al. (in Vorbereitung): In einer Studie mit 37 Patienten wiesen die Responder um 8.00 Uhr morgens an Tag 0 gleichfalls signifikant niedrigere Cortisolwerte i. S. auf, während dieser Unterschied – bedingt durch einen signifikanten Anstieg des Cortisols nach TSE nur in der Respondergruppe – am nächsten Morgen nicht mehr nachweisbar war. Zudem konnte regressionsanalytisch gezeigt werden, daß niedrigere Cortisolwerte vor Schlafentzug ein besseres therapeutisches Ansprechen prädizierten, ein Zusammenhang, der auch bei anderen Depressionstherapien registriert wurde (Thase et al. 1993).

In die gleiche Richtung weisen auch Befunde von Gerner und Mitarbeitern (1979) bei 25 medikamentenfreien Patienten, die ebenfalls bei Respondern am Morgen vor TSE niedrigere Plasmacortisolspiegel beobachteten. Die statistische Analyse der Veränderungen unter TSE ergab eine signifikante Gruppe × Zeit-Interaktion, wobei die Cortisolspiegel bei den Respondern anstiegen, bei den Nonrespondern hingegen abfielen. Nach der Erholungsnacht zeigte sich das umgekehrte Muster. Die zugleich untersuchten gesunden Kontrollen scheinen allenfalls einen diskreten Anstieg des Cortisols gezeigt zu haben.

Auch Arató et al. (1982) berichten in einem Brief über eine Steigerung der Cortisolspiegel am Morgen nach Schlafentzug. Bei 15 der 20 untersuchten Patienten bestand vor dem Schlafentzug ein relativer Hypercortisolismus, der sich bei 11 Patienten am 2. und 3. Tag normalisierte. Zehn dieser 15 Patienten bzw. 9 der Patienten mit einer Normalisierung respondierten klinisch.

Keine signifikante Veränderung der Cortisolspiegel im Plasma beobachteten Sack et al. (1988) bei einer über 42 Stunden durchgeführten Untersuchung mit halbstündlichen Meßintervallen (von 18.00 Uhr an Tag −1 bis 12.00 Uhr mittags an Tag 1). Dies galt sowohl in der Patientengruppe (n = 8) als auch in der gesunden Kontrollgruppe (n = 8), die sich zu dem auch nicht signifikant unterschieden. Letzteres Ergebnis ist im Hinblick auf das kleine N nur von eingeschränkter Bedeutung. Erschwert wird die Bewertung der Resultate im Kontext der hier vorgestellten Studien aber auch durch zwei weitere Aspekte: Zum einen handelte es sich bei den Patienten um Rapid cycler, also ein Störungsbild mit einer gewissen Sonderstellung, zum anderen waren zwei der sechs Patienten zum Untersuchungszeitpunkt bereits remittiert, so daß es wahrscheinlich ist, daß sich der Zustand ihrer HHN-Achse bereits wieder normalisiert hatte (Steiger et al. 1993).

Ähnliche Befunde berichteten aber auch Ebert et al. (1994), die in einer Gruppe von 16 ausschließlich männlichen Patienten bezogen auf die Cortisolspiegel weder einen TSE-Effekt noch einen Unterschied zwischen Respondern und Nonrespondern nachweisen konnten. Auch hier kann allerdings nicht ausgeschlossen werden, daß der fehlende Nachweis einer Differenz zwischen den beiden Untergruppen mit der geringen Stichprobengröße (jeweils n = 8) zusammenhing.

Baumgartner et al. (1990a) maßen in einer mehrere Hormonparameter erfassenden Studie bei 21 Patienten die morgendlichen Cortisolspiegel: Hier blieb der Schlafentzug ohne signifikanten Effekt auf den Cortisolspiegel, desgleichen wurde keine signifikante Korrelation zwischen der absoluten Veränderung der psychopathometrischen Scores (Tag nach TSE – Tag vor TSE) und den Cortisolwerten vor TSE oder dem Cortisoldifferenzwert beobachtet. Auf Unterschiede zwischen Respondern und Nonrespondern wurde von den Autoren nicht explizit eingegangen. Auch Baumgartner et al. (1990b) führten eine longitudinal angelegte Studie durch, in der bei 14 medikamentenfreien Patienten die Cortisolveränderungen auf der Basis zweistündlicher Blutentnahmen gemessen wurden, beginnend an Tag –1 um 23.00 Uhr und endend an Tag 1 um 7.00 Uhr. Der über die nächtliche Sammelperiode (23.00 Uhr–7.00 Uhr) gemittelte Cortisolwert lag während des Schlafentzugs bei den Respondern höher als bei den Nonrespondern (zeitpunktbezogen signifikant um 1.00 h und 3.00 h), ein Anstieg gegenüber der schlafend verbrachten Nacht zuvor wurde nur bei den Respondern beobachtet (1.00 h, 5.00 h). Betrachtet man die in der Arbeit gegebene Darstellung der Kurvenverläufe für Responder bzw. Nonresponder, so zeigt sich, daß die Spiegel der Respondergruppe bereits ab dem Morgen des Tages vor TSE oberhalb der Nonresponderwerte lagen, ohne daß diese Differenz allerdings außerhalb der genannten Zeiten ein statistisch signifikantes Ausmaß erreichte.

Die Beobachtung eines signifikanten Anstiegs der Cortisolwerte nur bei den Respondern stimmt mit den Befunden von Yamaguchi et al. (1978), Gerner et al. (1979), Ruhrmann et al. (in Vorbereitung) und Arató et al. (1982) überein, gegensätzlich ist jedoch das höhere Ausgangsniveau der Responder gegenüber den Nonrespondern (bei Arató et al. hierzu keine Angabe). Geht man von einer erhöhten Streß-Reagibilität der HPA-Achse bei depressiven Patienten aus, so könnten die höheren Cortisolwerte auf einer Antizipation der bevorstehenden Belastung durch den TSE beruhen. Auch die weiter unten beschriebene Beobachtung erhöhter TSH-Spiegel bereits am Abend *vor* dem eigentlichen Schlafentzug (Baumgartner et al. 1990b) könnte unter diesem Aspekt als streßinduziert interpretiert werden. Gerner et al. (ebd.) und Ruhrmann et al. (ebd.) könnte eine ähnliche Entwicklung im Vorfeld des TSE durch die Beschränkung auf einen Abnahmezeitpunkt entgangen sein. Für die Hypothese eines aktivierenden Einflusses der Erwartungshaltung auf die biochemischen Streßindizes sprechen auch bei gesunden Probanden erhobene Befunde (Francesconi et al. 1978). Nimmt man weiterhin an, daß die Belastungsantizipation als Stressor bei Respondern und Nonrespondern gleichermaßen aufgetreten ist, so könnte man schließen, daß den eigentlich diskriminierenden Faktor zwischen den beiden Gruppen nicht der Anstieg des Cortisols darstellt, sondern die Fähigkeit, einen solchen Anstieg hervorzubringen. Interaktionseffekte zwischen TSE und psychopharmakologischer Behandlung in den Studien von Yamaguchi et al. und Ruhrmann et al. mögen ebenfalls ein Erklärungsansatz für die Divergenz zwischen diesen Studien und der Arbeit von Baumgartner et al. (1990b) sein. Dieser wird jedoch durch die Studie von Gerner et al. (ebd.) in Frage gestellt, da hier die medikamentenfreie Phase sogar noch deutlich länger war als bei Baumgartner et al.

Goetze und Toelle (1987) wählten einen anderen Ansatz als die bisher vorgestellten Studien, sie untersuchten bei 16 teils medizierten, teils nicht medizierten Patienten die Veränderung der Cortisolausscheidung im 24-Stunden-Urin. Dabei zeigten sich im Vergleich zu 17 unbehandelten (kein Schlafentzug, keine Medikamente) Kontrollpatienten ein nicht signifikanter Anstieg der Cortisolexkretion und eine signifikante Vergrößerung der Amplitude. Psychopathologische Veränderungen wurden nicht berichtet, so daß ein Vergleich mit den diesbezüglichen Ergebnissen der vorgenannten Studien nicht möglich ist.

Auch Bouhuys et al. (1990) untersuchten die Cortisolsekretion im Urin, wählten jedoch dreistündige Sammelperioden. Bei 16 medikamentenfreien Patienten wurde neben der allgemeinen Befindlichkeit auch das Ausmaß von Aktivierung und von Streß psychopathometrisch erfaßt. Als TSE-Effekt wurde neben einer signifikant erhöhten Cortisolsekretion auch eine signifikante Vorverlagerung des morgendlichen Cortisol-Peaks verzeichnet. Eine solche Verschiebung war von Yamaguchi et al. (1978) nicht nachgewiesen worden, was allerdings auf den weiter auseinanderliegenden Meßzeitpunkten beruhen könnte. Eine Beziehung zwischen klinischem Ansprechen auf TSE und Cortisolindizes ergab sich bei Bouhuys et al. nicht, allerdings beruhte der Vergleich zwischen Respondern und Nonrespondern auf einer jeweils sehr kleinen Gruppengröße. Interessanterweise waren die mit einer Skala von Thayer (1967) gemessenen Streßscores an jedem der drei dem TSE vorhergehenden Tage negativ mit der Änderung der Cortisolexkretion unter TSE korreliert, d. h., je geringer der subjektive Streß vor TSE, desto stärker stieg die Cortisolexkretion unter TSE an. Dies könnte darauf hindeuten, daß Patienten mit einem hohen subjektiven Streßniveau vor TSE bereits eine so gesteigerte Cortisolsekretion aufwiesen, daß der Schlafentzug keinen weiteren Anstieg zu induzieren vermochte. Dies scheint zunächst mit den oben im Zusammenhang mit der Studie von Baumgartner et al. (1990b) angestellten Überlegungen nicht zusammenzupassen, da dort eine stärkere antizipatorische Streßreaktion der Responder angenommen wurde. Geht man von den Cortisolspiegeln aus, handelte es sich bei Baumgartner et al. jedoch um eine kurzfristige Streßbelastung, da die Werte erst im Laufe des Tages vor TSE anstiegen, während die hohen psychologischen Streßscores bei Bouhuys et al. mindestens seit mehreren Tagen bestanden, also möglicherweise einen chronischen Zustand reflektierten, aus dem heraus eine Reaktion auf neue Streßfaktoren nicht mehr oder nur noch eingeschränkt möglich war. Die überwiegende Anzahl der aufgeführten Arbeiten beobachtete nach Schlafentzug eine Erhöhung der Cortisolparameter, entweder in der Gesamtgruppe oder in der Respondergruppe. Mit gesunden Probanden durchgeführte Untersuchungen zum Effekt des Schlafentzugs auf die HHN-Achse führten zu unterschiedlichen Ergebnissen. Entsprechend den oben beschriebenen Kontrollgruppen (Yamaguchi et al. 1978, Gerner et al. 1979) zeigten die Probanden in zwei Studien auch nach längeren Schlafentzügen von 48–72 Stunden keinen Anstieg des Cortisols (Kant et al. 1984, Akerstedt et al. 1980), während dies in anderen Arbeiten zumindest unter bestimmten Bedingungen der Fall war (Radomski et al. 1992, Francesconi et al. 1978). Eine Vergleichsuntersuchung konnte dabei den wichtigen Einfluß von kognitivem Dysstreß aufzeigen (Francesconi et al. 1978). Diese Ergebnisse deuten darauf hin, daß ausbleibende Cortisolanstiege unter Schlafentzug bei gesunden Probanden darauf beruhen könnten, daß die mit der Prozedur einhergehende Belastung nicht ausreichend stark als Stressor wirkte. Francesconi et al. (1978) wiesen ausdrücklich auf die deutlichen Versagenserwartungen der mit biochemischen Streßzeichen reagierenden Gruppe hin. Aus der klinischen Erfahrung scheint es berechtigt anzunehmen, daß solche negativen Erwartungen bei depressiven Patienten noch ausgeprägter sind, so daß bereits geringe Anforderungen ausreichen sollten, um eine physiologische Streßreaktion hervorzubringen. In diesem Sinne wäre das unterschiedliche Sekretionsmuster bei Respondern und Nonrespondern möglicherweise darauf zurückzuführen, daß die Nonresponder eine noch höhere Streßempfindlichkeit aufweisen und sich darum ständig in einem Zustand maximaler Hypersekretion befinden. Die unten noch näher ausgeführten Hinweise auf einen Zusammenhang zwischen Nonsuppression im DEX-Test und Ansprechen auf Schlafentzug stehen dieser Hypothese insofern nicht entgegen, als Hypersekretion von Cortisol und Nonsuppression im DEX-Test nicht gleichzusetzen sind (Halbreich et al. 1985, Halbreich und Asnis 1985, Holsboer et al. 1984).

Longitudinale Studien zum Depressionsverlauf haben gezeigt, daß depressive Patienten nach der Remission niedrigere Cortisolwerte aufweisen als während der Erkrankung (Linkowski et al. 1987, Souêtre et al. 1988, Steiger et al. 1993). Dieser Unterschied zwischen dem Cortisolverhalten bei Ansprechen auf Schlafentzug und nach Abklingen der depressiven Episode kann als Hinweis darauf verstanden werden, daß dem nach Schlafentzug erreichten Besserungszustand andere biologische Mechanismen zugrunde liegen als der Besserung im Rahmen der endgültigen Remission. Hierzu paßt auch der i. allg. vorübergehende Charakter des Schlafentzugseffektes. Auf diesem Hintergrund stellt sich die Frage, ob die beobachteten Cortisolveränderungen nur ein streßinduziertes Epiphänomen darstellen oder ob sie auch selbst wirksam werden. In diesem Zusammenhang interessant erscheint eine Studie, in der depressive Patienten nach einer allerdings hoch dosierten Cortisolinfusion am *nächsten* Tag eine signifikante Stimmungsaufhellung zeigten, die nicht länger als 24 h anhielt und in der gesunden Kontrollgruppe nicht nachvollzogen werden konnte (Goodwin et al. 1992). Der oft beobachtete Hypercortisolismus depressiver Patienten, der auch in dieser Studie bestand, erscheint mit dem Ergebnis insofern vereinbar, als es sich dabei um eine chronische Erhöhung der Cortisolspiegel handelt, die in anderem Zusammenhang depressiogene Effekte zeitigte (Starkman et al. 1981, von Zerssen 1976). Pietrowski et al. (1992) konnten bei gesunden Kontrollen auch mit einer Streßbedingungen entsprechenden physiologischen Cortisoldosis eine Zunahme der Konzentriertheit sowie eine Abnahme von Desaktiviertheit und Müdigkeit induzieren. Darüber hinaus konnten die Autoren für andere in die Regulierung der HHN-Achse involvierte Hormone Effekte auf die emotionale Befindlichkeit zeigen.

1b Befunde zum basalen ACTH

Kaschka und Mitarbeiter (1992) verzeichneten in einer Studie mit 30 Patienten in der Respondergruppe einen signifikanten Abfall des ACTH-Spiegels (Blutentnahme 8.00 Uhr morgens vor/nach TSE). Zugleich wurde auch das β-Endorphin bestimmt, welches in beiden Untergruppen anstieg, jedoch nur bei den Nonrespondern signifikant. Eine Korrelation mit den psychopathometrischen Differenzwerten ergab sich für keinen der beiden biochemischen Differenzwerte, auch korrelierten ACTH- und β-Endorphin-Spiegel nicht miteinander. Der Abfall des ACTH könnte Folge einer cortisolbedingten Feedbackhemmung sein, so daß auch dieses Ergebnis wieder das oben beschriebene Muster eines Cortisolanstieges bei den Respondern unterstützen würde.

1c Befunde zum Dexamethason-Suppressionstest (DEX-Test)

Beim Dexamethason-Suppressionstest stellt sich unter physiologischen Bedingungen nach abendlicher Gabe des namengebenden Glukocorticoids eine Hemmung der ACTH-Sekretion und konsekutiv eine Suppression der Cortisolsekretion ein.

In der Depressionsforschung fand dieser Test große Aufmerksamkeit, nachdem Caroll und Mitarbeiter aufgrund ihrer Untersuchungen 1981 die Hypothese aufstellten, daß eine ausbleibende Suppression des Cortisols spezifisch für endogene Depressionen sei. In der Folgezeit konnte diese Hypothese nicht aufrechterhalten werden, da weitere Untersuchungen zeigten, daß Nonsuppression auch bei anderen psychiatrischen Erkrankungen in relevantem Ausmaß beobachtet werden konnte (u. a. Holsboer 1987, Holsboer-Trachsler et al. 1987, Berger et al. 1988).

Die Schlafentzugsforschung widmete sich neben dem diagnostischen Aspekt vor allem dem prädiktorischen Wert des DEX-Tests für den Behandlungserfolg. Nasrallah et al. (1982) untersuchten 22 Patienten (major depressive episode, DSM-III), der DEX-Test erfolgte 2–3 Tage vor und am Tag nach TSE, die Blutentnahme jeweils um 8.00 Uhr morgens. Eine Besserung wurde bei 4 von 7 (57,1%) Nonsuppressoren, aber nur 1 von 15 (6.6%) Suppressoren beobachtet. Dieses signifikante Ergebnis legte den Schluß nahe, daß zwischen dem Ergebnis des DEX-Tests und dem antidepressiven Effekt des Schlafentzuges ein Zusammenhang bestehe.

Eine Studie von King et al. (1982) schien diese Hypothese zu unterstützen. Diese Arbeit weist jedoch einige ihre Aussagekraft relativierende methodische Probleme auf: Die gesamten, auf 10 Patienten bezogenen Ergebnisse wurden retrospektiv erhoben, wobei sowohl die Diagnose als auch der Schlafentzugseffekt nach Aktenlage beurteilt wurde; zum zeitlichen

Zusammenhang zwischen DEX-Test und TSE wurde nur angegeben, daß der Abstand bei 80% der Patienten „mehr als eine Woche" betrug; der TSE schließlich verlief nicht standardisiert, sondern in 4 Fällen zu therapeutischen Zwecken, in 4 Fällen im Rahmen eines Schlafentzug-EEGs und beruhte in zwei Fällen auf der „totalen Schlaflosigkeit" der Patienten.

In einer Untersuchung von Lee und Taylor (1983) waren bei der Baselineerhebung 2–5 Tage vor TSE sieben von zehn Patienten mit einer endogenen Depression (RDC) Nonsuppressoren, hingegen nur einer von sechs „nicht affektiv erkrankten" psychiatrischen Kontrollen; die Blutentnahmen erfolgten um 8.00 Uhr, 16.00 Uhr und 23.00 Uhr. Alle 5 Responder aus der Patientengruppe waren Nonsuppressoren, drei von ihnen zeigten bei der Wiederholung eine Normalisierung des DEX-Tests, was in der Literatur als Hinweis auf eine Gesundung von einer Depression gewertet wird (Greden et al. 1980, Möller et al. 1986).

Kasper et al. (1983) legten in ihrer Studie den Schwerpunkt auf die Unterscheidung von endogenen und nicht endogenen Depressionen, wobei sie zur klinischen Diagnose neben der ICD-8 die Newcastle Scale (Carney et al. 1965) heranzogen. Der DEX-Test wurde 2 Tage vor und am Tag nach TSE durchgeführt, die Blutentnahme erfolgte jeweils um 8.00 Uhr. Alle acht gemäß der Newcastle Scale als nicht endogen depressiv eingestuften Patienten erwiesen sich beim Baselinetest als Suppressoren, wohingegen acht von elf als endogen depressiv eingeschätzte Patienten Nonsuppressoren waren. Die von den Autoren als „Cortisol response" bezeichnete absolute Differenz der Post-DEX-Test-Cortisolwerte vor und nach TSE nahm bei den endogen depressiven Probanden deutlich höhere Werte an, wobei die bipolaren Patienten wiederum signifikant höhere Werte aufwiesen als die unipolaren. Psychopathologisch zeigten die nicht endogenen Patienten (= DEX-Test-Suppressoren) insgesamt eher eine Verschlechterung, die endogenen hingegen eine Verbesserung. Die vier Nonsuppressoren, die nach TSE zur Normalisierung des DEX-Tests tendierten, schienen auch eine ausgeprägtere Besserung zu erfahren.

Eine ähnliche Studie publizierte Kuhs 1985. Er untersuchte 39 Patienten, die sich gemäß ICD-9 in 24 endogen und 15 neurotisch Depressive aufteilten. Der DEX-Test erfolgte auch hier 2–3 Tage vor und am Tag nach TSE, die Blutentnahme um 8.00 Uhr, 16.00 Uhr und 23.00 Uhr. Die Cortisolkonzentration nach Dexamethason lag sowohl vor als auch nach TSE bei den endogen Depressiven höher, wobei diese Differenz allerdings nur für die 8.00-Uhr-Werte statistisch signifikant war. Weder die Cortisolspiegel noch die Zahl der Nonsuppressoren war nach TSE signifikant verändert, obwohl die Zahl der Nonsuppressoren in der endogen depressiven Gruppe tendentiell abnahm. Wie Kasper et al. (ebd.) beobachtete Kuhs eine Tendenz zu einem besseren klinischen Ergebnis bei Normalisierung des DEX-Testes nach TSE, eine statistisch signifikante prädiktorische Bedeutung einer Nonsuppression für das Ansprechen auf TSE konnte aber nicht belegt werden. Bezüglich der Wertigkeit einer Kombination von DEX-Test und TSE für eine bessere diagnostische Differenzierung zwischen neurotisch und endogen Depressiven kamen die Autoren zu dem Schluß, daß weder das Suppressionskriterium allein noch seine Kombination mit dem TSE einen befriedigenden Beitrag zu liefern vermögen. Die von Kasper et al. (1983) definierte „Cortisol response" (s. o.) hingegen war bei den endogen Depressiven wiederum signifikant ausgeprägter.

Bouhuys et al. (1990) führten in einer im Abschnitt 1a bereits erwähnten Studie am dritten Tag nach TSE ebenfalls einen DEX-Test durch, Blutentnahmen erfolgten um 16.00 Uhr und um 23.00 Uhr. Ein Zusammenhang zwischen dem Suppressionsverhalten und den psychopathometrischen Veränderungen nach TSE konnte wie in der Untersuchung von Kuhs nicht nachgewiesen werden.

Trachsler et al. (1985) untersuchten die Beziehungen zwischen Schlafentzug und DEX-Test an einer Gruppe von 12 depressiven Patienten mit einer schizophrenen oder schizoaffektiven Psychose (ICD-9). Abweichend von den vorbeschriebenen Ansätzen verwendeten sie den partiellen Schlafentzug in der 2. Nachthälfte (PSE). Der DEX-Test erfolgte wiederum 2 Tage vor und am Tag nach PSE, die Blutentnahme jeweils um 16.00 Uhr und 23.00 Uhr. Drei von vier Nonsuppressoren besserten sich nach TSE, hingegen nur 3 von 8 Suppressoren; eine statistische Prüfung dieser Verteilung wurde nicht mitgeteilt. Insgesamt zeigte die Gruppe der Nonsuppressoren nach PSE einen Normalisierungstrend. In einer weiteren Studie (Holsboer-Trachsler et al. 1988) wurde erneut eine nosologisch gemischte Stichprobe untersucht, zu den 30 Patienten gehörten neben solchen mit rein affektiven Diagnosen auch schizoaffektive Patienten. Die Schlafentzugsprozedur umfaßte eine Folge von drei PSEs, die im Wechsel mit einer Schlafnacht durchgeführt wurden. Der DEX-Test erfolgte zwei Tage vor dem ersten und am Tag nach dem ersten und dem letzten PSE, die Blutentnahmen um 8.00 Uhr, 16.00 Uhr und 23.00 Uhr. Ein Zusammenhang zwischen Nonsuppression und antidepressivem Effekt des PSE konnte nicht beobachtet werden, sieben von vierzehn initialen Nonsuppressoren zeigten am Ende der Studie einen normalen DEX-Test.

Im Gegensatz zu den bisher berichteten Studien beobachteten Joffe et al. (1984) in einer Studie an 21 Patienten (major depressive episode, DSM-III) einen signifikant höheren Anteil an PSE-Respondern unter den Suppressoren (72,0%) als unter den Nonsuppressoren (20%) (Blutentnahme 16.00 Uhr und 23.00 Uhr). Bemerkenswert erscheint, daß die Patienten in dieser Studie relativ lange frei von Antidepressiva oder Neuroleptika waren (20 von 21 Patienten mindestens 2 Wochen). Eine Einschränkung erfährt die Beurteilbarkeit dieses Ergebnisses dadurch, daß der zeitliche Zusammenhang zwischen DEX-Test und PSE nicht mitgeteilt wird.

Zusammenfassend scheinen die Ergebnisse nicht den Schluß zuzulassen, daß das Kriterium Suppression/Nonsuppression im DEX-Test einen Prädiktor für das Ansprechen auf Schlafentzug darstellt. Caroll et al. (1981) hatten in ihrer Arbeit die hohe Relevanz des Blutentnahmezeitpunktes für die Beurteilung des DEX-Tests aufgezeigt, wobei nur 24% der Nonsuppressoren bereits in der 8.00-Uhr-Messung identifiziert werden konnten, bei Kombination der Messungen um 16.00 Uhr und 23.00 Uhr hingegen 98%. Auch die Ergebnisse von Kuhs gehen insbesondere beim DEX-Test nach TSE in diese

Richtung, wenn auch in geringerer Ausprägung. Insofern wird die schon von
Nasrallah et al. (1982) bezüglich der eigenen Ergebnisse geäußerte Vermutung, daß Studien, die sich auf eine 8.00-Uhr-Abnahme beschränken, den
Anteil der Nonsuppressoren eventuell unterschätzen, erneut unterstützt.
Die Folge wäre, daß die von diesen Studien angenomme Spezifität der Nonsuppression oder ihr Vorhersagewert relativiert würden. Die Studie von Lee
und Taylor (1983) berichtet zwar einen Anteil von 100% Nonsuppressoren
unter den Respondern, aber der Anteil unter den Nonrespondern betrug
immerhin auch 40%, und die kleine Stichprobe läßt statistische Aussagen
nicht sinnvoll zu. Die Bedeutung zu geringer Stichprobengrößen ist natür-
lich vor allem im Zusammenhang mit den Studien zu diskutieren, die keine
Veränderungen beobachteten, da hier vorhandene Unterschiede aufgrund
des β-Fehlers unentdeckt geblieben sein mögen. Die Ergebnisse der Studien
von Trachsler et al. (1985) bzw. Holsboer-Trachsler et al. (1988) sind im Zusammenhang mit den anderen hier aufgeführten Untersuchungen insofern
nur eingeschränkt diskutierbar, als sie neben einem abweichenden
Schlafentzugsdesign auch eine diagnostisch deutlich abweichende Stich-
probenzusammensetzung aufweisen. So kann nicht ausgeschlossen werden,
daß diese beiden Faktoren als intervenierende Variablen wirksam waren.

In beiden Studien sowie in den Untersuchungen von Kasper et al.
(1983) und Kuhs (1985) wurde ein Zusammenhang zwischen einer Normalisierung des DEX-Tests nach Schlafentzug und besserem psychopathologischem Ansprechen der Patienten beobachtet, insgesamt fehlt aber
noch eine ausreichende statistische Absicherung dieses Befundes. Es erscheint sinnvoll, dieser Frage näher nachzugehen, da Depressionsverlaufs-
studien darauf hindeuten, daß die Normalisierung des DEX-Tests möglicherweise zur Prädiktion sowohl des Eintretens wie auch der Stabilität einer Remission geeignet ist (Greden et al. 1980, Holsboer et al. 1982,
Holsboer 1983, Möller et al. 1986, Ribeiro et al. 1993).

Der Gegensatz zwischen den Ergebnissen von Joffe et al. (1984) und den
anderen hier berichteten Studien kann aus den verfügbaren Daten nicht
erklärt werden. Als intervenierende Variable wären etwa die Rolle der
Schlafentzugsmethode sowie der oben beschriebenen relativ langen Medi-
kamentenfreiheit zu untersuchen.

Bezüglich der diagnostischen Wertigkeit einer Kombination von DEX-
Test und Schlafentzug zur Differenzierung zwischen neurotischen und endogenen Depressionen scheinen die von Kasper et al. (1983) und Kuhs
(1985) beobachteten Unterschiede in der „Cortisol response" interessant.
Die Zunahme dieses Parameters bei den als endogen depressiv eingestuften Patienten wurde als Ausdruck einer erhöhten Instabilität der HHN-
Achse bei diesen Patienten interpretiert.

2. Befunde zur Hypothalamus-Hypophysen-Schilddrüsen-Achse

Auch die Sezernierung von Schilddrüsenhormonen unterliegt einer hypo-
thalamisch-hypophysären Regulation. Das vom Hypothalamus freigesetzte

TRH stimuliert die Abgabe des TSH aus dem vorderen Hypophysenanteil, und dieses wiederum bewirkt die Freisetzung von Thyroxin (T4) und Trijodthyronin (T3) aus der Schilddrüse. Das im Serum nachweisbare T3, das etwa drei- bis viermal stärker wirksam ist als T4 (Larsen 1982), wird nur zu etwa 20% von der Schilddrüse produziert, ca. 80% sind das Produkt von Dejodinationen des Thyroxins am äußeren Ring. In etwas geringerem Maße erfolgt auch eine Dejodination am inneren Ring, die zum reversen T3 (rT3) führt. T3 und T4 werden im Blut an Proteine gebunden transportiert. Da die Konzentration dieser Transportproteine durch vielfältige, schilddrüsenunabhängige Einflüsse verändert werden kann, hat sich neben der Bestimmung der gesamten Hormonkonzentration (totales T3 bzw. T4, TT3 bzw. TT4) die zusätzliche Bestimmung der freien Anteile (fT3, fT4) etabliert. Die Schilddrüsenhormone hemmen im Sinne einer Feedbackschleife die Freisetzung von TSH, wobei sie unter anderem auch die Ansprechbarkeit für TRH herabsetzen. Darüber hinaus scheinen die Schilddrüsenhormone auch die TRH-Synthese zu inhibieren (Greenspan und Rapoport 1991). Weitere hemmende Einflüsse auf die TSH-Sekretion üben das hypothalamische Somatostatin sowie das Wachstumshormon, die Glukocorticoide und Dopamin aus (Findling und Tyrrell 1991), während Noradrenalin und Estrogen die Freisetzung stimulieren. Bezüglich des Serotonins konnten bisher keine konsistenten Resultate erzielt werden, cholinerge Einflüsse bedürfen noch der Untersuchung (Baumgartner et al. 1990b). Auf der Ebene der Schilddrüse üben die Katecholamine über β-Rezeptoren einen stimulierenden, über α-Rezeptoren einen inhibierenden Einfluß aus (ebd.).

2a Befunde zu den basalen Schilddrüsenparametern (TSH, TT4, fT4, TT3, fT3, rT3)

Baumgartner et al. (1990a) untersuchten in der oben (Abschn. 1a) bereits erwähnten Studie neben anderen Hormonen auch die Veränderung der Blutspiegel von TSH, TT4, fT4, TT3, rT3 und fT3 vor und nach TSE, wobei die Blutentnahmen jeweils um 8.00 Uhr erfolgten. Für einen Teil der Stichprobe (n = 30) waren die Ergebnisse schon früher mitgeteilt worden (Baumgartner und Meinhold 1986). TSH, TT4, TT3 und fT3 stiegen im Mittel signifikant an, fT4 und rT3 erfuhren hingegen keine signifikante Änderung. Bei der Einzelfallbetrachtung zeigte das TT4 sowohl starke Anstiege als auch ausgeprägte Abfälle. Das Fehlen einer signifikanten TT4-Veränderung in der Studie von 1986 wurde von den Autoren jetzt auf den damals höheren Anteil von Patienten mit einer TT4-Reduktion zurückgeführt. Wie schon für das Cortisol wurde auch für die Baseline-Konzentration von TSH, TT4, TT3, fT3 und TT4 keine Korrelation mit der absoluten Veränderung der psychopathometrischen Scores unter TSE nachgewiesen. Höhere fT4-Werte vor TSE sowie ein stärkerer TSH-Anstieg während TSE gingen hingegen mit einer größeren klinischen Besserung einher. Beim Gruppenvergleich zwischen Respondern und Nonrespondern ergaben sich vor TSE für TT4, fT4, und rT3 jeweils signifikant höhere Werte in der Respondergruppe. Zusammen mit dem Korrelationsergebnis für fT4 wurde dies dahingehend interpretiert, daß höhere fT4- und TT4-Werte vor TSE ein besseres Ansprechen anzuzeigen scheinen, wobei allerdings das Fehlen eines entsprechenden Korrelationsergebnisses für TT4 zu diskutieren ist.

In einer weiteren, ebenfalls in Abschnitt 1a schon angesprochenen Studie untersuchten Baumgartner et al. (1990b) den Einfluß des TSE auf den zirkadianen Verlauf der oben genannten Schilddrüsenparameter, wobei sich die Gesamtstichprobengröße von n = 14 aus technischen Gründen im Falle des rT3 auf n = 6 und im Falle des fT4 auf n = 5 reduzierte. Ein varianzanalytischer Vergleich der nächtlichen Hormonspiegel (23.00 Uhr–7.00 Uhr) vor und während TSE ergab signifikant höhere Werte für TSH, TT4 und fT3 während TSE, TT3 zeigte einen entsprechenden Trend. Zu den einzelnen Meßzeitpunkten nahmen TT4 und fT3 in allen Messungen nach 23.00 Uhr höhere Werte an, TT3 hingegen nur um 3.00 Uhr, fT4 von 1.00 Uhr bis 5.00 Uhr und rT3 um 3.00 Uhr und um 5.00 Uhr. TSH zeigte interessanterweise schon um 23.00 Uhr einen signifikant höheren Wert, obwohl die Schlaf-/Wachbedingungen zu diesem Zeitpunkt noch dem Vorabend entsprachen. Der Darstellung des Kurvenverlaufs ist darüber hinaus zu entnehmen, daß die TSH-Spiegel am Tag vor der TSE-Nacht schon nach 13.00 h langsam anstiegen, um 21.00 h lagen sie bereits höher als am Vorabend um 23.00 h, wobei eine statistische Analyse mangels Vergleichswerten vom Vortag hier nicht durchgeführt wurde. Die Autoren selbst weisen darauf hin, daß die beschriebenen höheren Hormonkonzentrationen möglicherweise nicht als Ausdruck eines tatsächlichen Anstieges, sondern vielmehr als Folge des im Vergleich zur Vornacht ausgebliebenen Abfalls der Spiegel zu werten sei. Ein möglicher Zusammenhang zwischen dem TSH-Verhalten an Tag 1 und Streßeinflüssen wurde bereits oben im Rahmen der Cortisolbefunde diskutiert. Responder wiesen am morgen vor TSE im Vergleich zu Nonrespondern signifikant höhere TT4-Spiegel auf, während des TSE war kein Gruppenunterschied mehr nachweisbar. Die TT3-Spiegel stiegen in der Nonrespondergruppe signifikant an (3.00 Uhr–7.00 Uhr). Eine Korrelation zwischen Veränderung der TSH-Spiegel und klinischem Effekt war in dieser Untersuchung nicht nachweisbar, die Korrelation mit den Differenzwerten von TT4 und TT3 ergab hingegen jeweils einen signifikanten Zusammenhang: Je ausgeprägter der Anstieg der beiden Hormone, desto geringer das klinische Ansprechen.

Die Befunde der zweiten Studie entsprechen bezüglich der Hormonveränderungen der ersten Studie bzw. ergänzen diese (Anstieg von fT4, rT3 um 8.00 Uhr bereits nicht mehr nachweisbar), divergent sind die Ergebnisse hinsichtlich des Zusammenhanges zwischen Hormonen und klinischem Ansprechen. Kaschka et al. (1989) beobachteten bei 22 Patienten ebenfalls einen signifikanten Anstieg von TSH, TT4, TT3, fT3 und auch fT4 um 7.00 h morgens. Das gleiche Muster zeigte sich auch bei Differenzierung in Responder und Nonresponder, die einzige Abweichung war die unveränderte TSH-Konzentration bei den Nonrespondern. Für alle Hormone war der Anstieg in der Respondergruppe tendentiell ausgeprägter, eine statistische Absicherung dieser Beobachtung wird allerdings nicht mitgeteilt. Unter diesem Vorbehalt unterstützten die Ergebnisse bezüglich des fT4 die entsprechenden Resultate der oben zuerst beschriebenen Studie von Baumgartner et al. (1990a), stehen aber im Widerspruch zu den in der zweiten Studie berichteten Zusammenhängen zwischen Response und TT4- bzw. TT3-Veränderungen. Wie in dieser zweiten Studie konnten auch Kaschka et al. (ebd.) keine Korrelation zwischen den Veränderungen von TSH und Klinik nachweisen. Dieses Ergebnis ist auch im Einklang mit den Befunden von Kasper et al. (1988a), die bei 32 Patienten jeweils um 2.00 Uhr nachts die TSH-Spiegel bestimmten. Wie in den zuvor erwähnten Studien stieg das TSH während TSE signifikant an. Ein Unterschied zwischen Respondern und Nonrespondern ergab sich jedoch nicht und dementsprechend wie bei Kaschka et al. (1989) und Baumgartner et al. (1990b) auch keine Korrelation zwischen der klinischen Besserung und den TSH-Spiegeln zu den beiden Meßzeitpunkten (vor/während TSE) oder dem TSH-Differenzwert.

Auch Ruhrmann et al. (in Vorbereitung) fanden keine Beziehung zwischen den TSH-Werten vor TSE und dem Ausmaß der psychopathologischen Veränderung oder dem klinischen Zustand nach TSE. Im Gegensatz zu den oben genannten Befunden fand sich keine signifikante Änderung der TSH-Spiegel. Weiterhin wurde in dieser Studie in der Responder-, nicht aber in der Nonrespondergruppe ein signifikanter Anstieg von TT3 und TT4 am Morgen nach TSE beobachtet. Ähnlich dem Cortisol (s. o.) gingen niedrigere TT3- und TT4-Werte vor TSE mit einem besseren klinischen Zustand nach TSE einher. Dies könnte zu den Ergebnissen von Baumgartner et al. (1990b) passen, scheint aber der ersten Studie von Baumgartner et al. (1990a) zu widersprechen. Das Ausbleiben eines TSH-Anstieges könnte mehrere Ursachen haben. Dazu zählt eine Feedbackhemmung durch TT4, wofür eine signifikante Korrelation zwischen hohen TT4-Werten und niedrigen TSH-Spiegeln in der Basiserhebung spricht. Auch die mit den TSH-Spiegeln in analoger Weise korrelierten Cortisolkonzentrationen könnten beteiligt gewesen sein, da es Hinweise darauf gibt, daß Hypercortisolismus die Freisetzung von TSH supprimiert (Holsboer 1989).

Einen vergleichbaren TSH-Befund berichteten Sack et al. (1988), die den TSE-Effekt auf die zirkadiane TSH-Sekretion bei psychiatrisch gesunden Kontrollen und Patienten mit Rapid cycling (Bipolar I und II, RDC) auf der Basis halbstündlicher Blutentnahmen über 42 Stunden verglichen. TSH stieg zwar bei den Kontrollen, nicht aber bei den Patienten an. Auch insgesamt lagen die TSH-Werte der Patienten im Verlauf gegenüber den Kontrollen niedriger und wiesen, ebenfalls im Gegensatz zu den Kontrollen, keine zirkadiane Rhythmik auf. Zu den Problemen bei der Bewertung dieser Resultate (klinischer Status, Diagnose) vgl. Abschnitt 1a.

Auch Kasper et al. (1989) führten eine gesunde Kontrollen einbeziehende Studie durch. Bei den um 2.00 Uhr nachts durchgeführten Erhebungen wiesen die 13 Patienten bereits in der Nacht vor TSE signifikant niedrigere TSH-Spiegel auf als die nach Alter und Geschlecht gemachten Kontrollen. In der TSE-Nacht lagen die TSH-Werte der Kontrollgruppe gegenüber dem Ausgangswert um 65%, in der Patientengruppe hingegen nur um 8% höher. Die initialen TT4-Spiegel lagen bei den Patienten ebenfalls – jedoch nicht signifikant – niedriger, hier wurde in beiden Gruppen nur ein geringer, aber signifikanter Anstieg beobachtet. Die TT3-Konzentrationen waren in der Ausgangsnacht bei den Patienten signifikant höher, stiegen dann aber bei den Kontrollen deutlich ausgeprägter an (59% vs. 8%), so daß sie zwar noch unterhalb der Patientenwerte blieben, die Differenz war aber nicht mehr signifikant (Kalkulation nach mitgeteilten Daten). Der TSH-Befund in dieser Untersuchung entspricht den Resultaten von Ruhrmann et al. und Sack et al., steht aber im Gegensatz zu Baumgartner et al. (1990a, b) und den zur gleichen Uhrzeit erhobenen Befunden von Kasper et al. (1988a). Auf Zusammenhänge mit der Klinik wird in der Mitteilung nicht eingegangen, aber es erscheint bemerkenswert, daß das Sekretionsmuster von TT4 und TT3 bei den gesunden Kontrollen dem der Responder in der Untersuchung von Ruhrmann et al. entsprach. Dies könnte darauf hindeuten, daß die Schilddrüsenfunktion der Responder sich im Vergleich zu den Nonrespondern in einem physiologisch „gesünderen" Reagibilitätszustand befand.

Baumgartner und Sucher (1990) untersuchten den Einfluß von physischer Aktivität und Körperhaltung auf die Veränderung von Schilddrüsenparametern unter TSE, wobei die eine, in Baumgartner et al. (1990a) enthaltene Gruppe einen konventionellen TSE durchlief, während die andere Gruppe den TSE im Bett liegend verbrachte. TT4 und fT4 stiegen in keiner Gruppe signifikant an, TT3 und fT3 in beiden. Das TSH zeigte ebenfalls in beiden Gruppen einen Anstieg, der aber nur in der konventionellen Gruppe ein signifikantes Ausmaß erreichte. Die Autoren folgerten, daß die TSH-Veränderung unter TSE weniger vom Wachzustand, als vielmehr von der Positur bzw. physischen Aktivität abhinge. Eine Studie mit allerdings nur zwei gesunden Probanden konnte einen Einfluß der Körperhaltung hingegen nicht nachvollziehen (Chan et al. 1978). Dieser interessante Ansatz sollte sicher weiterverfolgt werden, wobei neben einer genaueren Standardisierung von Körperhaltung und Aktivität in beiden Gruppen auch der Einfluß der Körpertemperatur berücksichtigt werden sollte. Auch für den partiellen Schlafentzug der 2. Nachthälfte (PSE) liegen zwei Publikationen vor. In der ersten Studie (Baumgartner et al. 1990 c) wurden bei 25 Patienten die Spiegel von TSH, TT4, fT4, TT3 und fT3 jeweils um 8.00 Uhr morgens bestimmt. Nur TSH und TT3 stiegen signifikant an, ein entsprechender Trend bestand für fT3. Dabei fiel auf, daß der TSH-Anstieg hauptsächlich auf etwa 25% der Patienten mit Steigerungen von bis zu über 100% beruhte. Die Veränderung der Hormonwerte korrelierte in keinem Fall mit der psychopathologischen Besserung, aber höhere TT4-Baselinewerte gingen mit einer ausgeprägteren Depressivität nach Schlafentzug einher, was den Ergebnissen von Ruhrmann et al. (in Vorbereitung) beim TSE entspricht. In einem zweiten Schritt verglichen die Autoren ihre Ergebnisse mit eigenen TSE-Daten (aus Baumgartner et al. 1990a), wobei TSH und fT3 unter TSE signifikant größere Anstiege zeigten als unter PSE. Ein Vergleich der insgesamt psychopharmakologisch behandelten PSE-Gruppe mit der nicht medizierten bzw. mit der medizierten TSE-Gruppe (jeweils n = 25) führte zu dem interessanten Ergebnis, daß der Unterschied bezüglich des TSH-Anstieges nur beim Vergleich mit der medikamentenfreien TSE-Gruppe bestehenblieb.

Szuba et al. (1992) berichteten nur die Hormonspiegel vor PSE, wobei

TT4 und fT4-Index in der späteren Respondergruppe signifikant, TT3 und fT3-Index tendentiell höher waren als in der Nonrespondergruppe, das TSH war zwischen den Gruppen nicht unterschiedlich.

Die überwiegende Zahl der Studien findet bei depressiven Patienten nach Schlafentzug einen Anstieg der Schilddrüsenhormone und des TSH. Eine konsistente Beziehung zwischen den Veränderungen der Schilddrüsenhormone oder des TSH und der klinischen Besserung konnte trotz einiger Hinweise (Baumgartner et al. 1990a, b, Kaschka et al. 1989, Ruhrmann et al. in Vorbereitung) bisher nicht etabliert werden, was aber auf methodischen Problemen beruhen mag. Zieht man zum Vergleich die Ergebnisse von Schlafentzugsstudien bei gesunden Probanden heran, so finden sich dort ebenfalls Anstiege der thyreoidalen Parameter (Übersicht in Baumgartner et al. 1990c). Diese Analogie des Sekretionsverhaltens darf jedoch nicht über möglicherweise bestehende Unterschiede in Ausmaß und zirkadianem Profil der Hormonveränderungen hinwegtäuschen (s. Kasper et al. 1989, Sack et al. 1988). Unter diesem Vorbehalt deuten die bisher vorliegenden Befunde darauf hin, daß der Anstieg der Schilddrüsenparameter bezogen auf den psychiatrischen Gesundheitszustand (depressiv vs. gesund) eher unspezifisch ist. Baumgartner et al. (1990b, 1990c) deuteten die beschriebenen Veränderungen in Zusammenschau mit dem Anstieg des Cortisols sowie des HGH (s. u.) und dem Abfall des Prolaktins sowie des Testosterons als Ausdruck einer parallelen noradrenergen und dopaminergen Aktivierung. In der Konsequenz sind die Schilddrüsenbefunde möglicherweise als unspezifische Streßreaktionen zu werten. Um so interessanter sind Beobachtungen mangelnder Anstiege bei Nonrespondern (Kaschka et al. 1989, Ruhrmann et al. in Vorbereitung), da sie auf Störungen der Streßreagibilität zumindest bei einer Subgruppe von Patienten hindeuten könnten. Hingewiesen sei auch noch darauf, daß einen sehr konsistenten Befund longitudinaler Studien die gegenüber dem depressiven Zustand signifikante Reduktion der T4-Spiegel in der Remission darstellt (Joffe und Levitt 1993). Auch für T3 wird unter psychopharmakologischer antidepressiver Behandlung kein Anstieg beobachtet, während die TSH-Spiegel meist unverändert bleiben (u. a. Brady und Anton 1989, Ruhrmann et al. 1994). Analog zu den Beobachtungen beim Cortisol oder beim Testosteron (s. u.) ist somit auch die Schlafentzugswirkung auf die Schilddrüsenparameter, insbesondere der Responder, different von den Verhältnissen in der Remission bzw. unter anderen Antidepressiva. Dies deutet erneut darauf hin, daß der antidepressive Effekt des Schlafentzuges auf einem eigenen Mechanismus beruht.

2b Befunde zum TRH-Test

Die Stimulation der TSH-Sekretion durch Gabe von TRH ermöglicht eine Einschätzung des Funktionszustandes der Schilddrüse. Trotz inzwischen verfügbarer ultrasensitiver TSH-Bestimmungsmethoden gilt der TRH-Test weiterhin als das sensibelste Instrument zur funktionellen Beurteilung der Schilddrüsenachse. Ein zu geringer Anstieg des TSH (ΔTSH) in diesem

Test wird bei einer Hyperthyreose, ein zu hoher Anstieg bei einer Hypo-thyreose beobachtet. Diese können auch schon in einem latenten Stadium identifiziert werden, wenn die basalen Schilddrüsenparameter noch norm-wertig erscheinen. Bei depressiven Patienten wurden wiederholt vermin-derte TRH-Effekte beobachtet, der Anteil betrug bei einem unteren ΔTSH-Grenzwert von 5,0 µU/ml ca. 25% der untersuchten Patienten (Loosen und Prange 1982).

Eine sehr interessante, wenn auch nicht auf die Untersuchung unmittel-barer Schlafentzugseffekte abzielende Studie führten Kvist und Kirkegaard (1980) durch. 28 als „endogen depressiv" diagnostizierte, medikamenten-freie Patienten wurden zwei TSEs pro Woche unterzogen, bis sie als klinisch remittiert eingeschätzt wurden oder keine weitere Besserung erzielt werden konnte. In der Respondergruppe (n = 8) betrug die Anzahl der Schlafent-züge im Median 8 (Range 5–12), in der Nonrespondergruppe (n = 20) 4 (Range: 1–9). Drei von acht Respondern blieben über den folgenden be-handlungsfreien Beobachtungszeitraum remittiert, die restlichen 5 erlitten im Mittel innerhalb von 4 (Range: 2–20) Wochen einen Rückfall. Ein TRH-Test (200 µg i. v.) wurde vor und nach der TSE-Sequenz durchgeführt. Der maximale TSH-Anstieg nach TRH im zweiten Test wurde mit dem entspre-chenden Wert des ersten Tests verglichen. Zeigte sich dabei ein Anstieg des ΔTSH ($\Delta\Delta$TSH) um mehr als 2,0 µU/ml wurde der Patient – basierend auf früheren Studien mit medikamentösen Antidepressiva und EKT (Kirke-gaard et al. 1975, 1977) – als remittiert eingestuft. In der Respondergruppe erfüllten genau die 3 Patienten diese Bedingung, die über mindestens 6 Mo-nate klinisch remittiert waren. Somit war die nach dem $\Delta\Delta$TSH-Wert vorge-nommene Prädiktion in dieser Gruppe zu 100% korrekt. In der Nonrespon-dergruppe hatten 18 von 20 Patienten einen $\Delta\Delta$TSH-Wert $\leq$ 2,0 µU/l. Insge-samt wurden somit 26 von 28 Patienten (= 93%, Konfidenzintervall 77–95%) richtig zugeordnet. Eine Replikation dieses Ergebnisses an größeren Stich-proben und über längere Zeiträume wäre sicherlich wünschenswert.

Die oben (Abschn. 1b) schon erwähnte Studie von Joffe et al. (1984) zum Effekt des partiellen Schlafentzugs beinhaltete auch einen TRH-Test (500 µg TRH), der bei zwölf Patienten durchgeführt wurde. Von 4 Patien-ten mit einem unterschwelligen ΔTSH($<$ 5 µg/ml) respondierte keiner nach PSE, wohingegen 6 von 8 Patienten (75%) mit einem normalen ΔTSH sich besserten. Auch dieses statistisch signifikante Ergebnis unter-streicht wiederum die potentielle Bedeutung des TRH-Tests als Verlaufspa-rameter. Die in Tabelle 1 aufgezeigten Ergebnisse weisen zudem darauf hin, daß die Kombination von TRH- und DEX-Test ebenfalls ein lohnendes Objekt weiterer Forschung sein könnte.

Tabelle 1. Kombination von Dexamethason- und TRH-Test zur Responseprädiktion (Joffe et al. 1984)

	beide Tests normal	1 Test normal, 1 Test abnorm	beide Tests abnorm
Responder	4	2	0
Nonresponder	1	2	3

3. Prolaktin

Das im vorderen Hypophysenanteil synthetisierte Prolaktin (PRL) ist physiologisch hauptsächlich für die postpartale Laktation zuständig. Daneben vermag es auch in die Hypothalamus-Hypophysen-Gonaden-Achse einzugreifen. Die Steuerung der Prolaktinsekretion beruht hauptsächlich auf ihrer Inhibition. Als primärer Inhibitor wird dabei das Dopamin angesehen, weshalb PRL-Messungen eingesetzt werden können, um Aufschluß über Veränderungen der dopaminergen Neurotransmission zu erhalten. Daneben scheinen aber auch das Noradrenalin (vermittels β-adrenerger Rezeptoren) und die Gamma-Amino-Buttersäure eine inhibitorische Wirkung zu haben, während der Effekt cholinerger Einflüsse kontrovers ist (Findling und Tyrrell 1991, Baumgartner et al. 1990b). Eine vermehrte Freisetzung von PRL vermag das TRH zu bewirken, wobei die PRL-Anstiege während Schlaf und Streß nicht durch einen TSH-Anstieg begleitet werden, so daß noch andere Faktoren beteiligt sein müssen, zu denen neben dem hypothalamischen Vasoaktiven Intestinalen Peptid (VIP) vor allem serotonerge Einflüsse zählen (Stahl 1992, Findling und Tyrrell 1991). Somit können Veränderungen der PRL-Sekretion auch zur Erforschung zentraler serotonerger Transmissionsprozesse genutzt werden.

Auf diesem Ansatz beruht der DL-Fenfluramin-Stimulationstest (Murphy et al. 1986). DL-Fenfluramin wirkt relativ selektiv auf serotonerge Neurone und bewirkt sowohl eine Freisetzung als auch eine Wiederaufnahmehemmung des Serotonins (Rowland und Carlton 1986). Daneben hat es noch ein schwaches katecholaminerges Potential (Garattini et al. 1986).

Kasper et al. (1988a) führten diesen Test 2–3 Tage vor TSE um 9.00 Uhr morgens durch, bestimmt wurde die Plasmakonzentration von PRL, Cortisol, Wachstumshormon (HGH) und TSH. Cortisol und PRL stiegen an, während TSH und HGH unbeeinflußt blieben. Eine Differenzierung nach Respondern und Nonrespondern ergab einen signifikant höheren maximalen Prolaktinanstieg und einen entsprechenden Trend für Cortisol in der Nonrespondergruppe, TSH und HGH verhielten sich nicht unterschiedlich. Dieses Ergebnis scheint darauf hinzuweisen, daß der Zustand des serotenergen Systems das Ansprechen auf Schlafentzug beeinflußt. Die ausgeprägtere Stimulation bei den Nonrespondern könnte ein Hinweis auf eine postsynaptische Supersensitivität als Ausdruck eines ausgeprägten Serotoninmangels sein.

Ebert et al. (1993) verfolgten einen auf das Dopamin gerichteten Ansatz. Sulpirid, ein Neuroleptikum mit einem starken, auf einem Dopaminantagonismus beruhenden PRL-stimulierenden Effekt, wurde zum einen nach einer normalen Schlafnacht, zum anderen nach einer TSE-Nacht appliziert. Die nativen PRL-Konzentrationen tendierten nach TSE zu niedrigeren Werten. Weiterhin zeigte sich ein Trend zu einem ausgeprägteren Sulpirideffekt innerhalb der Respondergruppe. Einen signifikanten Unterschied zwischen Respondern und Nonrespondern ergab ein Vergleich der Differenzen der Sulpirideffekte vor und nach dem Schlafentzug, wobei der Sulpirideffekt bei den Respondern zunahm, während er bei den Nonre-

spondern abgeschwächt war. Ebert et al. (ebd.) interpretierten diese Beobachtungen als Hinweis darauf, daß es bei TSE-Respondern zu einer Veränderung der Dichte oder Affinität der Dopaminrezeptoren komme. Auch
andere Autoren registrierten unter dem Einfluß des Schlafentzuges einen
Abfall des Prolaktins (Kasper et al. 1988b, Baumgartner et al. 1990a, b), wobei dieser in einer ebenfalls nur morgendliche Werte erfassenden Studie
gleichfalls nicht signifikant war (Baumgartner et al. 1990a). Keine dieser
Studien konnte eine Beziehung zwischen klinischem TSE-Effekt und Pro-
laktinwerten herstellen. Nachdem eine ausgeprägte Minderung der Prolaktinsekretion unter Schlafentzug als physiologisch gelten kann (Desir et
al. 1982), kommt diesem Befund bei depressiven Patienten offenkundig
keine spezielle Bedeutung zu. Dies belegt auch die oben bereits im Zusammenhang mit den Schilddrüsenveränderungen zitierte Studie von Kasper
et al. (1989), in der es sowohl bei den depressiven als auch bei den gesunden Probanden zu einem deutlichen, im Gruppenvergleich nicht unterschiedlichen Abfall der Prolaktinwerte kam. Dabei lagen die Prolaktinspiegel der Patienten allerdings in beiden Messungen signifikant über denen
der Kontrollen. Dies könnte darauf hindeuten, daß der basale Dopamin-
tonus bei den depressiven Patienten insgesamt abgeschwächt war, was die
Hypothese des Vorliegens einer Dopamindefizienz bei depressiven Erkrankungen (Kapur und Mann 1992) unterstützen würde.

4. Hypothalamus-Hypophysen-Gonaden-Achse

Entsprechend den Schilddrüsen- und den Nebennierenrindenhormonen
unterliegt auch die gonadale Hormonproduktion einer Feedbacksteue-
rung durch Hypothalamus und Hypophyse. Das hypothalamische Gona-
dotropin-Releasing-Hormon (GnRH) bewirkt die hypophysäre Freisetzung
des luteinisierenden Hormons (LH) sowie des follikelstimulierenden Hormons (FSH). LH stimuliert beim Mann die Testosteronproduktion, bei der
Frau die ovarielle Produktion von Estrogen und Progesteron. FSH steuert
gemeinsam mit LH die Estrogenproduktion des ovariellen Follikels. Auf
die GnRH-Sekretion wirken die gonadalen Hormone sowohl inhibierend
als auch – zyklusabhängig – stimulierend zurück. Die oben bereits mehrfach zitierten Studien von Baumgartner et al. (1990a, b) untersuchten
auch diese Hormonachse, wobei sich die zweite Untersuchung auf das LH
beschränkte. Ein TSE-Effekt auf LH, FSH und das nur bei Frauen bestimmte Estradiol konnte nicht beobachtet werden, das bei 14 männlichen
Patienten gemessene Testosteron fiel hingegen signifikant ab. Darüber
hinaus lagen die Testosteronspiegel bei den Respondern vor TSE signifikant höher als bei den Nonrespondern, während keines der anderen Hormone einen Zusammenhang mit dem klinischen Verlauf zeigte. Die Änderung der Testosteronkonzentration unabhängig von einer Änderung der
Steuerhormone deutet auf einen rein peripheren Effekt, die Autoren ver-
muteten darum eine direkte Stimulation von β_2-Rezeptoren in den Testes.
Bei gesunden Probanden wurde ein Zusammenhang zwischen psychologi-

schem Streß und erniedrigten Testosteronspiegeln beschrieben (Kreuz et al. 1972). Die Befunde könnten somit in Übereinstimmung mit der oben im Zusammenhang mit den Cortisolbefunden diskutierten Hypothese über das unterschiedliche Streßniveau von Respondern und Nonrespondern gesehen werden. Der Umstand, daß in der gleichen Studie keine Veränderung der Cortisolspiegel beobachtet wurde, steht dieser Interpretation nur bedingt entgegen, da insbesondere Unterschiede zwischen Respondern und Nonrespondern durch die kleinen Gruppengrößen unentdeckt geblieben sein können. Bemerkenswert erscheint, daß der Schlafentzug auf das Testosteron ähnlich wie auf das Cortisol einen Effekt hat, der gegenläufig zu der Entwicklung der Spiegel nach Remission ist (Steiger et al. 1993).

5. Wachstumshormon

Die hypophysäre Freisetzung des Wachstumshormons (HGH) wird durch das hypothalamische wachstumshormonfreisetzende Hormon (GRH) stimuliert, durch das hypothalamische Somatostatin inhibiert. Zentrale noradrenerge Impulse fördern im Tierversuch ebenfalls die HGH-Freisetzung (Ganong 1991).

In der bereits erwähnten longitudinalen Studie von Baumgartner et al. (1990b) ergab sich zu keinem Meßzeitpunkt ein Unterschied zwischen den HGH-Werten in der Schlafnacht vor TSE und in der TSE-Nacht selbst. Um 5.00 Uhr morgens wiesen aber die Responder sowohl im Vergleich zum selben Zeitpunkt der Vornacht als auch im Vergleich zu den Nonrespondern signifikant höhere HGH-Konzentrationen auf. Dem entsprach eine signifikante Korrelation zwischen den absoluten HGH-Spiegeln während TSE und dem Ausmaß der Depressionsänderung: Je höher die HGH-Spiegel der Patienten während der Schlafentzugsperiode, desto ausgeprägter ihre klinische Besserung unter TSE. Da eine Steigerung der HGH-Sekretion als eine physiologische Streßreaktion angesehen werden kann (Findling und Tyrrell 1991), kann die unterschiedliche Reaktion von Respondern und Nonrespondern als neuerlicher Hinweis darauf aufgefaßt werden, daß die Responder sich in einem physiologischen Verhältnissen näheren Reagibilitätszustand befanden (s. auch Abschnitt 1a).

6. β-Endorphin

Wie bereits im Abschnitt 1b beschrieben, beobachteten Kaschka et al. (1992) bei Respondern wie Nonrespondern einen Anstieg des β-Endorphins, der aber nur in der letzteren Gruppe ein signifikantes Ausmaß erreichte. Ebert et al. (1994) konnten in der Gesamtgruppe keinen Unterschied zwischen den morgendlichen β-Endorphinkonzentrationen vor und nach Schlafentzug feststellen, bezogen auf Responder und Nonresponder war aber das Ausmaß der Veränderung signifikant different. Die

Nonresponder zeigten dabei einen Anstieg, die Responder einen leichten Abfall, so daß der Effekt bei den Nonrespondern in den beiden Studien korrespondierte. Diese Ergebnisse müssen insofern vorsichtig bewertet werden, als die Validität peripherer β-Endorphinmessungen als Parameter zentraler Vorgänge zweifelhaft erscheint. Kaschka et al. (1992) wiesen in diesem Zusammenhang darauf hin, daß das β-Endorphin im Plasma eher aus der Hypophyse zu stammen scheint, während im Zentralnervensystem eher der Hypothalamus und der Nucleus tractus solitarii Ursprung der Substanz zu sein scheinen. Bei der Ratte induzierte Schlafentzug im Hypothalamus einen Anstieg, in der Hypophyse hingegen einen Abfall der β-Endorphinspiegel (Przewlocki 1984).

7. Neurotransmitter und ihre Metaboliten

Die Konzentration von Neurotransmittermetaboliten in Liquor, Urin oder Plasma und ihre Änderung unter Schlafentzug ermöglicht in gewissen Grenzen ebenfalls Rückschlüsse auf zentralnervöse Neurotransmissionsvorgänge. Als Parameter dienen hierbei für das zentrale noradrenerge System das 3-Methoxy-4-hydroxyphenylglykol (MHPG), für das periphere noradrenerge System die im menschlichen Gehirn nicht vorkommende (Blombery et al. 1980) 13-Methoxy-4-Hydroxymandelsäure (VMA, entsprechend der üblichen englischen Abkürzung), für das Dopamin die Homovanillinmandelsäure (HVA) und für das Serotonin die 5-Hydroxyindolessigsäure (5HIAA).

Beide bisher vorgelegten Liquorstudien stammen aus der Arbeitsgruppe von Post. In der ersten Studie (Post et al. 1976) zeigte sich für keine der untersuchten Substanzen – 5HIAA, MHPG, HVA – in der Gesamtgruppe eine signifikante Veränderung, wobei anzumerken ist, daß bei 12 von 17 Patienten ein Anstieg des 5HIAA zu verzeichnen war. Bezogen auf Responder und Nonresponder ergab sich aber varianzanalytisch eine signifikante Interaktion für MHPG, wobei die Responder (n = 8) gegenüber den Nonrespondern (n = 9) initial im Mittel um 88% höhere Werte aufwiesen, die unter TSE abfielen (20%), während die Konzentration bei den Nonrespondern anstieg (62%). Nach einer von Matussek et al. (1977) berichteten persönlichen Mitteilung von Post erreichte die beschriebene Baselinedifferenz zwischen Respondern und Nonrespondern ein signifikantes Ausmaß. Gerner et al. (1979) berichteten über 22 Patienten, wobei die Befunde von 11 Patienten bereits in die erste Studie (Post et al. 1976) Eingang gefunden hatten. Wie in dieser Studie erfolgten auch hier die Liquorpunktionen überwiegend am Nachmittag zwischen 14.00 Uhr und 17.30 Uhr.

Erneut ergab sich nach TSE in der Gesamtgruppe keine signifikante Veränderung von HVA, MHPG oder 5HIAA. Wie bereits in der Studie von 1976 wiesen die Responder gegenüber den Nonrespondern in der Baselinemessung vor TSE niedrigere HVA-Konzentrationen auf, in der jetzigen, erweiterten Studie erreichte diese Differenz ein statistisch signifikantes Ausmaß. Auch die Korrelationsberechnung ergab eine signifikante Be-

ziehung zwischen niedrigeren HVA-Baselinewerten und besserem Ansprechen auf TSE. Als mögliche Interpretation der HVA-Befunde wurde von
den Autoren diskutiert, daß niedrige HVA-Konzentrationen, verstanden als
Ausdruck eines erniedrigten Funktionsniveaus des zentralen Dopaminsy-
stems, ein biologischer Marker einer Subgruppe depressiver Patienten sowie ein Prädiktor einer positiven Schlafentzugswirkung sein könnten. Den
auf dem Hintergrund der Modelle zur Wirkung noradrenerger Antidepressiva überraschenden Abfall der MHPG-Konzentrationen in der Respondergruppe sahen die Autoren als möglichen Ausdruck einer Reduktion von Angst oder Streß an. Da in der Respondergruppe neben dem
MHPG-Abfall auch ein nicht signifikanter Anstieg der HVA-Konzentration
beobachtet worden war, zogen Gerner et al. eine interessante Parallele zu
einem am Tier entwickelten Modell von Antelman und Caggiula (1977),
wonach ein relativer Anstieg der dopaminergen gegenüber der noradrenergen Aktivität u. a. mit einer erhöhten Aktivierung einhergeht.

In der Zusammenschau mit den endokrinologischen Befunden ist zu beachten, daß die Liquoruntersuchungen ganz überwiegend erst am Nachmittag erfolgten, die Hormonuntersuchungen hingegen zumeist zu früheren Zeitpunkten. Dies könnte vor allem bezüglich der Befunde am Tag
nach TSE wichtig sein, da die klinische Erfahrung zeigt, daß sich das psychopathologische Zustandsbild der Patienten über den Tag hinweg ändert.
So beobachten wir häufig, daß eine deutliche Besserung erst im Laufe des
Vormittags eintritt bzw. von den Patienten bewußt wahrgenommen wird.
Umgekehrt kann nach unserem klinischen Eindruck davon ausgegangen
werden, daß für die nicht respondierenden Patienten die psychische Belastung eher wächst. Geht man von der Überlegung aus, daß Streß einen wesentlichen Schlüssel zur Erklärung der biochemischen Schlafentzugseffekte darstellt, so erscheint es auf dem Hintergrund dieser Beobachtungen
sinnvoll, einen deutlichen Einfluß der Tageszeit auf die Messungen zu erwarten.

Auf Urinanalysen basierende Untersuchungen wurden bisher von drei
Arbeitsgruppen vorgelegt. Die erste Gruppe (Matussek et al. 1974, Loosen
et al. 1974, Matussek et al. 1976) unterteilte die übliche vierundzwanzig-
stündige Sammelperiode in zwölfstündige Abschnitte, so daß auch separate Aussagen über die Nacht sowie den Tag vor Schlafentzug, die Schlafentzugsnacht und den Tag nach Schlafentzug möglich wurden. Eine
Beschreibung des Schlafentzugsprozederes wird nicht gegeben, aus histo-
rischen Gründen darf aber angenommen werden, daß es sich um einen
TSE handelte.

Neben MHPG (Matussek et al. 1977) und VMA wurden in dieser Studie
auch die Konzentrationen von Dopamin (DA), Noradrenalin (NA) und Adrenalin (Adr) gemessen (Matussek et al. 1974, Loosen et al. 1974). Weiterhin wurde eine kleine Gruppe von gesunden Kontrollen (n = 5) zum Vergleich herangezogen (Matussek et al. 1977). Beim Vergleich der 24-Stun-
den-Sammelperioden (Nacht + Tag vor SE vs. SE-Nacht + Tag nach SE)
ergab sich in der Kontrollgruppe keine signifikante Veränderung der NA-,
Adr- und MHPG-Spiegel. Abgesehen vom MHPG wurden die Befunde für

die Patientengesamtgruppe nicht mitgeteilt. In der Respondergruppe (n = 6) ergab sich ein signifikanter Anstieg von NA und VMA. Zugleich wurde ein signifikanter Anstieg der mittels eines Pedometers semiquantitativ gemessenen motorischen Aktivität registriert. Entsprechende Anstiege von NA und motorischer Aktivität in der Nonrespondergruppe erreichten kein statistisch signifikantes Ausmaß. Des weiteren zeigte sich in der Respondergruppe ein signifikanter Anstieg des NA/A- sowie des NA/D-Quotienten. Zum Dopamin selbst wurden keine weiteren Befunde mitgeteilt, so daß wohl davon auszugehen ist, daß hier keine signifikanten Ergebnisse erzielt wurden. Beim Vergleich der nächtlichen 12-Stunden-Periode vor SE mit der SE-Nacht stiegen NA, VMA und mot. Aktivität in beiden Gruppen signifikant an, wobei der NA-Anstieg in der Respondergruppe signifikant größer war. Ein signifikanter Anstieg des NA/D-Quotienten ergab sich nur in der Respondergruppe. Ergänzt werden diese Befunde durch eine Mitteilung von Loosen et al. (1974) über zwei Patienten aus der oben beschriebenen Respondergruppe, die erst am 2. Tag nach SE eine ausgeprägte psychopathologische Besserung erfuhren. Diese beiden Tag-2-Responder zeigten in der Nacht nach SE – also vor dem Tag der Besserung – Veränderungen von NA, VMA und NA/D-Quotient, die den bei den Tag-1-Respondern in der SE-Nacht erhobenen Befunden entsprachen. Dies wurde von den Autoren als weitere Unterstützung ihrer aus den oben beschriebenen Ergebnissen abgeleiteten Hypothese aufgefaßt, daß die Aktivierung des peripheren sympathischen Nervensystems eine Voraussetzung für die antidepressive Wirkung des Schlafentzugs sein könnte. Der Zeitpunkt der biochemischen Veränderungen bei den beiden Einzelfällen scheint nach Loosen et al. (1974) zudem darauf hinzuweisen, daß diese nicht allein dem Schlafentzug als solchem, sondern vor allem den antidepressiv wirksamen Mechanismen zuzurechnen sind. Bezüglich des MHPG ergaben in der Patientengesamtgruppe weder die Vergleiche der 24-Stunden- noch der 12-Stunden-Perioden einen signifikanten Unterschied. Bei Betrachtung der Responder/Nonresponder-Subgruppen wiesen allerdings die Responder in der Nacht vor Schlafentzug signifikant höhere MHPG-Werte auf. Dementsprechend korrelierten in der Gesamtgruppe hohe MHPG-Konzentrationen vor Schlafentzug mit niedrigeren Depressionsscores nach SE. Diese Ergebnisse scheinen zu den Liquorbefunden von Post et al. (1976) zu passen, die ebenfalls vor TSE bei den Respondern höhere MHPG-Konzentrationen vorfanden. Diese Entsprechung ist vor allem insofern bemerkenswert, als die bei Bestimmung von MHPG in Urin oder Plasma gemessenen Konzentrationen nur zu etwa 20% aus dem Zentralnervensystem stammen (Filser et al. 1986, 1988), so daß periphere Prozesse die Befunde in hohem Maße beeinflussen. Auch die Autoren selbst interpretierten ja ihre zunächst mitgeteilten Ergebnisse (Matussek et al. 1974, Loosen et al. 1974) als Ausdruck einer Aktivierung des peripheren Nervensystems. Somit könnte die berichtete Analogie zwischen Urin- und Liquorbefunden auch zufälliger Natur sein. Eine bessere Annäherung an die zentralnervösen Verhältnisse scheint die getrennte Betrachtung von MHPG-Glukuronid und MHPG-Sulfat zu bieten, da das erstgenannte Konjugat primär peripherer, das zweite primär zentraler Provenienz ist (Filser et al. 1986, Peyrin 1990). Müller et al. (1993) untersuchten deshalb bei neun Patienten vor, während und nach TSE (Beginn jeweils um 8.00 Uhr morgens) die Exkretion sowohl des totalen MHPG als auch des MHPG-Sulfats und des MHPG-Glukuronids im 24-Stunden-Urin. Eine signifikante Veränderung ergab sich nur bezüglich des MHPG-Sulfats, dessen Konzentration in der dritten Sammelperiode (Tag 1 + Erholungsnacht) leicht anstieg. Eine signifikante Korrelation zwischen der Veränderung der HDRS-Scores und der MHPG-Exkretion wurde nicht gefunden. Die Annahme einer Beziehung zwischen basalen MHPG-Spiegeln und therapeutischem Ansprechen auf Schlafentzug, die sich in den Befunden von Post et al. (1976) und Matussek et al. (1977) andeutet, wurde somit nicht bestätigt. Methodische Differenzen zwischen den Studien erlauben es jedoch auch nicht, die Resultate von Müller et al. als Falsifikation der Prädiktorhypothese anzusehen: (1) eine separate Betrachtung der Nacht vor TSE wurde nicht vorgenommen, (2) Exkretionsdifferenzen zwischen Responder- und Nonrespondergruppe konnten bedingt durch die kleine Stichprobe nicht untersucht werden, (3) die Korrelationsberechnung bezog sich nur auf das Ausmaß der Veränderung der Psychopathologie, nicht aber auf den erreichten Zustand.

Neben den MHPG-Resultaten berichteten Müller et al. (1993) auch einen in der dritten Sammelperiode signifikant werdenden Anstieg der VMA- sowie der HVA-Exkretion. Darüber hinaus waren sowohl eine niedrigere VMA-Exkretion in der Baselineperiode als auch ein stärkerer VMA-Anstieg signifikant mit einem besseren klinischen Ansprechen korreliert. Diese Befunde unterstützen die von Matussek et al. (1974) aufgestellte Hypothese (s. o.), daß die gegebene Aktivierbarkeit des peripheren sympathischen Nervensystems und ein gutes Ansprechen auf Schlafentzug zusammenhängen.

Eine ebenfalls die MHPG-Exkretion im Urin untersuchende Studie von Amin et al. (1980) ist mit den bisher beschriebenen Untersuchungen aufgrund ihres Designs nur eingeschränkt vergleichbar. Die erste 24-Stunden-Sammelperiode umfaßte nicht den dem TSE unmittelbar vorausgehenden Tag (Tag 0), sondern den Tag −1 sowie die Nacht vor Tag 0. Eine stärkere Abweichung stellt aber die Terminierung der zweiten Sammelperiode dar, da diese erst an Tag 2, also am Morgen nach der Erholungsnacht begann. In der Respondergruppe (n = 12) wurden etwa gleich verteilt Anstiege und Abfälle der MHPG-Konzentration registriert, Responder- und Nonrespondergruppe unterschieden sich nicht signifikant. Die einzige signifikante Beziehung bestand darin, daß in der Gesamtgruppe höhere Depressionswerte am Morgen nach der TSE-Nacht (Tag 1) mit höheren MHPG-Konzentrationen in der Sammelperiode am folgenden Tag (Tag 2) korrelierten. Die Autoren sahen hierin eine Entsprechung zu dem von Post et al. berichteten Befund eines MHPG-Anstieges bei Nonrespondern. Nachdem die klinischen Effekte des Schlafentzuges sich überwiegend nur an Tag 1 zeigen und nach der darauffolgenden Nacht dann meist ein Rückfall eintritt (Wu und Bunney 1990), erscheint es zweifelhaft, daß mit dem hier gewählten Design tatsächlich die biologischen Effekte des Schlafentzuges erfaßt wurden. Die relativ frühe Terminierung der ersten Sammelperiode könnte hingegen vorteilhaft sein, da sie geeignet erscheint, den Einfluß vor allem am Tag vor dem TSE eventuell auftretender Störfaktoren – etwa eine Streß induzierende Antizipation des Schlafentzuges – zu reduzieren.

8. Imipramin-Bindungsstelle

Mit dem für die Wiederaufnahme von Serotonin in die präsynaptische Nervenendigung zuständigen Transporter eng verknüpft ist eine Bindungsstelle für Imipramin. Für In-vivo-Messungen wird darum die maximale ^{3}H-Imipramin-Bindungskapazität (B_{max}) der Thrombozyten als ein – bestimmungstechnisch nicht unproblematisches – Maß für die Zahl der Serotonintransporter verwendet. Neunzehn von dreißig Studien fanden bei depressiven Patienten eine gegenüber den Kontrollen erniedrigte B_{max}, die als möglicher Indikator einer serotonergen Funktionsstörung bei den Patienten gewertet wurde (Mellerup und Plenge 1988).

Haug et al. (1988) verglichen die Effekte des Schlafentzuges auf die Anzahl und Affinität (K_d) der thrombozytären ^{3}H-Imipramin-Bindungsstellen. Patienten und Kontrollen unterschieden sich diesbezüglich weder vor noch nach Schlafentzug signifikant. Auch zwischen Respondern und Nonrespondern fand sich zu keinem Zeitpunkt ein signifikanter Unterschied bezüglich B_{max} und K_d. Korrelationsberechnungen wiesen jedoch darauf hin, daß eine niedrigere Bindungsaffinität zur Vorhersage eines besseren Ansprechens auf Schlafentzug beitragen könnte.

9. Weitere Befunde

Messungen der Kalziumkonzentration im Liquor ergaben bei Respondern einen leichten Anstieg, bei Nonrespondern hingegen einen leichten Abfall (Gerner et al. 1979). Bojanovsky et al. (1974) beschrieben ohne Bezug zum psychopathologischen Effekt einen Anstieg des Serum-Kalziums nach TSE, darüber hinaus auch nicht signifikante Anstiege von Natrium und Kalium sowie eine gleichfalls nicht signifikante Erniedrigung des Chlorids. Schmocker et al. (1975) berichteten einen Anstieg des Tyrosins am Morgen nach Schlafentzug und einen Abfall des freien Tryptophans am Morgen nach der Erholungsnacht. Die als Streßparameter verwendete Konzentration der freien Fettsäuren zeigte keine signifikante Veränderung. Bezüge zur klinischen Veränderung wurden nicht mitgeteilt. Fähndrich und Müller-Oerlinghausen (1983) untersuchten die Effekte des Schlafentzuges auf die thrombozytäre Monoaminoxidase-Aktivität unter dem Aspekt einer Vorhersagemöglichkeit des Ansprechens auf Pharmakotherapie. Dabei ergab sich bei Clomipramin-Nonrespondern ein signifikanter Anstieg der MAO-Aktivität, bei CMI-Respondern hingegen ein nicht signifikanter Abfall. Die Maprotilin-Responder zeigten einen auf dem 10%-Niveau signifikanten Anstieg, die Maprotilin-Nonresponder hingegen keine Veränderung. Die Differenz zwischen den beiden Respondergruppen war signifikant.

10. Schlußbemerkung

Die vorgestellten Daten zeigen vor allem, daß die biochemisch orientierte Schlafentzugsforschung in Zukunft vermehrt das wachsende Wissen um die komplexe Vernetzung vormals separat behandelter physiologischer Systeme berücksichtigen muß. Eine alleinige Betrachtung etwa eines einzelnen Hormonparameters oder einer einzelnen Hormonachse erscheint obsolet. Zur Integration der oben dargelegten Resultate ist z. B. eine simultane Erfassung von Veränderungen etwa der endokrinen Achsen *und* des Transmitterstoffwechsels notwendig. Zur Prüfung einer Streßhypothese des Schlafentzuges sollten zudem parallel auch andere physiologische Streßparameter, wie etwa die Herzfrequenz oder die Hautleitfähigkeit, erfaßt werden. Weiterhin bedarf es einer besseren Kontrolle möglicher intervenierender Variablen. Dazu gehören etwa Körperhaltung und Aktivität (Baumgartner und Sucher 1990) oder die Außentemperatur (Kasper et al. 1989). Die divergenten Effekte von Schlafentzug und Psychopharmaka auf biochemische Parameter geben dem Medikationsstatus besonderes Gewicht, wobei auch die bei kurzen Auswaschphasen eventuell auftretenden Absetzeffekte in Rechnung zu stellen sind. Eine hohe Aufmerksamkeit verdient schließlich der Einfluß psychologischer Faktoren. Wie oben diskutiert, vermag die kognitive Verarbeitung des Schlafentzuges bereits im Vorfeld die biochemischen Ergebnisse zu beeinflussen. Weiterhin gibt es beispielsweise Hinweise darauf, daß die höheren Cortisolwerte depressiver Patienten mit dem stationären Behandlungsstatus zusammenhängen (Maes et al. 1994). Die wissenschaftliche Untersuchung des therapeutischen Schlafentzuges ist sicherlich in hohem Maße von den Limitierungen der klinischen Forschung geprägt. Um so wichtiger erscheint aber die Berücksichtigung und Kontrolle möglichst vieler Faktoren, um eine angemessene Interpretation der Daten leisten zu können.

Literatur

Akerstedt T, Palmblad J, de la Torre B, Marana R, Gillberg M (1980) Adrenocortical and gonadal steroids during sleep deprivation. Sleep 3: 23–30

American Psychiatric Association (1980) Diagnostic and statistical manual of mental disorders, third edn. American Psychiatric Association, Washington, DC

American Psychiatric Association (1987) Diagnostic and statistical manual of mental disorders, third edn, revised. American Psychiatric Association, Washington, DC

Amin MM, Khalid R, Khan P (1980) Relationship between sleep deprivation and urinary MHPG levels. Int Pharmacopsychiatry 15: 81–85

Arató M, Rihmer Z (1982) Sleep deprivation and cortisol secretion. Am J Psychiatry 139: 135

Baumgartner A, Meinhold H (1986) Sleep deprivation and thyroid hormone concentration. Psychiat Res 19: 241–242

Baumgartner A, Sucher N (1990) Physical activity and posture: influence on TSH and thyroid hormones during sleep deprivation. Psychiat Res 34: 213–215

Baumgartner A, Dietzel M, Saletu B, Wolf R, Campos-Barros A, Gräf K-J, Kürten I,

Mannsmann U (1993) Influence of partial sleep deprivation on the secretion of thyrotropin, thyroid hormones, growth hormone, prolactin, luteinizing hormone, follicle stimulating hormone, and estradiol in young women. Psychiat Res 48: 153–178

Baumgartner A, Gräf K-J, Kürten I, Meinhold H, Scholz P (1990a) Neuroendocrinological investigations during sleep deprivation in depression. I. Early morning levels of thyrotropin, TH, cortisol, prolactin, LH, FSH, estradiol, and testosterone. Biol Psychiatry 28: 556–568

Baumgartner A, Riemann D, Berger M (1990b) Neuroendocrinological investigations during sleep deprivation in depression. II. Longitudinal measurement of thyrotropin, TH, cortisol, prolactin, GH, and LH during sleep and sleep deprivation. Biol Psychiatry 28: 569–587

Baumgartner A, Gräf K-J, Kürten I, Meinhold H (1990c) Thyrotropin (TSH) and thyroid hormone concentrations during partial sleep deprivation in patients with major depressive disorder. J Psychiat Res 24: 281–292

Blomberry PA, Kopin IJ, Gordon EK, Markey SP, Ebert MH (1980) Conversion of MHPG to vanillylmandelic acid. Implications for the importance of urinary MHPG. Arch Gen Psychiatry 37: 1095–1098

Bojanovsky J, Koch W, Tölle R (1974) Elektrolytveränderungen unter antidepressiver Therapie. Arch Psychiat Nervenkr 218: 379–386

Bouhuys AL, Flentge F, van den Hoofdakker (1990) Effects of total sleep deprivation on urinary cortisol, self-rated arousal, and mood in depressed patients. Psychiat Res 34: 149–162

Brady KT, Anton RF (1989) The thyroid axis and desipramine treatment in depression. Biol Psychiatry 25: 697–702

Carney MWP, Roth M, Garside RF (1965) The diagnosis of depressive syndromes and the prediction of ECT. Br J Psychiatry 111: 659–684

Caroll BJ, Feinberg M, Greden JF, Tarika J, Albala AA, Haskett RF, McI. James N, Kronfol Z, Lohr N, Steiner M, de Vigne JP, Young E (1981) A specific laboratory test for the diagnosis of melancholia. Arch Gen Psychiatry 38: 15–22

Chan V, Jones A, Liendo-Ch P, McNeilly A, Landon J, Besser GM (1978) The relationship between circadian variations in circulating thyrotrophin, thyroid hormones and prolactin. Clin Endocrinol 9: 337–349

Desir D, van Cauter E, l'Hermite M, Refetoff S, Jadot C, Caufriez A, Copinschi G, Robyn C (1982) Effects of „jet lag" on hormonal patterns III. Demonstration of an intrinsic circadian rhythmicity in plasma prolactin. J Clin Endocrinol Metab 55: 849–857

Ebert D, Kaschka WP, Loew T, Beck G (1994) Cortisol and beta-endorphin responses to sleep deprivation in major depression – the hyperarousal theories of sleep deprivation. Neuropsychobiology 29: 64–68

Ebert D, Kaschka W, Stegbauer P, Schrell U (1993) Prolactin response to sulpiride before and after sleep deprivation in depression. Biol Psychiatry 33: 666–669

Fähndrich E, Müller-Oerlinghausen B (1983) Monoamine oxidase activity in platelets before and after sleep deprivation as predictor for antidepressive drug response. Mod Probl Pharmacopsychiatry 19: 327–336

Filser JG, Müller WE, Beckmann H (1986) Should plasma or urinary MHPG be measured in psychiatric research? A critical comment. Br J Psychiatry 148: 95–97

Filser JG, Spira J, Fischer M, Gattaz WF, Müller WE (1988) The evaluation of 4-hydroxy-3-methoxyphenylglycol sulfate as a possible marker of central norepinephrine turnover. Studies in healthy volunteers and depressed patients. J Psychiatr Res 22: 171–181

Findling JW, Tyrrell JB (1991) Anterior pituitary gland. In: Greenspan FS (ed) Basic and clinical endocrinology, 3rd ed. Appleton & Lange, East Norwalk, pp 79–132

Francesconi RP, Stokes JW, Banderet LE, Kowal DM (1978) Sustained operations and sleep deprivation: effects on indices of stress. Aviat Space Environ Med 49: 1271–1274

Ganong WF (1991) Neuroendocrinology. In: Greenspan FS (ed) Basic and clinical endocrinology, 3rd ed. Appleton & Lange, East Norwalk, pp 66–78

Garrattini S, Mennini T, Samanin R (1987) From fenfluramine racemate to d-fenfluramine. Specificity and potency of the effects on the serotonergic system and food intake. Ann NY Acad Sci 499: 156–166

Gerner RH, Post RM, Gillin JC, Burney WE (1979) Biological and behavioral effects of one night's sleep deprivation in depressed patients and normals. J Psychiat Res 15: 21–40

Goetze U, Tölle R (1987) Circadian rhythm of free urinary cortisol, temperature and heart rate in endogenous depressives and under antidepressant therapy. Neuropsychobiology 18: 175–184

Goodwin GM, Muir WJ, Seckl JR, Bennie J, Carroll S, Dick H, Fink G (1992) The effects of cortisol infusion upon hormone secretion from the anterior pituitary and subjective mood in depressive illness and in controls. J Affect Disord 26: 73–84

Greden JF, Albala AA, Haskett RF, James N, Goddman L, Steiner M, Caroll BJ (1980) Normalization of dexamethasone suppression test: a laboratory index of recovery from endogenous depression. Biol Psychiatry 15: 449–458

Greenspan FS, Rapoport B (1991) Thyroid gland. In: Greenspan FS (ed) Basic and clinical endocrinology, 3rd ed. Appleton & Lange, East Norwalk, pp 188–246

Halbreich U, Asnis GM (1985) Cortisol secretion in endogenous depression. II. Time-related function. Arch Gen Psychiatry 42: 909–914

Halbreich U, Asnis GM, Shindledecker R, Zumoff B, Nathan RS (1985) Cortisol secretion in endogenous depression. I. Basal plasma levels. Arch Gen Psychiatry 42: 904–908

Haug H-J, Fähndrich E, Strauss S, Rommelspacher H (1988) Sleep deprivation and imipramine binding sites in depressed patients and healthy subjects. Psychiat Res 25: 135–144

Holsboer F (1989) Psychiatric implications of altered limbic-hypothalamic-pituitary-adrenocortical activity. Eur Arch Psychiatr Neurol Sci 238: 302–322

Holsboer F (1988) Implications of altered limbic-hypothalamic-pituitary-adrenocortical (LHPA)-function for neurobiology of depression. Acta Psychiatr Scand [Suppl] 341: 72–111

Holsboer F (1983) Prediction of clinical course by dexamethasone suppression test (DST) response in depressed patients: physiological and clinical construct validity. Pharmacopsychiatry 16: 186–191

Holsboer F, Haack D, Gerken A, Vecsei P (1984) Plasma dexamethasone suppression concentrations and differential glucocorticoid suppression response in depressives and controls. Biol Psychiatry 19: 281–291

Holsboer F, Liebl R, Hofschuster E (1982) Repeated dexamethasone suppression test during depressive illness. Normalization of test result compared with clinical improvement. J Affect Disord 7: 155–162

Holsboer-Trachsler E, Wiedemann K, Holsboer F (1988) Serial partial sleep deprivation in depression – clinical effects and dexamethasone suppression test results. Neuropsychobiology 19: 73–78

Joëls M, De Kloet ER (1994) Mineralocorticoid and glucocorticoid receptors in the brain. Implications for ion permeability and transmitter systems. Prog Neurobiol 43: 1–36

Joffe R, Brown P, Bienenstock A, Mitton J (1984) Neuroendocrine predictors of the antidepressant effect of partial sleep deprivation. Biol Psychiatry 19: 347–352

Kant JK, Genser SG, Thorne DR, Pfalser JL, Mougey EH (1984) Effects of 72 hour sleep deprivation on urinary cortisol and indices of metabolism. Sleep 7: 142–146

Kapur S, Mann JJ (1992) Role of the dopaminergic system in depression. Biol Psychiatry 32: 1–17

Kaschka WP, Braunwarth W-D, Flügel D, Beck G, Ebert D (1992) Schlafentzugseffekte auf das endogene Opioidsystem bei Depressiven. In: Gaebel W, Laux G (Hrsg) Biologische Psychiatrie, Synopsis 1990/91. Springer, Berlin Heidelberg New York Tokyo, S 337–340

Kaschka WP, Flügel D, Negele-Anetsberger J, Schlecht A, Marienhagen J, Bratenstein P (1989) Total sleep deprivation and thyroid function in depression. Psychiat Res 29: 231–234

Kasper S, Sack DA, Wehr TA (1989) Therapeutischer Schlafentzug und Energiehaushalt. In: Pflug B, Lemmer B (Hrsg) Chronobiologie und Chronopharmakologie. Gustav Fischer, Stuttgart New York, S 73–79

Kasper S, Sack DA, Wehr TA, Kick H, Voll G, Vieira A (1988a) Nocturnal TSH and prolactin secretion during sleep deprivation and prediction of antidepressant response in patients with major depression. Biol Psychiatry 24: 631–641

Kasper S, Vieira A, Wehr TA, Schmidt R, Kick H, Voll G, Murphy DL (1988b) Serotonergically induced hormonal responses and the antidepressant effect of total sleep deprivation in patients with major depression. Psychopharmacol Bull 24: 450–453

Kasper S, Moises HW, Beckmann H (1983) Dexamethasone suppression test combined with total sleep deprivation in depressed patients. Psychiatr Clin 16: 17–25

King D, Dowdy S, Jack R, Gardner R, Edwards P (1982) The dexamethasone suppression test as a predictor of sleep deprivation antidepressant effect. Psychiat Res 7: 93–99

Kirkegaard C, Bjørum N, Cohn D, Faber J, Lauridsen UB, Nerup J (1977) Studies on the influence of biogenic amines and psychoactive drugs on the prognostic value of the TRH stimulation test in endogenous depression. Psychoneuroendocrinology 2: 131–136

Kirkegaard C, Nørlem N, Lauridsen UB, Bjørum N (1975) Prognostic value of thyrotropin-releasing hormone stimulation test in endogenous depression. Acta Psychiatr Scand 52: 170–177

Kreuz LE, Rose RM, Jennings JR (1972) Suppression of plasma testosterone levels and psychological stress. Arch Gen Psychiatry 26: 479–482

Kuhs H (1985) Dexamethasone suppression test and sleep deprivation in endogenous depression. J Affect Disord 9: 121–126

Kvist J, Kirkegaard C (1980) Effect of repeated sleep deprivation on clinical symptoms and the TRH test in endogenous depression. Acta Psychiatr Scand 62: 494–502

Larsen PR (1982) Thyroid-pituitary interaction: feedback regulation of thyrotropin secretion by thyroid hormones. N Negl J Med 306: 23–32

Lee MA, Taylor MA (1983) Cortisol suppression and circadian rhythm in endogenous depression: a preliminary report. Biol Psychiatry 18: 1127–1132

Linkowski P, Mendlewicz J, Kerkhofs M, Leclerq R, Golstein J, Brasseur M, Copinschi G, van Cauter E (1987) 24-Hour profiles of adrenocorticotropin, cortisol, and growth hormone in major depressive illness: effects of antidepressant treatment. J Clin Endocrinol Metab 65: 141–151

Loosen PT, Prange AJ (1982) Serum thyrotropin response to thyrotropin-releasing hormone in psychiatric patients: a review. Am J Psychiatry 139: 405–414

Loosen P, Ackenheil M, Athen D, Beckmann H, Benkert O, Dittmer T, Hippius H, Matussek N, Rüther E, Scheller M (1974) Schlafentzugsbehandlung endogener Depression. Arzneimittelforschung/Drug Res 8: 1075–1077

Maes M, Calabrese J, Meltzer HY (1994) The relevance of the in- versus outpatient status for studies on HPA-axis in depression: spontaneous hypercortisolism is a feature of major depressed inpatients and not of major depression per se. Prog Neuropsychopharmacol Biol Psychiatry 18: 503–517

Matussek N, Römisch P, Ackenheil M (1977) MHPG excretion during sleep deprivation in endogenous depression. Neuropsychobiology 3: 23–29

Matussek N, Ackenheil M, Athen D, Beckmann H, Benkert O, Dittmer T, Hippius H, Loosen P, Rüther E, Scheller M (1974) Catecholamine metabolism under sleep deprivation therapy of improved and not improved depressed patients. Pharmacopsychiatry 7: 108–114

Mellerup ET, Plenge P (1988) Imipramine binding in depression and other psychiatric conditions. Acty Psychiatr Scand 78 [Suppl 345]: 61–68

Möller H-J, Kissling W, Bottermann P (1986) The dexamethasone suppression test in depressive and schizophrenic patients under controlled treatment conditions. Eur Arch Psychiat Neurol Sci 235: 263–268

Müller H-U, Riemann D, Berger M, Müller WE (1993) The influence of total sleep deprivation on urinary excretion of catecholamine metabolites in major depression. Acta Psychiatr Scand 88: 16–20

Murphy DL, Mueller EA, Garrick NA, Aulakh CS (1986) Use of serotonergic agents in the clinical assessment of central serotonergic function. J Clin Psychiatry 47 [Suppl]: 9–15

Nasrallah HA, Coryell WH (1982) Dexamethasone nonsuppression predicts the antidepressant effects of sleep deprivation. Psychiatr Res 6: 61–64

Peyrin L (1990) Urinary MHPG sulfate as a marker of central norepinephrine metabolism: a commentary. J Neural Transm 80: 51–65

Pietrowsky R, Krug R, Fehm HL, Born J (1992) Der Einfluß von „Streßhormonen" auf die emotionale Befindlichkeit. Z Exp Angew Psychol 2: 278–298

Post RM, Kotin J, Goodwin FK (1976) Effects of sleep deprivation on mood and central amine metabolism in depressed patients. Arch Gen Psychiatry 33: 627–632

Przewlocki R (1984) Some aspects of physiology and pharmacology of endogenous opioid peptides. Pol J Pharmacol Pharm 36: 137–158

Radomski MW, Hart LEM, Goodman JM, Plyley MJ (1992) Aerobic fitness and hormonal responses to prolonged sleep deprivation and sustained mental work. Aviat Space Environ Med 63: 101–106

Ribeiro SCM, Tandon R, Grunhaus L, Greden JF (1993) The DST as a predictor of outcome in depression: a meta-analysis. Am J Psychiatry 150: 1618–1629

Rowland NE, Carlton J (1986) Neurobiology of an anorectic drug: fenfluramine. Prog Neurobiol 27: 13–62

Ruhrmann S, Kasper S, Hawellek B, Möller H-J (1994) Effects of bright light and fluoxetine on thyroid parameters in seasonal affective disorder. Neuropsychopharmacology 10 [Suppl, Part II]: 4 S

Ruhrmann S, Kasper S, Rao ML, Hesselmann B, Danos P, Höflich G, Möller H-J (in Vorbereitung) Effects of total sleep deprivation on thyroid hormones, TSH, and cortisol

Sack DA, James SP, Rosenthal NE, Wehr TA (1988) Deficient nocturnal surge of TSH secretion during sleep and sleep deprivation in rapid-cycling bipolar illness. Psychiat Res 23: 179–191

Sapolsky RM, Krey LC, McEwen BS (1984) Glucocorticoid-sensitive hippocampal neurons are involved in terminating the adrenocortical stress response. Proc Natl Acad Sci USA 81: 6174–6177

Schmocker M, Baumann P, Reyero F, Heimann H (1975) Der Schlafentzug. Eine klinische, psychophysiologische und biochemische Untersuchung. Arch Psychiat Nervenkr 221: 111–122

Souêtre E, Salvati E, Rix H, Prinquey D, Krebs B, Ardisson JL, Darcourt G (1988) Effect of recovery on the cortisol circadian rhythm of depressed patients. Biol Psychiatry 24: 336–340

Southmayd SE, Kasurak P, MacDonald B, Waldron J (1992) Therapeutic sleep deprivation in a depressed patient: prolongation of response with concurrent thyroxine. Acta Psychiatr Scand 86: 84–85

Spitzer RL, Endicott J, Robins E (1978) Research diagnostic criteria: rationale and reliability. Arch Gen Psychiatry 35: 773–782

Stahl SM (1992) Neuroendocrine markers of serotonin responsivity in depression. Prog Neuropsychopharmacol Biol Psychiatry 16: 655–659

Starkman MN, Schteingart DE, Schork MA (1981) Depressed mood and other psychiatric manifestations of Cushing's syndrome: relationship to hormone levels. Psychosom Med 43: 3–18

Steiger A, von Bardeleben U, Guldner J, Lauer C, Rothe B, Holsboer F (1993) The sleep EEG and nocturnal hormonal secretion studies on changes during the course of depression and on effects of CNS-active drugs. Prog Neuropsychopharmacol Biol Psychiatry 17: 125–137

Szuba MP, Altshuler LL, Baxter LR (1992) Thyroid function and partial sleep deprivation response. Arch Gen Psychiatry 49: 581–582

Thase ME, Simons AD, Reynolds CF (1993) Psychobiological correlates of poor response to cognitive behavior therapy: potential indications for antidepressant pharmacotherapy. Psychopharmacol Bull 29: 293–301

Thayer RE (1967) Measurement of activation through self-report. Psychol Reports 20: 663–678

Trachsler E, Höchli D, v Luckner N, Woggon B (1985) Dexamethasone suppression test before and after partial sleep deprivation in depressed schizophrenic and schizoaffective patients. Pharmacopsychiatry 18: 110–111

Wu JC, Bunney WE (1990) The biological basis of an antidepressant response to sleep deprivation and relapse: review and hypothesis. Am J Psychiatry 147: 14–21

Yamaguchi N, Kiyoshi M, Kuromaru S (1978) The effect of sleep deprivation on the circadian rhythm of plasma cortisol levels in depressive patients. Folia Psychiatr Neurol Japon 32: 479–487

von Zerrssen D (1976) Mood and behavioral changes under corticosteroid therapy. In: Itil TM, Laudahn G, Herrmann WM (eds) Psychotropic action of hormones. Spectrum, New York, pp 195–222

Korrespondenz: Dr. S. Ruhrmann, Psychiatrische Universitätsklinik, Sigmund-Freud-Straße 25, D-53105 Bonn, Bundesrepublik Deutschland

Bildgebende Verfahren bei Schlafentzug

D. Ebert

Einleitung

Bildgebende Verfahren ermöglichen einen Einblick in die Struktur und die Funktion des Gehirns, wie er mit anderen Verfahren nicht möglich ist, wenn es um die regionale Lokalisation von Veränderungen geht. Auch wenn Struktur und Funktion untrennbar verbunden sind und sich gegenseitig bedingen, so ist erstere doch ein eher statisches Moment, das sich nur langsam ändert, letztere ein eher dynamisches System, das seine Zustände in kürzester Zeit meßbar wechselt. Dies erklärt, warum strukturbildgebende Verfahren wie CT und NMR keine Bedeutung bei der Untersuchung des Schlafentzuges haben, da des derzeit keine Gründe gibt, anzunehmen, daß sich Hirnstrukturen während eines Schlafentzuges innerhalb von 24 Stunden ändern können.

Anders ist es bei den funktionsbildgebenden Verfahren, von denen einige entscheidende Fragen zum antidepressiven Wirkmechanismus des Schlafentzuges und auch zur Pathophysiologie depressiver Zustände durch Schlafentzugsstudien zu erwarten sind. Verwendet werden die Protonen (PET)- oder Single Photonen (SPECT)-Computer-Tomographie, bei denen radioaktiv markierte Substanzen injiziert werden, deren Verteilung im Gehirn mit nuklearmedizinischen Methoden bestimmt und quantifiziert wird. Je nach verwendeter Substanz lassen sich so der Metabolismus bzw. die Perfusion oder die Rezeptoren des Gehirns in einer Art von Momentaufnahme abbilden. Zur genauen Methodik und den verwendeten Substanzen wird hier auf eine der vielen Einführungen in dieses Gebiet verwiesen (z. B. Malison et al. 1995). Bei den funktionsbildgebenden Verfahren wird es zum Vorteil, daß der Schlafentzug seinen Effekt in so kurzer Zeit erzielt. Innerhalb einer Nacht wechselt etwa die Hälfte der Patienten von einem depressiven in einen nicht-depressiven Zustand, ohne daß eine pharmakologische Intervention stattgefunden hätte. Dies gibt die einmalige Möglichkeit für die Depressionsforschung, beim gleichen Patienten zwei Stimmungszustände zu vergleichen und depressive Funktionsanteile einzugrenzen. Darüber hinaus lassen die durch einen Schlafentzug veränderten Hirnareale Rückschlüsse auf den Wirkmechanismus des Schlafentzuges zu und damit indirekt auf Prinzipien der Depressionsentstehung.

Folgerichtig sind mehrere Fragen an solche Studien zu richten:

1. Wie verändert ein Schlafentzug den Perfusions-, Aktivitäts- oder Funktionszustand des Gehirns?

2. Wie unterscheiden sich Gesunde, depressive Nonresponder und depressive Responder vor einem Schlafentzug, nach einem Schlafentzug oder in ihrer Reaktion auf einen Schlafentzug?

3. Wie unterscheiden sich depressive Responder vor einem Schlafentzug zum gebesserten Zustand nach einem Schlafentzug?

Die Methodik ist für alle Fragen gleich: Kontrollen und Depressive werden mit PET oder SPECT vor und nach einem Schlafentzug zur jeweils gleichen Tageszeit untersucht. Je nach den Halbwertzeiten der verwendeten Substanzen müssen zwischen den Untersuchungen 24 bis 72 Stunden liegen. Die depressiven Patienten werden mit standardisierten Meßinstrumenten vor und nach Schlafentzug untersucht und nach festgelegten Kriterien der Besserung (z. B. 50% Besserung auf einer modifizierten Hamilton-Skala oder gute Besserung auf der CGI-Skala) in Responder und Nonresponder unterteilt. Die Aktivitäten der einzelnen Hirnregionen vor und nach Schlafentzug und die Differenzen der Werte vor und nach Schlafentzug werden dann statistisch verglichen zwischen Kontrollen, Respondern und Nonrespondern.

Die Interpretation der Vergleiche ist klar: Unterschiede vor und nach Schlafentzug, die bei allen drei Gruppen gleich sind, definieren physiologische Schlafentzugseffekte. Differenzen zwischen Kontrollen und den beiden depressiven Gruppen definieren depressionsspezifische Effekte. Nur die Unterschiede zwischen Respondern einerseits und Nonrespondern andererseits geben Hinweise auf den regionalen antidepressiven Wirkmechanismus des Schlafentzuges. Die Differenzen bei der Respondergruppe vor und nach Schlafentzug können darüber hinaus als Marker gewertet werden, wie sich ein depressiver von einem nicht-depressiven Zustand unterscheidet. Bei ausreichend großer Zahl können auch die regionalen Aktivitätsänderungen mit den Änderungen auf den Depressionsskalen korreliert werden, ohne Rückgriff auf diskrete Definitionen von Respondern und Nonrespondern.

Die Studien

Bisher wurden fünf verschiedene Samples mit PET oder SPECT zu den oben genannten Fragen untersucht, und alle Studien konnten ähnliche Veränderungen im limbischen System mit der Schlafentzugsrespons korrelieren. Der kleinste gemeinsame Nenner aller 5 Studien läßt sich mit einem Satz zusammenfassen:

Depressive Schlafentzugsresponder sind im Vergleich zu depressiven Schlafentzugsnonrespondern (und nicht-depressiven Kontrollen) vor einem Schlafentzug hyperaktiv/hyperperfundiert im anterioren Gyrus cingularis und/oder den anteriobasalen Anteilen des Gyrus cingularis und dem frontoorbitalen Cortex (und den Amygdalae), und diese Hyperaktivität wird durch einen Schlafentzug supprimiert.

Bisher ist kein hierzu widersprüchliches Untersuchungsergebnis publiziert. Daneben zeigten sich auch einige weniger konsistente Unterschiede in den Gruppenvergleichungen und bei den Schlafentzugseffekten, die entweder nicht repliziert wurden oder Regionen betrafen, die nur selten untersucht wurden.

In der folgenden Übersicht werden die Perfusions-/Aktivitätsstudien zusammenfassend dargestellt. Die Mindestanforderungen waren immer erfüllt: Untersuchungen zu gleichen Tageszeiten, Diagnose einer Major Depression nach DSM-III-R, definierte Responskriterien, unmediziert oder gleicher Medikationsstatus bei Wiederholungsuntersuchungen.

Die Reihenfolge ist alphabetisch.

Autor/Jahr: Ebert et al. (1991)

Technik: 99mTc-HMPAO SPECT

Patienten: 10 Patienten mit Major Depression vor und nach Schlafentzug, davon 5 Responder, 5 Nonresponder, alle unmediziert; 8 nicht-depressive Kontrollen vor Schlafentzug.

Ergebnisse (signifikant $p < 0,05$): Frontoorbitaler Kortex und basaler Gyrus cingularis (links und rechts): Responder sind aktiver vor Schlafentzug als Nonresponder und Kontrollen, Schlafentzug reduziert die Hyperaktivität. Medialer inferiorer temporaler Kortex mit Hippokampus und Amygdalae: Responder sind aktiver vor Schlafentzug als Nonresponder und Kontrollen, Schlafentzug reduziert die Hyperaktivität. Lateraler inferiorer temporaler Kortex: Responder sind aktiver vor Schlafentzug als Nonresponder und Kontrollen, Schlafentzug reduziert die Hyperaktivität. Zusatzbefund: Alle Depressiven sind vermindert aktiv im linken dorsolateralen präfrontalen Kortex, Responder mehr als Nonresponder, und Schlafentzug reduziert die Minderperfusion bei Respondern mehr als bei Nonrespondern, hebt sie aber nicht auf.

Autor/Jahr: Ebert et al. (1994)

Technik: 99mTc-HMPAO SPECT

Patienten: 24 Patienten mit Major Depression, melancholischer Subtyp, nur vor Schlafentzug.

Ergebnisse (signifikant $p < 0,05$): Frontoorbitaler Kortex und basaler Gyrus cingularis (links und rechts): Responder sind aktiver vor Schlafentzug als Nonresponder. Anteriorer Gyrus cingularis (nur rechts): Responder sind aktiver vor Schlafentzug als Nonresponder. Medialer inferiorer temporaler Kortex mit Hippokampus und Amygdalae: Responder sind aktiver vor Schlafentzug als Nonresponder. Lateraler inferiorer temporaler Kortex: Responder sind aktiver vor Schlafentzug als Nonresponder.

Autor/Jahr: Volk et al. (1992)
Technik: 99mTc-HMPAO SPECT
Patienten: 20 Patienten mit Major Depression, davon 11 Responder und 9 Nonresponder, vor und nach Schlafentzug, alle mediziert mit trizyklischen Antidepressiva.
Ergebnisse (signifikant p < 0,05): Frontoorbitaler Kortex und basaler Gyrus cingularis: Je größer die Perfusion vor Schlafentzug, um so besser der antidepressive Effekt des Schlafentzuges. Lateraler temporaler Kortex (links): Aktivitätsanstieg nach Schlafentzug bei Respondern im Vergleich zu Nonrespondern. Parietaler Kortex (rechts): Aktivitätsanstieg nach Schlafentzug bei Respondern im Vergleich zu Nonrespondern. Okzipitaler Kortex (rechts): Je größer die Perfusion vor Schlafentzug, um so besser der antidepressive Effekt des Schlafentzuges.

Autor/Jahr: Wu et al. (1992)
Technik: 18Fluor-Deoxy-Glukose PET
Patienten: 15 Patienten mit Major Depression, davon 4 Responder und 11 Nonresponder, und 15 Kontrollen vor und nach Schlafentzug, alle unmediziert.
Ergebnisse (signifikant p < 0,05): Anteriorer Gyrus cingularis: Responder sind aktiver vor Schlafentzug als Nonresponder und Kontrollen, Schlafentzug reduziert die Hyperaktivität. Amygdalae: Responder sind aktiver vor Schlafentzug als Nonresponder und Kontrollen, Schlafentzug reduziert die Hyperaktivität nicht signifikant. Hippokampus: Responder sind nicht signifikant aktiver vor Schlafentzug als Nonresponder und Kontrollen, Schlafentzug reduziert die Hyperaktivität nicht signifikant.

Autor/Jahr: Wu et al. (1994)
Technik: 18Fluor-Deoxy-Glukose PET
Patienten: 43 Patienten mit Major Depression, davon 12 Responder und 31 Nonresponder, und 26 Kontrollen vor und nach Schlafentzug, alle unmediziert.
Ergebnisse (signifikant p < 0,05): Frontoorbitaler Kortex und basaler Gyrus cingularis: Responder sind aktiver vor Schlafentzug als Nonresponder und Kontrollen, Schlafentzug reduziert die Hyperaktivität. Anteriorer Gyrus cingularis: Responder sind aktiver vor Schlafentzug als Nonresponder und Kontrollen, Schlafentzug reduziert die Hyperaktivität. Amygdalae: Responder sind aktiver vor Schlafentzug als Nonresponder und Kontrollen, Schlafentzug reduziert die Hyperaktivität. Lateraler inferiorer temporaler Kortex: Responder sind aktiver vor Schlafentzug als Nonresponder und Kontrollen, Schlafentzug reduziert die Hyperaktivität. Zusatzbefund: Responder und Nonresponder sind hypoaktiv im linken dorsolateralen präfrontalen Kortex, Responder mehr als Nonresponder, nach Schlafentzug Aktivitätszunahme bei den Respondern und vermehrte Hypoaktivität bei Nonrespondern und Kontrollen.

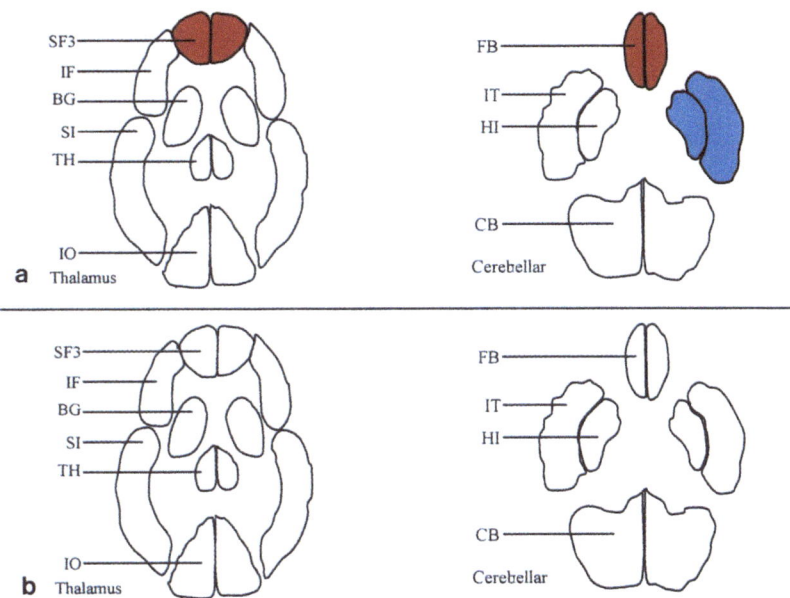

Abb. 1. Limbischer Hypermetabolismus bei SE-Respondern **a** vor SE **b** nach SE

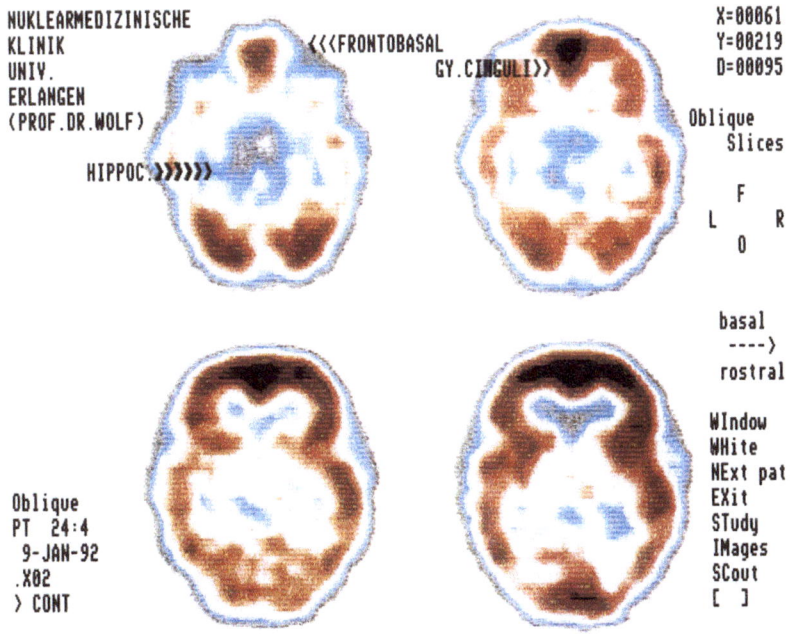

Abb. 2

Gemeinsam ist allen Studien ein limbischer Hypermetabolismus der Schlafentzugsresponder in irgendeiner Form. Die in den Ergebnissen oben angeführten statistischen Vergleiche wurden mit relativen Aktivitätswerten durchgeführt, das heißt die regionalen Metabolismusraten wurden als Relation zum Metabolismus anderer Gehirnregionen oder des gesamten Gehirns berechnet (als Prozentwert). Mit PET ist es auch möglich, absolute Metabolismuswerte zu bestimmen, z. B. als mmol Glukose pro ml Hirngewebe pro Minute. Bei dieser statistisch betrachtet „störanfälligen" Methode, die die regionale Perfusion nicht in bezug zur allgemeinen Hirndurchblutung normalisiert, sind die Ergebnisse weniger eindeutig, weil Wu et al. ihre Befunden von 1992, die für relative wie absolute Werte galten, in der erweiterten Studie von 1994 für die Absolutwerte nicht replizieren konnten.

Bei allen anderen Hirnregionen sind die Befunde nicht eindeutig: Entweder wurden die einzelnen signifikanten Ergebnisse nicht repliziert, oder es wurden sogar entgegengesetzte Veränderungen in den einzelnen Studien gefunden, z. B. im Bereich der Temporalregion. Es empfiehlt sich deswegen, diese einzelnen signifikanten Differenzen noch nicht mit dem Schlafentzug in Verbindung zu bringen, sondern als Ausdruck verschiedener untersuchter depressiver Subgruppen oder verschiedener von der Depression unabhängiger neuraler Aktivitätszustände zu werten. Selbst bei den konsistenten cingularen Veränderungen ist Vorsicht geboten, eine spezifische Korrelation zum Schlafentzug herzustellen: Zufällige Kovariationen können im Spiel sein. Z. B. fanden Ebert et al. (1994), daß im Verlauf die Patienten die Diagnose von unipolar zu bipolar änderten, die während der depressiven Phase einen limbischen Hypermetabolismus hatten. Der limbische Hypermetabolismus könnte aber nicht nur an eine bipolare Verlaufsform gebunden sein, sondern auch an bestimmte psychische Zustände, wie Angst oder erhöhte Aufmerksamkeit, oder spezifisch für eine bestimmte Krankheitsphase sein, z. B. eine frühe und nicht chronische Krankheitsperiode [Übersicht zu den Einflüssen auf den Gyrus cingularis bei Ebert und Ebmeier (1995)].

Mit PET und SPECT kann nicht nur der Metabolismus dargestellt werden, sondern auch der Funktionszustand oder die Rezeptoren einzelner Neurotransmittersysteme. Bisher wurde nur das Dopaminsystem beim Schlafentzug untersucht, nachdem es aufgrund der Metabolismusstudien naheliegend war, daß dort therapeutisch relevante Veränderungen stattfinden könnten. Das dabei verwendete Benzamidderivat IBZM ist ein selektiver kompetitiver Dopamin-D2-Rezeptor-Antagonist, der mit dem endogenen Liganden Dopamin um die Bindungsstelle konkurriert. Mehr synaptisches Dopamin bedeutet demnach eine geringere IBZM-Bindung und umgekehrt. Dies würde heißen, daß in der einzigen bisher publizierten Studie Schlafentzug bei den Respondern zu einer erhöhten synaptischen Dopaminkonzentration führt. Da Amphetamine oder Kokain in PET-Studien oder in vitro-Studien mit Benzamiden ähnliche Effekte zeigen wie Schlafentzug bei Respondern (Hall et al. 1990, Logan et al. 1991), könnte auch die Hypothese abgeleitet werden:

Schlafentzug entfaltet seinen antidepressiven Effekt über einen amphetaminartigen Mechanismus.

Autor/Jahr: Ebert et al. (1994)

Technik: J-123-IBZM SPECT; Bestimmung der relativen Aktivität in den Basalganglien

Patienten: 10 Patienten mit Major Depression, davon 5 Responder und 5 Nonresponder, vor und nach Schlafentzug und 5 nicht-depressive Kontrollen vor
Schlafentzug, Patienten mediziert.

Ergebnisse (signifikant p < 0,05): Die IBZM-Bindung nimmt nach Schlafentzug
bei den Respondern im Vergleich zu den Nonrespondern ab.

Die funktionelle Anatomie des antidepressiven Schlafentzuges

Die Metabolismusstudien finden bei den Respondern einen Hypermetabolismus in Regionen des Gyrus cingularis und frontoorbitalen Kortex und
den Amygdalae, Arealen des limbischen Systems, die Bestandteil einer sogenannten limbischen Schleife sind, die bereits 1937 von Papez beschrieben wurde. Neben den genannten Regionen soll dieser Regelkreis die Basalganglien, den Hippokampus und Parahippokampus, den Thalamus und
den Temporalpol einschließen und an der Generierung emotionaler und
autonomer Verhaltenskomponenten beteiligt sein. Auch die anderen an
der limbischen Schleife beteiligten Hirnregionen wurden bei den gezeig-
ten Metabolismusstudien bei Respondern als auffällig beschrieben, wenn
auch weniger konsistent. Seit es weitgehend akzeptiert ist, daß nicht eine
einzelne Hirnregion bei der Depression verändert sein wird, sondern inte-
grierte neurale Schleifen oder Netzwerke wie die erwähnte limbische
Schleife involviert sein müssen, wurden mehrere solcher neuroanatomi-
scher Schleifen für die Depression postuliert, die erstens sehr ähnliche Regionen umfassen und zweitens immer auch die vor Schlafentzug hyperme-
tabolen cingularen und frontoorbitalen Regionen und die in den PET-Studien als hyperaktiv beschriebenen Amygdalae der Schlafentzugsresponder
einschließen: Solche Netze lassen sich beschreiben als limbisch-thalamisch-
kortikale Schleife mit modulierenden Projektionen vom Striatum, den
Amygdalae und dem präfrontalen Kortex, als paralimbischer Kortex mit
Verbindungen von orbitofrontalem Kortex, Basalganglien, Thalamus, Un-
cinatus, anteriorem Temporalpol oder als Regelkreis aus den Regionen,
denen dopaminerge Projektionen gemeinsam sind: Nukleus accumbens,
Amygdalae, anteriorer Gyrus cingularis, orbitofrontaler Kortex und dorso-
medialer und dorsolateraler präfrontaler Kortex [Übersicht bei Pearlson
und Schlaepfer (1995)]. Häufig wird eine Hyperaktivität in diesen Schleifen mit einer reduzierten dopaminergen Neurotransmission in Verbindung gebracht, wodurch z. B. die Amygdalae disinhibiert werden und ih-
rerseits ungehemmt andere limbische Regionen aktivieren und die Basalganglien inhibieren können. Eine verstärkte dopaminerge Transmission
würde entsprechend zur Suppression des limbischen Hypermetabolismus

und der Hyperaktivität der Amygdalae führen. Es ist naheliegend, auch die Befunde bei den Schlafentzugsrespondern als Ausdruck einer verminderten dopaminergen Aktivierung vor Schlafentzug und einer dopaminergen Stimulation durch den Schlafentzug zu interpretieren. Dazu passen würden die mit IBZM-SPECT gezeigte amphetaminartige Dopaminfreisetzung bei den Respondern und die Ergebnisse der Untersuchungen zur Neuroendokrinologie und dem Katecholaminstoffwechsel beim Schlafentzug (Übersicht Ebert und Kaschka in „Humorale Aspekte des Schlafentzuges" an anderer Stelle dieses Buches). Einige Argumente verbieten aber solche „Ein-Transmitter-Erklärungen": Das Dopaminsystem ist kein einheitliches System, sondern aus mehreren Projektionsbahnen und Rezeptortypen zusammengesetzt. Entsprechend kann je nach Region und Ursprung „mehr Dopamin" in der einen Region sowohl mehr, als in der anderen Region auch weniger Metabolismus bedeuten und tatsächlich kann eine cingulare Hyperperfusion auch durch dopaminerge Stimulation mit Apomorphin erreicht werden. Außerdem sind die reichen Interaktionen mit anderen Systemen zu berücksichtigen. Auch cholinerge Stimulation erhöhte den Metabolismus des Gyrus cingularis, während er durch Serotoninwiederaufnahmehemmer reduziert werden kann [Übersicht zu den Aktivierungsstudien des limbischen Systems bei Ebert und Ebmeier (1995)].

Nicht nur die neurochemische, sondern auch die funktionelle Interpretation ist durch die Multimodalität der betroffenen Regionen mehrdeutig. Zwei Funktionen des Gyrus cingularis stellen eine plausible Verbindung zu den Schlafentzugsbefunden her. Er ist eine Region mit einem erhöhten Metabolismus während des REM-Schlafes und einem erniedrigten während des Non-REM-Schlafes verglichen mit dem Wachzustand (Buchsbaum 1989, Gillin et al. 1994) REM-Schlaf tritt bei Depressiven schneller und intensiver ein und ist mit einer verminderten aminergen und erhöhten cholinergen Aktivität verbunden, wie sie auch für Depressionen postuliert wird. Der Non-REM-Schlaf ist dagegen mit einer Reduktion von Metabolismus und Temperatur gekoppelt und bei Depressiven weniger intensiv. Die erhöhte Aktivität bei den Respondern im Wachzustand könnte ein Residualeffekt erhöhter REM-Aktivierung sein, ein pathologischer Funktionszustand, der durch die Wachtherapie unterbrochen wird, oder ein Korrelat eines insuffizienten Non-REM-Schlafes mit ungenügender Senkung des regionalen Hirnmetabolismus. Der Gyrus cingularis ist aber auch an der Generierung von fast widersprüchlichen Prozessen wie selektive Aufmerksamkeit, „Arousal" oder Vigilanz beteiligt, und es sind gerade die Patienten Schlafentzugsresponder, die weniger lethargisch, müde sind oder auch aktivierter und angespannter (Bouhuys et al. 1995). Auch in elektrophysiologischen Untersuchungen (EEG, evozierte Potentiale) lassen sich Unterschiede zwischen Respondern und Nonrespondern aufzeigen, die über Termini wie Vigilanz und Arousal interpretiert werden können (Kasper et al. 1993).

Mit diesen funktionellen Interpretationen wird die Möglichkeit angesprochen, daß ein limbischer Hypermetabolismus bei den depressiven Schlafentzugsrespondern nur eine Kovariable zu neuralen oder psycholo-

gischen Prozessen sein kann, ohne direkt mit dem antidepressiven Wirkmechanismus verbunden zu sein. Zu dieser Unspezifität cingulärer oder
limbischer Veränderungen würde auch passen, daß alle bisher mit bildgebenden Verfahren untersuchten antidepressiven Therapien, ob medikamentös, als Elektrokonvulsionstherapie oder als Schlafentzug, einen positiven Effekt in irgendeiner Form mit einer Änderung limbischer Aktivität
korrelieren konnten [Übersicht bei Ebert und Ebmeier (1995)].

Zusammenfassung

Mit bildgebenden Verfahren (PET, SPECT) können Unterschiede im Ge-
hirnmetabolismus und -neurotransmitterstoffwechsel vor und nach einem
antidepressiven Schlafentzug bei depressiven Respondern, Nonrespondern und Kontrollen festgestellt werden. 5 Studien zum Metabolismus fanden übereinstimmend einen limbischen Hypermetabolismus bei
Schlafentzugsrespondern vor Schlafentzug, der durch einen Schlafentzug
normalisiert wurde. Anteriorer Gyrus cingularis, frontoorbitaler Kortex
und Amygdalae sind am konsistentesten mit diesem limbischen Hypermetabolismus assoziiert. Eine Studie zum Dopaminsystem zeigte eine erhöhte,
amphetaminartige Dopaminfreisetzung durch Schlafentzug bei den Respondern.

Literatur

Bouhuys AL, Van den Burg W, Van den Hoofdakker RH (1995) The relationship
    between tiredness prior to sleep deprivation and the antidepressant response to
    sleep deprivation in depression. Biol Psychiatry 37: 457–461
Buchsbaum M (1989) Regional cerebral glucose metabolic rate in human sleep as-
    sessed by PET. Life Sci 45: 1349–1356
Ebert D, Feistel H, Barocka A (1991) Effects of sleep deprivation on the limbic sy-
    stem and the frontal lobes in affective disorders: a study with Tc99m HMPAO
    SPECT. Psychiatry Res: Neuroimaging 40: 247–251
Ebert D, Feistel H, Barocka A, Kaschka WP (1994) Increased limbic blood flow and
    total sleep deprivation in major depression with melancholia. Psychiatry Res:
    Neuroimaging 55: 101–209
Ebert D, Feistel H, Barocka A, Kaschka WP, Pirner A (1994) SPECT assessment of
    cerebral dopamine D2 receptor blockade in depression before and after sleep
    deprivation. Biol Psychiatry 35: 880–885
Ebert D, Kaschka WP (1996) Humorale Aspekte des Schlafentzuges (dieses Buch)
Ebert D, Ebmeier K (1995) The role of the cingulate gyrus in depression from neuro-
    anatomy to neurochemistry. Biol Psychiatry 38
Gillin JC, Wu J, Buchsbaum M, Ho A, Hong C, Neto DCV, Bunney W (1994) Cere-
    bral glucose metabolism in normal controls and depressed patients during
    nonREM sleep and after sleep deprivation. Neuropsychopharmacology 10, 3S:
    557S
Hall H, Wedel I, Halldin C, Kopp J, Farde L (1990) Comparison of the in vitro re-
    ceptor binding properties of N3H-methylspiperone and 3H-raclopride to rat
    and human brain membranes. J Neurochem 55: 2048–2057
Kasper S, Danos P, Scholl H, Ruhrmann S, Höflich G, Möller HJ (1993) Quantitati-
    ves EEG und Ansprechen auf therapeutischen Schlafentzug bei depressiven Pa-

tienten. In: Baumann P (Hrsg) Biologische Psychiatrie der Gegenwart. Springer, Wien New York, S 217–220

Logan J, Dewey S, Wolf A, Fowler J, Brodie J, Angrist B, Volkow N, Gatley J (1991) Effects of endogenous dopamine on measures of 18FN-Methylspiroperidol binding in the basal ganglia. Synapse 9: 195–207

Malison RT, Laruelle M, Innis B (1995) Positron and single photon emission tomography: principles and applications in psychopharmacology. In: Bloom F, Kupfer D (eds) Psychopharmacology. Raven Press, New York, pp 865–880

Papez JW (1937) A proposed mechanism of emotion. Arch Neurol Psychiatry 38: 725–743

Pearlson GD, Schlaepfer TE (1995) Brain imaging in mood disorders. In: Bloom F, Kupfer D (eds) Psychopharmacology. Raven Press, New York, pp 1019–1028

Volk S, Kaendler S, Weber R, Georgi K, Maul F, Hertel A, Pflug B (1992) Evaluation of the effects of total sleep deprivation on cerebral blood flow using single photon emission computerized tomography. Acta Psychiatr Scand 86: 478–483

Wu JC, Gillin JC, Buchsbaum MS, Hershey T, Hazlett E, Sicotte N, Bunney WE (1991) The effect of sleep deprivation on cerebral glucose metabolic rate in normal humans assessed with positron emission tomography. Sleep 14 (2): 155–162

Wu JC, Gillin JC, Buchsbaum MS, Hershey T, Johnson JC, Bunney WE (1992) Effects of sleep deprivation on brain metabolism of depressed patients. Am J Psychiatry 149: 538–543

Wu JC, Gillin JC, Buchsbaum MS, Cadwell S, Lottenberg S, Bunney WE (1994) PET studies of sleep deprivation in unipolar depression. Neuropsychopharmacology 10 (3s): 876S

Korrespondenz: Priv.-Doz. Dr. D. Ebert, Psychiatrische Universitätsklinik, Hauptstraße 5, D-79104 Freiburg, Bundesrepublik Deutschland

An animal model of depression and its relation to REM sleep deprivation

G. W. Vogel

This chapter concerns the animal model of endogenous depression produced by clorimipramine (CLI) treatment of neonatal rats. Three hypotheses about this model are discussed: (1) the CLI treated rats are a valid animal model of human endogenous depression; (2) the neonatal CLI treatment produces the adult rat „depression" by neonatal REM sleep deprivation (RSD), rather than by altering neonatal aminergic neurotransmission; and (3) the neural substrate of adult „depressed" behaviors is an altered neuronal firing pattern, rather than an altered aminergic neurotransmission. At the end of the chapter I propose a theory about how neonatal RSD produces alterations in neuronal firing patterns that form a physiological substrate for depressed behaviors.

Hypothesis I: *Adult rats, treated neonatally with CLI, are a valid animal model of endogenous depression.*

A. Background of the hypothesis

Developing mammals have much more REM sleep than mature mammals [24, 37]. This inverse correlation between age and REM sleep suggested a developmental function for REM sleep. In an effort to obtain causal data about possible developmental functions of REM sleep, Mirmiran and Corner pharmacologically suppressed REM sleep in neonatal rats. They treated male neonatal rats, from age 8 days through age 21 days, with drugs that produced REM sleep deprivation (RSD), mainly with the antidepressant chlorimipramine, and studied the effects of this treatment on subsequent development and behavior [30, 32]. Compared with control rats treated neonatally with saline (SAL rats), the experimental rats treated neonatally with chlorimipramine (CLI rats) developed normally. However, Mirmiran and Corner found that, when mature, CLI rats had a number of behavioral and REM abnormalities. Compared with mature SAL rats, mature CLI rats had diminished sexual behavior, increased activity in an open field apparatus, more REM sleep, and impressionistically, they had more phasic events during REM sleep and more sleep onset REM periods. Mirmiran and Corner interpreted these findings to indicate that neonatal REM sleep played an important role in the development of normal behavior and REM sleep.

Vogel and Vogel interpreted these findings differently [59]. They noted that the behavioral and REM sleep abnormalities observed by Mirmiran and Corner in CLI rats were also found in patients with endogenous depression. They therefore suggested the hypothesis that mature CLI rats were an animal model of human endogenous depression. According to this hypothesis, Mirmiran and Corner had observed part of the syndrome of endogenous depression and the hypothesis predicted that other salient indicators of human Mirmiran and Corner depression would be found in mature CLI rats.

A valid animal model of endogenous depression should show the salient, distinctive features of the human disorder. Empirically, endogenous depression has several features that distinguish it from other depressions, particularly from reactive depression. Thus, a valid animal model of human endogenous depression should show the distinctive course, and distinctive behavioral abnormalities, physiological attributes, and treatment responses of human endogenous depression (for review of endogenous depression, see [54]).

The following discussion reviews current evidence about these distinctive features of endogenous depression and their occurrence in mature CLI rats.

B. Behavioral abnormalities of the animal model

Many empirical studies indicated that patients with endogenous depression had a distinctive set of behavioral or psychological abnormalities. The main evidence supporting this conclusion came from 16 factor analytic studies and 9 cluster analytic studies (for review see [29] and [34] of concomitant symptom constellations in depressed patients).

1. Pleasure seeking activity

A prominent symptom of human endogenous depression was a reduced capacity for pleasure, or a decrease in pleasure seeking activity [29, 34, 39]. Most patients with this disorder no longer enjoyed many activities, ranging from complex gratification in work and social activities to elemental bodily pleasures. This suggested that a basic pleasure or reward system was impaired in humans with endogenous depression. In animals intracranial self stimulation (ICSS) rates are considered to be indicators of reward or of pleasure seeking activities. After implantation of bipolar electrodes in the median forebrain bundle, ICSS rates were determined in CLI and SAL rats [55]. ICSS rates were not significantly different in CLI and SAL rats at age 3–4 months. However, by age 7 months CLI rats had significantly lower ICSS rates that SAL rats. This indicated that pleasure seeking activities were diminished in CLI rats.

2. Aggressive activity

During their illness, patients with endogenous depression were less aggressive and assertive than in their premorbid state or than nondepressed controls [29, 34, 39]. Aggression was tested in CLI and SAL rats by means of the shock induced fighting paradigm [52]. Compared with SAL rats, the CLI rats were significantly less aggressive and more passive and defensive.

3. Sexual activity

Patients with endogenous depression suffered a loss of libido and a consequent decrease in sexual activity [20]. Compared with SAL rats, CLI rats showed several indicators of significant decreases in secxal activity [35, 51]. They mounted less frequently, had fewer intromissions and had fewer ejaculations. Also their mount latency (time to first mount), ejaculation latency (time to ejaculation) and postejaculatory pause (time from first ejaculation to next mount) was longer than in control SAL rats. It can be speculated that mount latency and number of mounts are indicators of sexual motivation while intromissions and ejaculations are better indicators of sexual performance. If so, then like human endogenous depressives, CLI rats had diminished sexual motivation and diminished sexual performance.

4. Eating activity

Endogenously depressed patients had diminished appetite for food and lost weight [29]. No published evidence on this possible impairment in CLI rats is available. In unpublished work in our laboratory we found a rough dose response between neonatally administered CLI and body weight at age 3–4 months. However, compared with SAL rats, CLI rats did not show decreased intake of sucrose sweetened water.

5. Locomotor activity

Motor retardation or agitation were salient symptoms of endogenous depression [29, 34, 39]. In their initial report Mirmiran and Corner reported that CLI rats were less active in an open field apparatus than SAL rats [31]. In subsequent work they regularly found the opposite, viz, CLI rats were more active than SAL rats [30, 32]. In our early work we also found that CLI rats were more active in an open field apparatus than SAL rats [21]. However, more recently in unpublished work we found no significant difference between treatment groups in open field activity. The reasons for the unreliability are unclear. It does not appear to be the result of rat strain, group vs individual housing, handling vs nonhandling of the rats.

C. Physiological abnormalities of the animal model

Although not all controlled studies found an increase of REM sleep in endogenous depression [57], the largest meta-analytic review concluded that REM sleep was increased in depressed patients [3]. Other REM sleep abnormalities found in depression included a short REM latency [3, 26, 57], an increase in the number of sleep onset REM periods [57], and an increase in phasic events (such as rapid eye movements) during REM sleep [3, 57]. Additionally there were several indications of an abnormal temporal pattern of REM sleep in endogenous depression. In contrast to nondepressed normal individuals, whose successive nocturnal REM periods became progressively longer, in patients with endogenous depression, on about half the nights successive REM periods became progressively shorter (with the first REM period being the longest) [60]. Compared with nondepressed controls, endogenous depressives had a significantly longer first REM period. The abnormal temporal pattern of REM sleep was exaggerated after REM sleep deprivation. Compared with nondepressed controls, endogenous depressives had significantly more REM sleep in the first REM period and significantly less REM sleep thereafter [60]. It was originally thought that this abnormal temporal pattern was a result of circadian phase advance of REM sleep – in which the normal late night nonREM-REM cycle (with its short non-REM sleep part and long REM sleep part) shifted or phase advanced to the earlier part of the night. However, the phase shift hypothesis was refuted by the finding that in depressives short REM latency also occurred during afternoon naps – indicating that premature appearance of REM sleep occurs at all times independent of circadian clock time. At present the processes responsible for the abnormal temporal pattern in endogenous depression – while not circadian – remain unknown. Still the temporal organization of REM sleep appears to be closely tied to the depressive process because temporal REM sleep organization predicted improvement by REM sleep deprivation. Specifically during the REM rebound after 4 consecutive nights of REM sleep deprivation, the fractional increase of late night REM sleep above its baseline value (the fractional increase of REM sleep after the first REM period) predicted later improvement by REM sleep deprivation (Spearman r = +0.69) [53]. We can imagine that the capacity of depressives to „store" the increase of „excitability" produced by REM sleep deprivation is measured by later REM rebound, as opposed to a nonstored discharge of increased excitability in the first REM period. This measure of REM pressure predicted subsequent clinical improvement following REM deprivation.

CLI rats showed most of the REM sleep abnormalities found in patients with endogenous depression [56]. Compared with SAL rats, CLI rats had significantly more REM sleep and significantly more sleep onset REM periods. Also CLI rats had a significantly shorter REM latency than SAL rats – However, this variable was measured slightly differently in rats than in humans. Because humans have a single, long, sonsolidated sleep period, their REM latency was usually measured as the duration of nonREM sleep pre-

ceding the first REM period of their long consolidated nocturnal sleep period. However, over the 24 hour day rats had about 90 sleep periods sepa-
rated by relatively brief wake periods. Because there was no first REM period in rats, we determined REM latency of each sleep onset period and measured this as the duration of nonREM sleep preceding the first appearance
of REM sleep. We defined 24 hour REM latency as the mean of all these individual latencies. Analogous definitions were used for REM latency during
the 12 hour light period and for REM latency during the 12 hour dark period. Using these definitions. we found that compared with SAL rats, CLI
rats had significantly shorter REM latency during the light period, and over
24 hours but not during the dark period [56].

Finally we found evidence that after REM sleep deprivation, CLI rats had
an abnormal temporal pattern of REM sleep, analogous to that found in
human endogenous depression. Rats are nocturnal animals. Compared
with the dark period, during the light period rats sleep longer and have
more REM sleep. Recall that in nondepressed humans REM sleep occu-
pied a greater percent of total sleep time in the later part of the night than
in the early night. Also, compared with nondepressed controls, in humans
with endogenous depression, REM rebound after REM sleep deprivation
was increased in the early part of the night and decreased in the later part
of night [60]. Thus in human endogenous depression, REM rebound was
increased during the nocturnal period when REM sleep was normally low
and decreased during the nocturnal period when REM sleep was normally
high. A similar abnormality occurred in CLI rats. After REM sleep deprivation, compared with SAL rats, CLI rats' REM rebound was decreased during the early light period (when REM sleep was normally comparatively
high) and their REM rebound was increased during early dark period
(when REM sleep was normally comparatively low) [56]. In the „depression" of both species the abnormal temporal course of REM rebound (more
early REM rebound and less later REM rebound) occurred in the presence
of a normal total REM rebound [53, 56]. The neural processes responsible
for this abnormality remain unknown. It may be important to determine
underlying mechanisms because, as stated above, in human endogenous
depression the improvement at the end of 3 weeks of REM sleep deprivation treatment was predicted by the late night REM rebound after only 4
consecutive nights of RSD.

Patients with endogenous depression and adult CLI rats shared another
physiological abnormality. Patients with depression and particularly with endogenous depression, had higher nocturnal body temperature than controls [2, 27]. Adult CLI rats, in an ambient temperature of 22 øC (72 øF) –
but not in an ambient temperature of 29 øC (84 øF) – had higher body temperature than SAL rats [38]. The analogy between humans and rats may not
be exact because rat body temperature was elevated during light and dark
phases while human body temperature was elevated only during the night.
However, it is possible to reconcile the human and rat findings because in
both species elevated body temperatures occurred during periods of abun-
dant sleep (the rat sleeps intermittently during both light and dark phases).

D. Course of the rat disorder

Many factor analytic studies of symptoms in depressed patients reported that human endogenous depression had a typical and distinctive course in relation to life events. Endogenous depression usually started without a life event that acted as a precipitant [29, 34, 39]. This contrasted with most of reactive depressions which typically began as a response to – or „reaction" to – a life event such as a loss, or a stress. Also, once started, the course of the endogenous depression was autonomous or relatively independent of life events [29, 34, 39]. In contrast, the course of reactive depression was affected by pleasant or unpleasant life events. The course of the adult CLI rat disorder was similar to the course of human endogenous depression. At about age 3 months the CLI rat disorder began spontaneously, without a precipitating stress or life event. It then continued autonomously, unaffected by life events. For example, rat housing (individual or groups) affected shock induced aggression in SAL rats but not in CLI rats. Another example: Rat handling (or its absence) affected open field locomotor activity of SAL rats but not of CLI rats. Thus in both human endogenous depression and the CLI rat disorder, onset and course were relatively independent of life events.

E. Treatment responses of the rat disorder

Antidepressant drugs [4, 34] and REM sleep deprivation by arousals [58] improved endogenous depression significantly more than nonspecific control treatments. Similarly, imipramine and REM sleep deprivation by arousals improved the aggressive and sexual deficiencies of CLI rats [50, 54]. Effects of antidepressant treatments on other „depressed" behavior of CLI rats (locomotor and ICSS) have not been determined.

In summary adult CLI rats showed a wide range of features of human endogenous depression: its course, salient behavioral and REM sleep abnormalities, and some of its treatment responses (though all haven't been tested). These similarities between the human and rat disorder support the validity of the CLI rat model of endogenous depression.

Hypothesis II: *In neonatal rats the immediate effect of CLI that leads to adult „depression" is neonatal REM sleep deprivation (RSD), not a neonatal change in aminergic neurotransmission.*

A. Changes in neonatal presynaptic aminergic neurotransmission as possible depression mediators

CLI is a potent blocker of presynaptic 5ht reuptake [36]. This suggests that a neonatal increase of synaptic 5HT initiated a chain of events that led to the adult „depression" abnormalities found in CLI rats. However, other findings were not consistent with this suggestion. Desipramine, administered to neonatal rats, produced adult rats that modelled depression in the Porsolt test [23]. However, desipramine and its metabolites do not block 5HT reuptake. They block norepinephrine reuptake [36]. Clonidine, administered to neonatal rats, produced adult rats that had locomotor and sexual abnormalities found in the CLI rat model of depression [30]. However, clonidine has no effect on 5HT. It is an alpha-2 adrenergic agonist that stimulates presynaptic inhibitory noradrenergic autoreceptors [43]. Thus, some indications of adult rat depression have been produced by neonatally administered CLI which increases 5HT neurotransmission by blocking 5HT reuptake; by desipramine which increases noradrenergic neurotransmission by blocking norepinephrine reuptake; and by clonidine which decreases noradrenergic neurotransmission by inhibiting noradrenergic neuronal discharge. These inconsistencies make it unlikely that a neonatal effect on presynaptic aminergic neurotransmission mediates the rat „depression".

B. Changes in neonatal postsynaptic aminergic neurotransmission as possible depression mediators

Several findings indicate that, independent of their presynaptic aminergic effects, many antidepressant drugs (including CLI) increase postsynaptic responsiveness to 5HT. These findings are summarized later in the present chapter. They suggest that a neonatal increase of postsynaptic responsiveness to 5HT initiated a chain of events that led to the adult rat „depression". However, two observations are not consistent with this hypothesis. First, neonatally administered zimlidine produced a later symptom of depression in adult rats [23] but the drug did not increase postsynaptic responsiveness to 5HT [15]. Second, and more decisively, iprindole, like CLI and imipramine, increased 5HT postsynaptic responsiveness [13]. But administered to neonatal rats, iprindole did not produce adult depressive behavioral and REM sleep changes [49]. These findings make it unlikely that neonatal changes in postsynaptic 5HT neurotransmission mediate the adult rat „depression".

C. Neonatal changes in REM sleep as possible depression mediators

Four drugs, administered to neonatal rats, produced indications of depression in adult rats: CLI, clonidine, desipramine, and zimelidine [54] (Only CLI was studied for its effects on a wide range of depressive signs). Although these four drugs had different pre- and postsynaptic amine effects (see above), each caused RSD [48]. Furthermore, the antidepressant drug iprindole, which did not cause RSD [48], did not produce an adult rat depression after its administration to neonates [49]. Thus the neonatal RSD hypothesis offers the most consistent explanation of the mediation of later depressive changes.

A criticism of the RSD hypothesis has been based on the finding that neonatally administered scopolamine did not produce „depression“ in adult rats [44]. The finding, along with the claim that scopolamine suppressed REM sleep, was taken to refute the hypothesis that neonatal RSD mediates the adult depression. However, the dose of scopolamine administered to these neonatal rats, whose REM sleep was not measured, was about ⅓ of a dose that was not sufficient to cause substantial or persistent RSD in rats whose REM sleep was measured polysomnographically [42]. Also, although acutely administered scopolamine can cause RSD, during chronic administration substantial tolerance to the drug's REM suppressant effect occurs in a few days. These considerations make it unlikely that the low dose of scopolamine, administered to neonatal rats daily for two weeks, produced substantial and persistent RSD. In summary, the available evidence on effects of neonatally administered drugs is most consistently explained by the hypothesis that neonatal RSD mediates an adult depression. How neonatal RSD produces this delayed effect and how to explain the paradox that neonatal RSD produces depression while adult RSD improves depression are unanswered questions.

Hypothesis III: *In adult „depressed“ rats the brain substrate of their „depressed“ behaviors may be an altered neuronal firing pattern, rather than an abnormality of 5HT neurotransmission.*

A. Presynaptic 5HT neurotransmission in depression

A salient aspect of the neurophysiology of 5HT neurotransmission involves the dorsal raphe nucleus (DRN) in the midbrain. This is a major site of 5HT containing neurons and „almost the entire 5HT input to the forebrain derives from (the DRN and other) midbrain raphe nuclei“ [1]. Hence, firing activity of 5HT neurons in the DRN is an important presynaptic determinant of brain 5HT neurotransmission. Pharmacologically, synaptic 5HT released by firing of presynaptic 5HT neurons is inactivated by neuronal reuptake and hence presynaptic blockade of 5HT reuptake increases synaptic 5HT [9, 10, 11]. There is both neurophysiological and pharmacological evidence supporting the hypothesis that a decrease in presynaptic 5HT neurotransmission is a biological substrate of depression. Neurophysiologically, there is recent direct evidence of a presynaptic decrease in 5HT neurotransmission in adult CLI rats. The mean firing rate of 5HT neurons in the DRN of CLI rats was about ¼ the firing rate in control SAL rats ($p < 0.0001$) [61].

There is also pharmacological evidence that decreased 5HT neurotransmission causes depression and increased 5HT neurotransmission improves depression (for reviews see [22] and [28]. Many antidepressants block presynaptic reuptake of 5HT [9, 10, 11], and thereby increase synaptic 5HT and 5HT neurotransmission. Also long term administration of antidepressants that block 5HT reuptake, such as zimelidine and indalpine, decreases the sensitivity of presynaptic inhibitory 5HT autoreceptors and thereby increases the efficacy of 5HT neurotransmission [7].

Nevertheless, the presynaptic 5HT hypothesis is not easily reconciled with other findings, many of which have been reviewed by DeMontigney, Aghajanian, and Blier [5, 13]. As they stated, 5HT uptake inhibition by antidepressant drugs occurs within minutes while clinical improvement requires weeks [25]. Some drugs that are potent blockers of 5HT reuptake are not efficacious antidepressants, eg., cocaine and femoxitine [8, 17, 35]. There is little correlation in humans between clinical improvement and blockade of 5HT uptake [16]. In fact, many effective antidepressant drugs have little or no effect on 5HT reuptake. For example, secondary amine tricyclic antidepressants such as desipramine, protriptyline, and nortriptyline (for review, see [40], preferentially block reuptake of norepinophrine rather than of 5HT. Also some antidepressant drugs have no effect on reuptake of amines, e.g., mianserin [29] and iprindole [18]. Another shortcoming of the presynaptic 5HT hypotheses is that in rats acutely administered antidepressant drugs that blocked 5HT reuptake also caused an immediate decrease in the firing rates of 5HT neurons in the DRN. The antidepressant drugs that blocked 5HT uptake and decreased neuronal firing rate included imipramine [5, 40, 41], amitriptyline [40, 41], chlorimipramine [40, 41], zimelidine [14], and indalpine [7]. Thus the initial effect of 5HT reuptake blockers was a decrease in efferent 5HT neurotransmission from the DRN, rather than an increase as required by the theory. Based on this decrease of 5HT neurotransmission, the 5HT hypothesis predicts that the above antidepressant drugs initially worsen depression, an effect which, to the best of my knowledge, has not been reported. These shortcomings in supportive evidence make it unlikely that presynaptic changes in 5HT neurotransmission caused and/or improved the CLI rat depression.

B. Postsynaptic 5HT neurotransmission in depression

There is a large and consistent body of evidence supporting the hypothesis that an increase in postsynaptic responsiveness to 5HT improves depression [5, 7, 12, 13]. By inference this suggests, but does not necessarily imply, that a decrease in postsynaptic responsiveness to 5HT causes depression [12]. The main evidence supporting the postsynaptic hypothesis is that in rats long term (but not acute) administration of different tricyclic antidepressants or repeated electroconvulsive treatments increased the postsynaptic neuronal response to microiontophoretically applied 5HT in various regions of the brain[7, 13]. The increased postsynaptic 5HT response, produced by tricyclics, was independent of their presynaptic effects on 5HT [13]. The same 5HT postsynaptic effect was produced by „desipramine, a potent blocking agent of norepinephrine reuptake; chlorimipramine, a potent blocking agent of serotonin reuptake; amitriptyline and imipramine, which affected the uptake of both amines; and iprindole, which was devoid of such presynaptic actions" [13]; and by mianserin, a tetracyclic antidepressant, with no effect on 5HT or norepinephrine reuptake [7]. It is worth emphasizing that the duration of treatment required to enhance postsynaptic responsiveness to 5HT - about 2 weeks [7, 13] - is about the duration of treatment required for clinical effectiveness. Although some efficacious antidepressants did not increase postsynaptic responsiveness e.g., indalpine [7], zimelidine [6], fluoxetine [13], the argument has been made that these drugs increased presynaptic 5HT neurotransmission [7]. This argument conserved the more general 5HT hypothesis: depression is caused by decreased 5HT neurotransmission and improved by increased 5HT neurotransmission, and the latter occurs by either presynaptic or postsynaptic processes.

Shortcomings in the more general 5HT hypothesis are as follows: (1) In animals, many efficacious antidepressant drugs initially decreased firing rate of 5HT DRN neurons [5, 7, 14, 40, 41]. After 2 weeks of drug administration the firing rate returned to predrug levels [5, 15] by which time – but not before – postsynaptic responsiveness to 5HT was also increased by some of the drugs [5]. Thus 5HT neurotransmission was initially decreased by antidepressant drugs. If the general 5HT hypothesis were correct, these drugs should initially worsen depression – but they do not. (2) Recent clinical work also supports the view that changes in 5 HT neurotransmission do not cause reliable changes in human depression. The effects of tryptophan depletion in untreated depressed patients were studied [12]. Based on preclinical data, dietary depletion of tryptophan reduced brain 5HT function. Thus dietary depletion of tryptophan sould worsen depression. But with dietary depletion of tryptophan, 37% of depressed patients improved, 40% were essentially unchanged, and 23% became more depressed. Thus, 77% of patients did not become more depressed, a result contrary to the 5HT hypothesis. Interestingly, patients who worsened with tryptophan depletion were not improved by subsequent antidepressant drug treatment. The 5HT hypothesis predicted the opposite: antidepressant drugs that increased 5HT neurotransmission should improve patients who worsen with 5HT depletion. Also patients who improved with tryptophan depletion improved with subsequent antidepressant drug treatment. Again the 5HT hypothesis predicted the opposite: 5HT depletion should worsen, not improve depression, but if 5HT depletion improved depression, then an increase of 5HT by an antidepressant drug should worsen depression, not improve it. Finally, the study found that patients improved by tryptophan depletion, and (paradoxically) improved by subsequent antidepressant drugs, were made more depressed by subsequent tryptophan depletion during antidepressant drug treatment. Thus, in the same patients, according to the 5HT hypothesis (1) decreased 5HT neurotransmission improved depression (tryptophan depletion); (2) then increased 5HT neurotransmission also improved depression (antidepressant drug treatment); (3) then contrary to (1) decreased 5HT neurotransmission worsened depression (tryptophan depletion during antidepressant treatment). The 5HT hypothesis does not offer a consistent explanation of these findings.

C. Neuronal firing patterns in depression

5HT neurons in the DRN of adult CLI rats discharge not only at a lower mean firing rate than their counterparts in SAL rats but also with an abnormal temporal pattern [61]. In SAL rats the interspike interval histogram of these neurons (the graph plotting interfiring interval on the X axis against number of discharges in 10 minutes at each interfiring interval on the Y axis) resembles an exponential decay curve [47]. In CLI rats the interval histogram resembles a horizontal line [47].

Statistical analysis indicated that an exponential decay function gave a significantly stronger fit to the interval histograms of neurons in control rats (r = 0.54) than to neurons in „depressed" rats (r = –0.21). Sixteen of 22 control rat neurons had correlations with absolute magnitudes greater than 0.5 while only 4 of 17 „depressed" rat neurons had correlations that large (p < 0.002, Fisher exact test). Thus in control rats, but not in „depressed" rats, a large part - but not all - of the neuronal firing pattern of most 5HT DRN neurons was determined by an exponential decay function. In the „depressed" rats, the interspike interval histograms of 5HT DRN neurons make a better fit with a virtually horizontal line (r = –0.67).

Subsequent mathematical analysis suggested that different physiological processes produced the exponential decay properties of neuronal discharge in the „nondepressed" animals and the splat linear properties of neuronal discharge in the „depressed" animals. Differentiation of the exponential function with respect to time indicated that at any given instant the rate of decrease of excitability of the neurons was directly proportional to their excitability at that instant. This suggested that in control animals firing sequences were regulated by a negative feedback process whose strength was modulated by the excitability of the parent neuron. This modulated feedback was absent or weak in neurons of the „depressed" rats. Their flat interval histogram showed that no interspike intervals were preferred. All were equally probable, indicating a temporally unpatterned or random discharge sequence. The findings suggest that in the absence or diminution of the modulated negative feedback process found in normal rats, neurons in the „depressed" rats fired more randomly or in a temporally more unpatterned way than in control rats. In addition, neurons in the „depressed" rats fired more slowly than in the control rats. These considerations suggest a theory about the nature and development of a neuronal substrate of depressed behaviors.

1) In adult rats „depressed" behaviors are caused by random or temporally unpatterned discharges of neurons at CNS sites that are neuronal substrates for drive related behaviors involved in depression.

2) In neonatal rats neurons in the substrate of drive related behaviors develop inhibitory feedback processes. The strength of the feedback inhibition is modulated by the excitability of the parent neuron. Absent or weak development of the modulated feedback inhibition permits development of unmodulated inhibitory processes whose strength is independent of the excitability of the parent neuron. Unmodulated neuronal inhibition results in

diminished mean firing frequency in a random or temporally unpatterned sequence that forms the physiological substrate of depressed behaviors.

It is emphasized that this theory is based on extracellular unit recordings from one site (the dorsal raphe nucleus) in anesthetized animals. Testing at many relevant brain sites in unanesthetized, unrestrained neonatal and adult rats is needed.

Comments

Earlier in this paper the discussion concluded that neonatal RSD produced an adult depression. How neonatal RSD produced a later depression is presently a matter for speculation. No data are known. At the center of this riddle is the paradoxical proposal that RSD of neonates produced depression while RSD of adults improved depression [58]. This is, of course, similar to the paradoxical observation that antidepressant drugs, administered to neonates, produced depression [54], while the same drugs, administered to adults, improved depression. If as claimed, the antidepressant drugs improved depression by RSD [46, 48, 58], then the latter riddle is simply reduced to the former riddle.

I should like to end with speculations about this riddle. The speculations concern the relationship between REM sleep and neuronal firing patterns. The background of the speculations is that in adults RSD increases the excitability of many CNS sites [45] and thus, in adults, REM sleep may decrease the excitability of CNS sites. The speculations are that REM sleep in neonates promotes the development of modulated inhibitory feedback circuitry in the neuronal substrate of drive related behaviors and that REM sleep in adults maintains the strength of the modulated inhibitory circuitry. If so, RSD in neonates interferes with the development of modulated neuronal inhibition. Autonomous or unmodulated neuronal inhibition then develops, i. e., inhibition that is independent of the excitability of the parent neuron. In that case adult REM sleep, by maintaining the strength of inhibitory processes, would increase autonomous inhibition, the substrate of depressed behaviors, and adult RSD would weaken that autonomous inhibition, and thereby improve depression.

Acknowledgements

The author thanks Dr. D. Foulkes for his suggestions concerning this paper. Supported by NIMH grant MH40880

References

1. Aghajanian GK (1977) Feedback regulation of central monoaminergic neurons: evidence from single cell recording studies. In: Youdim MBH, Lovenberg W, Sharman DF, Lagnado JR (eds) Essays in neurochemistry and neuropharmacology, vol 3. John Wiley, New York, pp 1–32

2. Avery, DH, Wildschiotz G, Rafaelson OJ (1982) Nocturnal temperature in affective disorder. J Affect Disord 4: 61–71
3. Benca RM, Obermeyer WH, Thisted RA, Gillin JC (1992) Sleep in psychiatric disorders: a meta-analysis. Arch Gen Psychiatry 49: 651–658
4. Bielski RJ, Friedel RO (1976) Prediction of tricyclic antidepressant response. Arch Gen Psychiatry 33: 1479–1489
5. Blier P, de Montigney C (1980) Effect of chronic tricyclic antidepressant treatment on the serotonergic autoreceptor. A microiontophorete study in the rat. Naunyn Schmiedebergs Arch Pharmacol 314: 123–128
6. Blier P, de Montigney C (1983) Electrophysiological investigations on the effect of repeated zimelidine administration on serotonergic neurotransmission in the rat. J Neurosci 3: 1270–1278
7. Blier P, de Montigney C, Tardif D (1984) Effects of the two antidepressant drugs mianserin and indalpine on the serotonergic system: single cell studies in the rat. Psychopharmacology 84: 242–249
8. Buus, Ladeen J, Squires RF, Christensen L, Molander L (1975) Neurochemical and pharmacological studies on a new 5-HT uptake inhibitor GF-4963 with potential antidepressant properties. Psychopharmacologia 42: 21–26
9. Carlsson A (1970) Structural specificity for inhibition of [^{14}C]-5-hydrosytryptamine uptake by cerebral slices. J Pharm Pharmacol 22: 729
10. Carlsson A, Corrodi H, Fuxe K, Hökfelt T (1968) Effect of antidepressant drugs in the depletion of intraneuronal brain 5-hydroxytryptamine stores caused by 4-methyl-B-ethil metatyramine. Eur J Pharmacol 5: 357–363
11. Carlsson A, Jonason J, Lindquist M, Fuxe K (1969) Demonstration of extraneuronal 5-hydrosytryptamine accumulation in brain following membrane pump blockage by chlorimipramine. Brain Res 12: 456–560
12. Delgado PL, Price LH, Miller HL, Salomon RM, Aghajanian GK, Neninger GR, Charney DS (1994) Serotonin and the neurobiology of depression. Effects of tryptophan depletion in drug free depressed patients. Arch Gen Psychiatry 51: 865–874
13. de Montigney C, Aghajanian GK (1978) Tricyclic antidepressants: longterm treatment increases respoonsivity of rat forebrain neurons to serotonin. Science 202: 1303–1306
14. de Montigney C, Blier P (1985) Electrophysiological aspects of serotonin neuropharmacology: implications for antidepressant treatments. In: Green AR (ed) Neuropharmacology of serotonin. Oxford University Press, Oxford, pp 181–195
15. de Montigney C, Blier P, Caillé B, Kouassi E (1981) Pre- and postsynaptic effects of zimelidine and norzimelidine on the serotonergic system: single-cell studies in the rat. Acta Psychiatr Scand [Suppl] 290: 79–90
16. Glose K, Coppen A (1977) Psychopharmacologia 54: 57
17. Glose K, Gupta R, Coppen A, Lund J (1977) Antidepressant evaluation and the pharmacological actions of FG-4963 in depressive patients. Eur J Pharmacol 42: 31–37
18. Gluckman MI, Baum T (1969) The pharmacology of iprindole, a new antidepressant. Psychopharmacologia 15: 169–185
19. Goodlet I, Mireyless SE, Sugrue MF (1977) Effects of mianserin, a new antidepressant on the in vitro and in vivo uptake of monoamine. Br J Pharmacol 61: 307–313
20. Hamilton M, White JM (1959) Clinical syncdromes in depressive states. J Ment Sci 105: 985–988
21. Hartley P, Neill D, Hagler M, Kors D, Vogel G (1990) Procedure and age dependent hyperactivity in a new animal model of endogenous depression. Neurosci Biobehav Rev 14: 69–72

22. Heninger GB, Charney DS (1987) Mechanism of action of antidepressant treatments: implications for the etiology and treatment of depressive disorders. In: Meltzer HY (ed) Psychopharmacology: the third generation of progress. Raven Press, New York, pp 535–544
23. Hilakivi LA, Hilakivi I (1987) Increased adult behaviorial ,despair'in rats exposed neonatally to desipramine or zimelidine: an animal model of depression. Pharmacol Biochem Behav 28: 367–369
24. Jouvet-Monnier P, Astic L, Lacote D (1969) Ontogenesis of the states of sleep in rat, cat, and guinea pig during the first postnatal month. Dev Psychobiol 2: 216–239
25. Kielholz P, Poeldinger W (1968) Pharmacotherapy of endogenous depression. Compr Psychiatry 9: 179–186
26. Kupfer DJ (1976) REM latency: a psychobiologic marker for primary depressive disease. Biol Psychiatry 11. 159–174
27. Lund R, Kammerloher A, Dirlich G (1983) Body temperature in endogenously depressed patients during depression and remission. In: Goodwin FK (ed) Circadian rhythms in psychiatry. Pacific Grove, Los Angeles, pp 77–88
28. Meltzer HY, Lowy HT (1987) The serotonin hypothesis of depression. In: Meltzer HY (ed) Psychopharmacology: the third generation of progress. Raven Press, New York, pp 513–526
29. Mendels J, Cochrane C (1968) The nosology of depression: the endogenous-reactive concept. Am J Psychiatry 124 [Suppl]: 1–11
30. Mirmiran M, Scholtens J, van de Poll NE, Uylings HGM, van der Gugten J, Boer GJ (1983) Effects of experimental suppression of active (REM) sleep during early development upon adult brain and behavior in the rat. Dev Brain Res 7: 277–286
31. Mirmiran N, van de Poll N, Corner M, Boer G, van Oyen H (1980) Lasting sequelae of chronic treatment with chlorimipramine during early postnatal development in the rat. IRCS J Med Sci 8: 200–202
32. Mirmiran M, van de Poll NE, Corner MA, van Oyen HG, Boer HL (1981) Suppression of active sleep by chronic treatment with chlorimipramine during early postnatal development: effects upon sleep and behavior in the rat. Brain Res 204: 129–146
33. Neill D, Vogel G, Hagler M, Kors D, Hennessey A (1990) Diminished sexual activity in a new animal model of endogenous depression. Neurosci Biobehav Rev 14: 73–76
34. Nelson JC, Charney DS (1981) The symptoms of major depressive illness. Am J Psychiatry 138: 1–13
35. Post RM, Kotin J, Goodwin FK (1974) The effect of cocaine on depressed patients. Am J Psychiatry 131: 511–517
36. Potter WA, Rudofer MV, Lane EA (1984) Active metabolites of antidepressants: pharmacodynamics and relevant phramacokinetics. In: Usdin E, et al (eds) Frontiers in biochemical and pharmacological research in depression. Raven Press, New York, pp 373–390
37. Roffwarg HF, Muzio J, Dement WC (1966) Ontogenetic development of the human sleep-wakefulness cycle. Science 152: 604–609
38. Rosenthal MS, Vogel GW (1994) The effects of a 3 day increase of ambient temperature on body temperature and REM sleep in an animal model of depression. Sleep 17: 291–297
39. Rosenthal SH, Klerman GL (1966) Content and consistency in the endogenous depression pattern. Br J Psychiatry 122: 471–484
40. Scuvée-Moreau JJ, Dresse AE (1979) Effect of various antidepressant drugs on the spontaneous firing rate of locus coeruleus and dorsal raphe neurons of the rat. Eur J Pharmacol 57: 219–225
41. Shear MH, Zolovic A, Aghajanian GK (1972) Raphe neurons: effect of tricyclic antidepressant drugs. Brain Res 43: 690–694

42. Suin E, Shiromani PJ, Kelsoe Jr JR, Storch FI, Gillin JC (1986) Rapid eye move-ment sleep and muscarinic receptor binding in rats are advanced during with-drawal from chronic scopolamine treatment. Life Sci 39: 2419–2427
43. Uhde TW, Siever JJ, Post RM (1984) Clonidine: acute challenge and clinical tri-al paradigms for the investigation and treatment of anxiety disorders, affective illness, and pain syndromes. In: Post RM, Ballenger JC (eds) Neurobiology of mood disorders. Williams and Williams, Baltimore, pp 554–571
44. Velazquez-Moctezuma J, Aguilar-Garcia A, Diaz-Ruiz O (1992) Behavioral effec-ts of neonatal treatment with clomipramine, scopolamine, and idazoxan in male rats. Pharmacol Biochem Behav 42: 737–739
45. Vogel GW (1975) A review of REM sleep deprivation. Arch Gen Psychiatry 32: 749–761
46. Vogel GW (1983) Evidence for REM sleep deprivation as the mechanism of ac-tion of antidepressant drugs. Prog Neuropsychopharmacol Biol Psychiatry 7: 343–349
47. Vogel G (1995) Unpublished
48. Vogel GW, Buffenstein A, Minter K, Hennessey A (1990) Drug effects on REM sleep and on endogenous depression. Neurosci Biochem Rev 14: 49–63
49. Vogel G, Hagler M (1995) Effects of neonatally administered iprindole on adul-te behaviors of rats. Pharmacol Biochem Behav (in press)
50. Vogel G, Hagler M, Hennessey A, Neill D (1995) Effects of imipramine on se-xual deficiencies in the chlorimipramine rat model of depression (in press)
51. Vogel G, Hagler M, Hennessey A, Richard C (1995) Dose dependent decre-ments in adult male sexual behavior after neonatal chlorimipramine treatment. Pharmacol Biochem Behav (in press)
52. Vogel G, Hartley P, Neill D, Hager M, Kors D (1988) Animal depression model by neonatal chlorimipramine: reduction of shock induced aggression. Pharma-col Biochem Behav 31: 103–106
53. Vogel GW, McAbee R, Barber K, Thurmond A (1977) Endogenous depression improvement and REM pressure. Arch Gen Psychiatry 34: 96–97
54. Vogel G, Neill D, Hagler M, Kors D (1990) A new animal model of endogenous depression: a summary of present findings. Neurosci Biobehav Rev 14: 85–91
55. Vogel G, Neill D, Hagler M, Kors D, Hartley P (1990) Decreased intracranial self-stimulation in a new animal model of endogenous depression. Neurosci Biobehav 14: 77–83 (1990)
56. Vogel G, Neill D, Kors D, Hagler M (1990) REM sleep abnormalities in a new animal model of endogenous depression. Neurosci Biobehav Rev 14: 77–83
57. Vogel GW, Roth T, Gillin JC, Mendelson WC, Buffenstein A (1988) REM sleep and depression. In: Oniani T (ed) Neurobiology of sleep-wakefulness cycle. Metsniereba, Tbilisi, USSR, pp 187–214
58. Vogel GW, Thurmond A, Gibbon P, Sloan K, Boyd M, Walker M (1975) REM sleep reduction effects on depression syndromes. Arch Gen Psychiatry 32: 765–777
59. Vogel G, Vogel FA, (1982) A new animal model of human endogenous depres-sion. Sleep Res 11: 222a
60. Vogel GW, Vogel F, McAbee RS, Thurmond AJ (1980) Improvement of depres-sion by REM sleep deprivation. Arch Gen Psychiatry 37: 247–253
61. Yavari P, Vogel G, Neill DB (1993) Decreased raphe unit activity in a rat model of endogenous depression. Brain Res 611: 31–36

Correspondence: Dr. G. W. Vogel, Sleep Research Laboratory, Executive Park West, Suite 615, Atlanta, GA 30329, U.S.A.

Systemtheoretische Konzepte zur Wirkung des Schlafentzugs

E. Gehde und **H.M. Emrich**

> Palmström schläft vor zwölf Experten
> den berühmten ‚Schlaf vor Mitternacht‘,
> seine Heilkraft zu erhärten.
>
> Als er, da es zwölf, erwacht,
> sind die zwölf Experten sämtlich müde.
> Er allein ist frisch wie eine junge Rüde!
>
> (*„Der vorgeschlafene Heilschlaf"* – *C. Morgenstern, 1913*)

1. Problemstellung

1.1 Einleitung

Der voranstehende Text zeigt, daß vor bereits über achtzig Jahren die Chronobiologie des Schlafes ein Objekt wissenschaftlicher Betrachtung war, und daß damit auch die Frage nach dem Zustand subjektiver Befindlichkeit („frisch wie eine junge Rüde") und dem Zeitpunkt von Schlafen und Wachen vor oder nach Mitternacht verbunden war. Systemtheoretische Erwägungen sind für die Beschreibung und für Aufklärungsversuche der Wirkungen von Schlafentzug bei affektiven Erkrankungen deswegen besonders angemessen, weil die Theorie nicht-linear dynamischer Systeme eine Betrachtungsweise impliziert, innerhalb derer qualitative Aussagen über Systemzustände wesentliches aussagen über zeitliche Ordnungen, denn Dynamik bedeutet Ordnung in der Zeit. Hieraus ergibt sich, daß Fragen nach der systemtheoretischen Beschreibung von therapeutischen Schlafentzügen wesentlich Fragen nach den relevanten neuropsychologischen Mechanismen affektregulierender Systeme darstellen, und daß eine formale systemtheoretische Beschreibung deren Dynamik gefunden werden muß.

Da bisher nur wenige gesicherte Erkenntnisse über affekt- und schlafregulierende Systeme vorliegen, kann im folgenden lediglich eine derzeit plausibel erscheinende Konzeption vorgelegt werden. Die Integration wichtiger Befunde führt dabei zur Annahme von parallel geregelten Elementen beider System-Bereiche.

1.2 Relevante neuropsychologische Ergebnisse zum Effekt von Schlafentzügen

Schlafentzugseffekte bei Patienten mit affektiven Störungen, vor allem bei „endogen" depressiven Patienten, unterscheiden sich deutlich von entsprechenden Phänomenen bei Gesunden (Wu und Bunney 1990). Bei gesunden Probanden bewirkt Schlafentzug in Psychopathologie und Verhalten vorwiegend Müdigkeit und bestimmte, als diffuses „Unwohlsein" beschriebene vegetative Symptome, und außerdem einen Abfall kognitiver Leistungen, z.B. von Konzentration und Aufmerksamkeit. Im affektiven Bereich fällt eine Verschiebung zu verstärkter Reizbarkeit und verminderter Streßtoleranz auf. Generell berichten die Untersuchungen von einer verschlechterten Befindlichkeit und Stimmung bei Gesunden, jeweils mit Rückkehr zur Ausgangslage nach Erholung (Gerner et al. 1979, Gillberg und Akerstedt 1981, Reynolds et al. 1986, Bühler und Bühler 1980). Demgegenüber verschiebt sich bei Depressiven, trotz vermehrter Müdigkeit nach Schlafentzug, die Tagesbefindlichkeit in Richtung eines optimierten subjektiven „Arousals", d.h. zu Aktivierung und größerer Streßtoleranz (van den Hofdakker et al. 1989, Bouhuys et al. 1990). Im Affektbereich werden – bei den knapp 60% Respondern – Stimmungsaufhellung und Verminderung der depressiven Symptomatik anhand erhobener Depressions-Scores beobachtet; bei 30% der bipolar depressiven Patienten kam es zu hypomanischen bis manischen Zuständen (Übersicht bei Wu und Bunney 1990).

Als richtungsweisend für die Generierung systemtheoretischer Konzepte erscheinen zwei – klinisch gerade unerwünschte – Tatsachen: Die Verknüpfung eines positiven Schlafentzugs-Effekts mit individuellen Faktoren, die vermutlich dispositionaler, aber auch circadianer Art sind, und seine schnelle Aufhebbarkeit. Bei partiellen Schlafentzügen erweisen sich Entzüge im Bereich der zweiten gegenüber der ersten Nachthälfte als überlegen (Sack et al. 1988). Die Ansprechbarkeit auf Schlafentzug zeigt zwar Schwankungen beim Einzelpatienten, aber interindividuell besteht eine erheblich größere Varianz. Bipolarer und mehrphasiger Verlauf ist stärker mit einem therapeutischen Ansprechen verknüpft (Wiegand 1993). Rückfälle werden nicht nur durch einen kompletten Nachtschlaf erzeugt, sondern sind auch anhand von Tagschlafepisoden („naps") im Bereich von weniger als einer Stunde, zum Teil bei wenigen Minuten Dauer dokumentiert (Knowles et al. 1979, Roy-Burne et al. 1984, Kraft et al. 1984, Wu und Bunney 1990, Wiegand 1993). Dabei zeigen Patienten, die auf Schlafentzug ansprechen, sowohl häufiger Tagesschwankungen ihrer Befindlichkeit, als auch ein ausgeprägtes Risiko für depressive Rezidive nach „naps". Bei Nonrespondern hingegen sind die negativen Effekte von „naps" wesentlich schwächer ausgeprägt (Wiegand 1993). Schlaf-induzierte Rezidive nach erfolgreichem Schlafentzug treten am häufigsten morgens auf, während Tagschlaf-Episoden am Nachmittag wesentlich besser toleriert werden. Die Anteile von REM-Schlaf oder Tiefschlaf innerhalb der „naps" korrelieren dabei offenbar nicht mit deren depressiogener Wirkung (Wiegand 1993). Die Frage nach möglichen depressiogenen Effekten des REM-Schlafs bleibt dennoch weiter aktuell.

2. Schlafsteuernde Größen

Hier interessieren nur solche Modelle, die eine affektregulierende Komponente enthalten oder eine Hypothese zu der Frage aufstellen, in welcher Weise affektregulierende Systeme durch schlafassoziierte Prozesse moduliert werden könnten. Diskutiert wurden in den letzten Jahren verschiedene Hypothesen zum antidepressiven Effekt von Schlafentzug (Übersicht bei Wiegand 1993), die kursorisch in Tabelle 1 aufgelistet sind und gleichzeitig die Komplexität der zu untersuchenden Regelsysteme beleuchten.

Tabelle 1. Hypothesen zum antidepressiven Effekt von Schlafentzug (SE)

Vermuteter antidepressiver Mechanismus	Grundannahme und Vorteile des Modells	Kritik
(1) *Resynchronisierung*	Das Modell (z.B. Wehr und Goodwin 1981) beruht auf der Desynchronisierungs-Hypothese der Depression mit Störung circadianer Rhythmen (Halberg 1968, Pflug und Tölle 1971)	Offenbar keine ausreichende empirische Grundlage. Widersprüche: In Isolationseinheit ist keine Desynchronisation zu beobachten (Wehr et al. 1985); unter desynchronisiertem Zustand im Bunker steigen Vigilanz und Leistungsvermögen eher an (Wever 1979)
(2) *Phasenverzögerung*	Basiert auf dem Zwei-Oszillatormodell (Wever 1979): „Starker" circadianer Oszillator treibt die Rhythmen von Körpertemperatur, REM-Schlaf und Cortisol; „schwacher" lichtwechselabhängiger Oszillator erzeugt den Schlaf-Wach-Rhythmus. Bei Depression soll der starke Oszillator zeitlich vorverlagert sein („Phase-advance-Modell" der Depression), eine Phasenverzögerung zeigt z.T. antidepressive Effekte (u.a. Wehr und Wirz-Justice 1981, Surridge-David et al. 1986).	Weder Körpertemperatur noch Cortisol sind bei Depressiven gegenüber Gesunden vorverlagert (Avery et al. 1986, Lund et al. 1983, v. Zerssen et al. 1987). Zusätzlich keine Vorverlagerung der Amplitudenmaxima von Noradrenalin und TSH bei akut Depressiven meßbar (Souetre et al. 1989).

(3) *„Prozeß S"- Steigerung*	Interaktion einer hypothetischen schlafanstoßenden und antidepressiv wirkenden Substanz S mit einem circadianen Faktor C. Die Hypothese einer S-Defizienz der Depression (Borbély und Wirz-Justice 1982, Borbély 1987) postuliert eine kausale Relation der Höhe von S mit dem Ausmaß der Depression, C verlaufe hingegen ungestört. Erklärt viele klinische Beobachtungen, besonders Auffälligkeiten in den Spektralanalysen des Schlaf-EEG depressiver Patienten.	Empirische Probleme: Verringerte „power density" bei Depressiven nicht durchgehend bestätigt (Reynolds et al. 1985, van den Hoofdakker und Beersma 1988). Hinweise auf gestörten Ablauf von C, z.B. circadiane Amplitudenverringerung bei Depressiven (u.a. Avery et al. 1986, Lund et al. 1983, Souetre et al. 1989). Die postulierte Relation zwischen der Höhe von S und Schlafentzugs-Effekt ist nur schwach abgesichert. Das Modell erklärt nicht, warum nur etwa die Hälfte der Patienten auf SE anspricht und warum auch die Responder, wie zu erwarten, in der Nacht nach SE keinen vermehrten Tiefschlafanteil zeigen (Riemann und Berger 1990)
(4) *Inaktivierung einer depressiogenen Substanz*	Bei depressiven Patienten solle eine depressiogene Substanz während des Schlafes gebildet oder freigesetzt werden (Wu und Bunney 1990). Die Raschheit der Depressions-Rezidive spreche eher für die Sekretion eines depressiogenen Faktors als für die Metabolisierung einer im Wachzustand gebildeten „antidepressiven" Substanz.	Die Substanz bleibt, ebenso wie „Prozeß S", ohne theoretischen Bezug zu neuronalen Strukturen; die Substanz ist rein hypothetisch. Evolutionstheoretisch wenig plausible Hypothese. Eine schnelle Metabolisierung bzw. Deaktivierung einer Substanz (vgl. „S") innerhalb neuronaler Subsysteme ist durchaus möglich.
(5) *REM-Schlaf-Suppression, Senkung cholinerger Aktivität im ZNS*	Folgt dem cholinerg-aminergen Imbalance-Modell affektiver Störungen (Janowsky et al. 1972) und dem reziproken Modell der REM-Regulation (Hobson et al. 1975, Hobson 1990). Wirksamer SE-Effekt: vor allem Senkung der cholinergen Aktivität im ZNS, die während REM-Schlaf um ein Vielfaches gesteigert ist.	Die Veränderung der affektiven Komponente wird aus der Senkung der cholinergen Aktivität allein nicht zufriedenstellend erklärt.
(6) *Steigerung der aminergen Aktivität im ZNS*	Entspricht reziprok im wesentlichen (5); während REM wird aminerge Aktivität im ZNS vollständig supprimiert.	Keine eindeutigen Befunde. Die Veränderung der affektiven Komponente wird aus der Steigerung der aminergen Aktivität nicht zufriedenstellend erklärt.

(7) *Steigerung der Schilddrüsen-Aktivität*	Annahme eng verknüpft mit aminergen Wirkungsmechanismen zu (6).	wie (6)
(8) *Hitze- oder Energieentzug*	Hinweise auf depressiogenen Effekt von Überwärmung, die im SE vermieden wird. Evolutionsbiologisch: Analogie zwischen Winterschlaf und Depression wird diskutiert (Kasper et al. 1989, Wehr 1991).	Möglicherweise von großer Bedeutung für basale Prozesse, aber zu unspezifisch für die affektive Komponente
(9) *Senkung eines „overarousals"/ Anhebung eines „hypoarousals"*	Bei Depressiven gesteigertes Arousal (Wu et al. 1992) wird gesenkt durch SE. – SE als unspezifischer Stressor, der durch Aktivierung antidepressiv wirkt (Post et al. 1976).	Veränderung des Arousals ist vermutlich ein Effekt und nicht Ursache der Depression. Für die Problematik der affektiven Komponente wenig spezifisch
(10) *Sekung der Krampfschwelle*	Elektrokrampftherapie wirkt antidepressiv, Antidepressiva senken Krampfschwelle, daraus Wirkungshypothese von Post et al. (1976). Hypothese im Einklang mit „kindling"-Modellen (vgl. Abschn. 5.1 und 5.2).	Bisher keine weiteren empirischen Untersuchungen vorhanden, die den Ansatz verfolgten
(11) *Vermeidung von „optional sleep"*	Unterscheidung von „core-sleep" während der ersten drei NonREM-REM-Zyklen und folgendem „optional sleep". Relativer Überhang von „optional sleep" bewirkt ein „worn-out-Syndrom" in Richtung Depressivität auch bei Gesunden (Horne 1988, 1991)	Analogie zwischen „worn-out" bei Gesunden und Depression nicht ausreichend empirisch belegt
(12) *Psychologische Hypothesen*	a) Erwartungs-, Suggestiv- und Placeboeffekte; vermehrte Zuwendung durch das Personal während des SE. SE kommt unbewußten masochistischen Tendenzen depressiver Patienten entgegen. b) Die Unterdrückung der häufig negativen Trauminhalte ist an der antidepressiven Wirkung beteiligt.	a) Klinisch und aufgrund psychophysiologischer Befunde wenig Anhalt, jedoch bisher keine systematische Untersuchung b) Nicht alle Studien zeigen vermehrte emotional belastende Träume bei Depressiven (z.B. Riemann et al. 1988a)

Wir konzentrieren uns im folgenden auf Modelle, die in Übereinstimmung mit grundlegenden Befunden gebracht werden können.

2.1 Zyklischer (zirkadianer) Faktor

Eine weitgehende Übereinstimmung zwischen den verschiedenen Hypothesen besteht dahingehend, daß zyklische Abläufe bei der Schlafregulation eine Rolle spielen. Die Ergebnisse der Chronobiologie, die eine innere Uhr im Nucl. suprachiasmaticus bei Nagern und wohl ebenso bei Primaten lokalisieren konnten, zudem die Periodizität der Cortisolsekretion unabhängig von äußeren Zeitgebern im Bunkerversuch, sprechen eindeutig für einen von anderen Faktoren abgrenzbaren und zyklisch im System ablaufenden Prozeß.

Die molekulare Basis des abstrakten „Prozeß C" im Modell von Borbély (1987) ist zwar weiterhin unbekannt, ein Zusammenhang der Schlafbereitschaft mit der Cortisol-Tagesrhythmik erscheint jedoch sehr plausibel. Diese Annahme wird gestützt durch die Beobachtung eines funktionellen Hypercortisolismus bei der Depression (Gold et al. 1988). Der gegenwärtig wahrscheinlichste Kandidat für einen gemeinsamen „triggernden" Faktor im Mittelhirn könnte für schlaf- und affektregulierendes System das Corticotropin Releasing Hormone (CRH) sein (Steiger 1995). CRH beeinflußt den Cortisolspiegel ebenso wie die Schlafarchitektur: Es bewirkt im späteren Teil der Nacht, ebenso bei experimenteller Gabe, einen Cortisolanstieg sowie eine Suppression von Tiefschlaf- und Erhöhung der „Leichtschlaf"-Phasen 1 und 2 (Steiger et al. 1993). CRH ist bei vielen Depressiven erhöht und löst tierexperimentell biologische und Verhaltenseffekte aus, die als Analoga der Depression zu interpretieren sind (Gold et al. 1988, vgl. Abschn. 5.1). Zusätzlich hat CRH auch immunsupprimierende Effekte, welche experimentell bei Depressiven wie bei tierexperimentellen Korrelaten von Depressionen belegt sind (Munck und Guyre 1991).

Die Evidenz für eine lichtgesteuert übergeordnete synchronisierende Funktion weiterer, auch für die Depression relevanter Neurotransmittersysteme durch das Neurohormon Melatonin bleibt unabhängig davon bestehen (Übersicht bei Wurtman und Waldhauser 1986).

2.2 Intrinsischer Faktor

Als zweite Einflußgröße scheint ein zusätzlicher interner Faktor von Bedeutung zu sein, der je nach Theorie in unterschiedlicher Weise konkretisiert wird. Für diesen Faktor wird eine schlafanstoßende Wirkung angenommen, wobei der Zeitpunkt der höchsten Konzentration nur geringgradig von endogenen zyklischen Prozessen abhängt. Als schlafregulierende Faktoren werden verschiedene Polypeptide und Neuropeptide diskutiert, wobei die Wahrscheinlichkeit für einen Einzelstoff als kausaler Auslöser gering ist. Genannt werden VIP, Substanz P, Somatostatin, Vasopressin und Enkephaline als schlafregulierende Faktoren, als schlafinduzierend gelten nach meist tierexperimentellen Befunden DSIP (Delta Sleep Inducing Peptide), Arginin-Vasotocin, Faktor S (wirkt u.a. pyrogen und erhöht IL-1, das seinerseits einen SWS-induzierenden Effekt hat), Muramylpeptid, Sleep Promoting Faktor, daneben zwei REM-induzierende Proteine.

Neben weiteren Erklärungsansätzen, die hier nicht weiter verfolgt werden, lassen sich die folgenden drei weiterführenden Hypothesen zusammenstellen:

a) In der Prozeß-S-Defizienz-Hypothese (Borbély 1987) wird ein während der Wachzeit gebildeter Faktor postuliert, der eine schlafanstoßende Wirkung hat und im Schlaf umgekehrt exponentiell zerfällt. Bei Depressiven soll er während des Tages im Vergleich zu Gesunden in erheblich vermindertem Ausmaß ansteigen. Die Konzentration dieses Faktors wird in direkten umgekehrten Zusammenhang mit der Depression gebracht; je höher der Faktor am Tage ansteigt, umso weniger depressiv die Stimmung; ihm kommt somit eine antidepressive Wirkung zu. Dieses Modell erklärt bestimmte Phänomene wie Morgentief und tageszeitliche Schwankungen wie die typische Stimmungsaufhellung gegen Abend. Es ermöglicht zudem brauchbare empirische Vorhersagen zur Wirkung von Schlafentzug.

b) Umgekehrt postulieren Wu und Bunney (1990) einen depressiogenen Faktor, der im Schlaf gebildet wird und der, am ehesten über Sekretion aus Speichern, die schnellen Rezidive der depressiven Befindlichkeit schon nach Kurzschlafepisoden erklären soll.

c) Als gesichert gilt, daß die höchste Sekretion von Wachstumshormon (GH) in die ersten Schlafphasen fällt. Dies gehorcht nicht einer circadianen Rhythmik, sondern eher den selbstgesetzten Aktivitäten. Auch hier steuert ein hypothalamischer Faktor schlafbestimmende Größen: das Neuropeptid GHRH (Growth Hormone Releasing Hormone) bewirkt die Freisetzung von GH und löst Tiefschlaf aus. In diesem Zusammenhang wird diskutiert, daß GHRH während eines Schlafentzugs akkumuliert, womit in der Erholungsnacht danach der typische Anstieg von Tiefschlaf und GH bei gleichzeitiger Reduktion der Cortisolsekretion erklärt werden könnte (Steiger 1995). Ob und in welchem Ausmaß GHRH seinerseits von anderen Faktoren moduliert wird, z.B. durch die oben genannten schlafinduzierenden Peptide und Neurotransmitter, bleibt zu klären.

2.3 Überlegungen zur Verbindung von schlaf- und affektregulierendem System

Die Schwächen der Annahmen a) und b) liegen notwendig in der noch hypothetischen Natur der Biochemie des Prozesses begründet. Eine weitere Schwierigkeit besteht in der Annahme eines einzigen Faktors, der dann innerhalb der Einzelkomponenten des schlaf- und affektregulierenden Systems recht spezifische Wirkungen auslösen soll. Wissenschaftlich unbefriedigend muß auch das Postulat eines „depressiogenen Faktors" bleiben, wenn es um Klärung gerade dieses Phänomens gehen soll. Der Antagonismus von CRH und GHRH nach c) schließlich stimmt mit der Beobachtung eines Hypercortisolismus bei der Depression überein und bietet u.a. einen Erklärungsansatz zum relativen Überhang des REM-Schlafes. Er kann jedoch die charakteristischen neuropsychologischen Defizite bei Depression nicht ausreichend klären, da er für die Abläufe innerhalb der affektregulierenden Komponenten zu unspezifisch ist. Dementsprechend sind die Befunde bei Depressiven nach Schlafentzug widersprüchlich: Zwar wird nach Schlafentzug ein Anstieg von Wachstumshormon beobachtet – und zwar exklusiv bei Respondern – ebenso aber ein erhöhtes Tagescortisol, dies generell bei allen Probanden im Urin, im Serum besonders ausgeprägt bei Respondern (Yamaguchi et al. 1978, Baumgartner et al. 1990). Letzteres müßte nach der Hypothese mit einer verstärkten Depressivität assoziiert sein. Die affektregulierenden Wirkungen von Schlafentzügen werden somit nicht ausreichend durch die Glucocorticoide erklärt.

Mit gebotener Vorsicht läßt sich dementsprechend zusammenfassend folgern: Die Parameter von Depression und Schlaf werden wahrscheinlich durch eine gemeinsame dritte Größe moduliert. Nach der Hypothese von Ehlers und Kupfer (1986), die inzwischen experimentell gut abgesichert ist, spielen die hypothalamischen Peptide CRH und GHRH eine antagonistische Rolle bei der Schlafregulation ebenso wie bei der Freisetzung der peripheren Hormone Cortisol und Wachstumshormon. Als Folge kommt es bei der Depression ebenso wie bei zunehmendem Lebensalter zu einem relativen Überhang von CRH und Cortisol, gleichzeitig, am ehesten als direkte zentralnervöse Wirkung des Peptids CRH, zu einer erheblichen Minderung des Tiefschlafanteils gegenüber den Phasen 1, 2 und REM (Übersicht bei Steiger 1995, Holsboer 1995).

In dieser Größe, dem antagonistischen Paar der Peptide CRH und GHRH, sind ein zyklischer und ein „intrinsischer" Prozeß enthalten, deren relative Anteile offenbar mit dem affektiven Zustand korrelieren. Die Erklärungskraft eines relativen Hypercortisolismus der Depression ist für den affektiven und kognitiven Bereich aber begrenzt, denn es bleibt die Frage: Welche Funktionsabweichungen ergeben sich innerhalb jener Subsysteme, die die depressionsspezifischen Veränderungen hervorrufen?

Unter dem Aspekt einer Annäherung an eine vollständigere Systemdynamik ergeben sich somit drei Fragen: (1) Ist die Erhöhung von CRH/Cortisol gegenüber GHRH/Wachstumshormon als eigenständige Ursache der Schlaf- und affektiven Störung aufzufassen? (2) Kann sie umgekehrt auch als physiologisches Korrelat der spezifischen mentalen, das „arousal" im Sinne von Disstreß erhöhenden Phänomene bei der Depression begriffen werden, wobei weitere Transmittersysteme eine Rolle spielen? (3) Besteht eine Wechselwirkung? Mit anderen Worten: Kann das ZNS verschiedene, jeweils auf bestimmten Aktivitätsniveaus eingeregelte Zustände einnehmen, die, wie die Extremfälle der Depression und der Manie illustrieren, zeitweilige stabile Auslenkungen aus einer hypothetischen Gleichgewichtslage darstellen und nicht nur verbunden sind mit einer je charakteristischen Änderung von Schlafarchitektur und Affekt, sondern auch von Kognition, Gedächtniskonsolidierung und Imaginationsleistung? Derartige Veränderungen sind nur durch die Einbeziehung von Strukturen des limbischen Systems in das gesuchte Modell erklärbar, d.h. einen Verständnisansatz bieten vor allem die Wechselwirkungen von Gyrus cinguli, Hippocampus, Amygdala und von Teilen des Mittelhirns mit den REM-regulierenden Neuronenverbänden. Von zentraler Bedeutung für dieses Modell sind die areaspezifischen Neurotransmitter, und hieran knüpft eine Hypothese zur Neurobiologie von Schlaf und Affektregulation, die im folgenden dargestellt wird.

3. Charakteristika der Depression

Die Phänomenologie der Depression wird neben den charakteristischen Schlafstörungen von bestimmten neuropsychologischen Parametern bestimmt. Die plausibelsten Erklärungsansätze seien kurz zusammengefaßt, insbesondere im Hinblick auf die zu entwickelnde Hypothese.

3.1 Schlafstörungsmuster bei Depressiven und das reziproke Interaktionsmodell (REM-on/REM-off-Neurone) nach McCarley und Hobson

Die regelmäßig beobachteten Phänomene in der Depression bestehen im wesentlichen in einer Verschiebung der Tiefschlafanteile zugunsten der Leichtschlaf-, insbesondere der REM-Schlafanteile; d.h. typischerweise wird verkürzter bis aufgehobener Slow-Wave-Schlaf, fraktionierter Schlaf, frühes Erwachen, erhöhte REM-Dichte und verminderte REM-Latenz gefunden. Letztere hat sich von allen Parametern als einziger, allerdings eher schwacher Prädiktor für eine Antwort auf Schlafentzug herausgestellt (Wiegand 1993). Die REM-Schlaf-Veränderungen können in einen offenbar kausalen Zusammenhang mit den neuropsychologischen Charakteristika der Depression gebracht werden; dabei ergeben sich aus der Theorie von McCarley und Hobson (Hobson et al. 1975, 1986, Hobson 1988) äußerst fruchtbare Ausblicke auf die gesuchte Integration der Befunde.

Danach werden REM-Phasen getriggert durch cholinerge REM-on-Zellen und aminerge REM-off-Zellen, die einen im Gegentakt arbeitenden neuronalen On-Off-Oszillator darstellen. Die beteiligten Zellverbände werden in der neueren Theorie nicht mehr als eindeutig neuroanatomisch definierte Strukturen, sondern als neurochemisch interpenetrierte Neuronennetzwerke angesehen. Dennoch gibt es hinreichende Evidenzen für eine generelle Zuordnung: cholinerge REM-on-Zellen liegen innerhalb der Formatio reticularis dorsal des Locus coeruleus, aminerge REM-off-Zellen im dorsalen Raphekern (serotoninhaltig) und im Locus coeruleus (noradrenalinhaltig) (Hobson 1990). Demnach kommt es im Non-REM-Schlaf zu einer Konzentrationsabsenkung der aminergen wie der cholinergen Transmitter, während des REM-Schlafes aber zu einer dramatischen Verschiebung des Neurotransmitterverhältnisses im ZNS, vor allem im Cortex, zugunsten des cholinergen Systems, mit erheblichen Folgen für kognitive und emotionale Funktionen (Hobson 1990). Dies wurde schon in der cholinerg-aminergen Imbalance-Theorie der affektiven Störungen postuliert (Janowsky et al. 1972). REM-Schlaf-Veränderungen bei Depressiven können nach diesem Modell als ein relativer Überhang der cholinergen Aktivität interpretiert werden, die durch erhöhte cholinerge bzw. erniedrigte aminerge Aktivität ausgelöst werden kann. Tatsächlich konnte experimentell gezeigt werden, daß cholinerg wirksame Substanzen wie Physostigmin, Arecolin und Pilocarpin (Übersicht bei Berger et al. 1983) und das oral applizierbare Cholinergicum RS 86 (Riemann et al. 1988b) auch bei gesunden Probanden eine Verkürzung der REM-Latenz und Verlängerung der REM-Phasen bewirken. Entsprechend zeigen Depressive auf cholinerge Stimuli eine wesentlich stärkere REM-Latenz-Verkürzung (Berger et al. 1989, Riemann et al. 1988b). Unklar bleibt bisher nach widersprüchlichen Befunden, ob dies auch für remittierte depressive Patienten gilt, womit sich ein „trait"-Marker der Depression etablieren ließe (Sitaram et al. 1984, Riemann und Berger 1989).

3.2 Zusammenhänge zwischen REM-Schlaf, Krampfschwelle und Depression

Ein antidepressiver Effekt erfolgt nach der Hobson/McCarley-Theorie somit aus der Absenkung der cholinergen Aktivität im ZNS, die im REM-Schlaf ausgeprägt hoch ist. Die den REM-Schlaf regulierenden Zentren sind eng verknüpft mit cholinergen und aminergen Neuronenverbänden in höheren Hirnarealen, hier vor allem mit dem limbischen System (Hobson et al. 1986). Traumberichte nach REM-Weckungen sind dementsprechend affektiv weit intensiver gefärbt als Berichte nach Non-REM-Weckungen.

Da Schlafentzug die Krampfschwelle senkt, diskutierten Post et al. (1976) die Möglichkeit eines antidepressiven Effekts bei Senkung der Aktivierungsschwelle bestimmter Neuronengruppen. Für eine wechselseitige Beziehung zwischen dieser Beobachtung, REM-Schlaf und depressiven Störungen sprechen folgende Tatsachen:

1. Zahlreiche antidepressive Medikamente unterdrücken den REM-Schlaf, so die meisten trizyklischen Antidepressiva mit Ausnahme von Trimipramin (Wiegand und Berger 1989). Zusätzlich senken sie die Krampfschwelle. Auffällig ist eine REM-Suppression durch die Rezidivprophylaktika und affektiv stabilisierenden Substanzen Lithium und Carbamazepin (Billiard 1987, Yang et al. 1989). Carbamazepin wirkt allerdings antikonvulsiv.
2. Elektrokrampfbehandlung unterdrückt den REM-Schlaf (Grunhaus et al. 1987, Zarcone et al. 1967).
3. Selektiver REM-Schlaf-Entzug wirkt antidepressiv (Vogel et al. 1980, Vogel 1983).

3.3 Neuropsychologische Befunde bei Depression

Im kognitiven Bereich zeigen depressive Patienten eine Reihe typischer Störungen, die hier lediglich kursorisch aufgelistet werden können (vgl. eingehender hierzu Emrich 1990, 1994). So ist bereits die Perzeption eingeschränkt. Die selektive Aufmerksamkeit wird beeinträchtigt, wobei zwar signifikante Unterschiede zu den neuronalen Prozessen bei Schizophrenen bestehen – die durch parallele Stimuli übermäßig abgelenkt werden und ihre Aufmerksamkeitsressourcen nicht mehr fokussieren können, d.h. an einer erhöhten Distraktibilität leiden –, andererseits können von Depressiven relevante und irrelevante Daten nicht mehr nach einer Prioritätshierarchie geordnet werden, was die reizverarbeitenden Mechanismen ebenfalls überfordert: Es kommt zu einer mangelnden Verarbeitungseffektivität trotz relativ hohem allgemeinem „arousal", besonders deutlich bei der vermehrten inneren Unruhe der „agitierten" Depression. Charakteristisch sind eine Herabsetzung der Flexibilität, des Abstraktionsvermögens und der Problemlösefähigkeit (Zwangsgrübeln), daraus resultierend die Unfähigkeit, auf Anforderungen mit neuen Programmen zu reagieren und das „Coping" zu optimieren. Die Fähigkeit zur Vermeidung aversiver Stimuli verschlechtert sich erheblich. Es kommt im Extremfall zu einem apathischen, unflexiblen Verharren in der Situation, ohne die Fähigkeit zum Eingreifen im Sinne des „Learned-Helplessness"-Modells von Seligman (1983). Die Wiederholung alter bekannter Muster bei Nachlassen der Konzeptualisierungsleistung, sichtbar als „konservativer" Charakterzug beim „typus melancholicus", führt zu einer unentrinnbaren „Herrschaft der Zeit" (Emrich 1994), zu einem übermächtigen Hereinragen der vergangenen Biographie in die Gegenwart, wobei die Erfahrungen der bisherigen Lebenszeit nicht mehr konstruktiv verarbeitet werden können. Dieser – im negativen Sinne – „Hyperrealismus" depressiver Patienten, begleitet von dem zentralen Phänomen einer verminderten Fähigkeit zum Vergessen, läßt keine Handlungsalternativen zu und führt zu einer „Vermeidungsinsuffizienz". Dabei unterhält ein gestörter interner Bewertungsmodus die Handlungshemmung durch eine imaginative Vorwegnahme und Ablehnung/Abwehr von Alternativen. Zukünftige Entwürfe sind nicht möglich, und auch die rückwärtige Zeit kann nicht einmal mehr durch Neu-Interpretation der Optionen an den Knotenpunkten früherer Entscheidungen kreativ nutzbar gemacht werden. Statt dessen werden die Versäumnisse aufgelistet und in die depressiven Selbstanklagen und Schuldvorwürfe einbezogen.

Könnte der kognitive Bereich metaphorisch beschrieben werden als „Gefangenschaft der Phantasie" in den Bahnen der depressiven Endlos-Schleifen, die im Gedächtnisspeicher zudem vielfach durchlaufen werden, so läßt sich im affektiven Bereich die depressive Verstimmung als „trapped emotion" fassen, d.h. als Emotion in der Falle der Ausweglosigkeit. Es kommt je nach Dauer und Ausmaß der auslösenden Situation zu einem „Override" von Selbsterhaltungsmechanismen, der im Suizid als endgültig mißlungener Vermeidung („Flucht in den Tod") ins Gegenteil kulminiert.

3.4 Ein integriertes Modell der Depression im Hinblick auf neurobiologische Komponenten, biographische Entwicklung und Kognitions-Emotions-Kopplung

Depressivität kann nicht lediglich als besondere Form gestörter kognitiver Leistung begriffen werden. Die entscheidende Frage – subjektiv und psychotherapeutisch ebenso wie psychobiologisch – betrifft das Problem der

Umsetzung von Wahrnehmung und kognitiven Operationen in die „gefühlte Welt" und umgekehrt. Mit anderen Worten: Auf welche Weise werden Gedanken in Emotionen transferiert, „umgesetzt", und in welcher Weise wirken Emotionen auf Wahrnehmung, Denken und Problemlösen ein? Im begrenzten Rahmen der vorliegenden Arbeit soll auf die wichtigsten Elemente eines integrierten Modells der Depression eingegangen werden (vgl. hierzu eingehender Emrich 1993, 1994).

In der gegenwärtigen Kognitionstheorie wurden „strukturdynamische Modelle" vorgeschlagen, die als wesentliche Leistung des Individuums die Vermittlung zwischen zwei „Welten" verlangen. Hierbei geht es zunächst um die Verarbeitung von Sinnesdaten aus der äußeren „realen" Welt und um deren Abgleich mit intern gespeicherten Modellen solcher Daten, d.h. Konzeptualisierungen. Dieser Abgleich ist als Elementarvorgang der Wahrnehmung und somit als Bewußtseinsprozeß anzusehen. (In der Terminologie der Objektbeziehungstheorie entspricht dies der Wahrnehmung von „Objekten" und dem Vergleich mit deren „Repräsentanzen"). Aufgrund der Tatsache, daß die äußere Welt im Gehirn ebenfalls „nur" z.B. als neuronales Korrelat repräsentiert ist, wird auch von zwei „Endo-Welten" gesprochen: „Endo I" für die „Außendinge", „Endo II" hingegen für die innere Welt der Emotionen und Werte, mit dem die Ich-Funktionen bei jedem kognitiven Akt konfrontiert sind und die evolutionsbiologisch dem frühen Säugerhirn bzw. limbischen System (MacLean, Übersicht bei Kupfermann 1991) zugeordnet werden können. Subjektivität erscheint somit als regulierende und abgleichende Schnittstelle – als „Interface" oder treffender: als „Komparator" – zwischen den äußeren Objekten und der inneren Gefühlssphäre; die Leistung besteht daher in der Herstellung einer passenden Zuordnung, beschrieben als „Einrastprozeß", zwischen „Endo I" und „Endo II". Als neurobiologische Realisierung dieser Funktion wurde von Gray und Rawlins die Hippocampusformation vorgeschlagen, die, als Bestandteil des limbischen Systems und experimentell gut belegt, bei Gedächtnisprozessen von zentraler Bedeutung ist. Im Hippocampus erfolgt demnach permanent eine „On-line"-Kontrolle der einlaufenden sensorischen Daten, die anhand der gespeicherten Modelle einer Plausibilitätsprüfung unterzogen werden. Der Hippocampus stellt also ein intern „mitlaufendes Weltmodell" bereit, anhand dessen die aktuelle Situation und die möglichen Handlungspläne eingeschätzt sowie ggf. neu korrigiert werden können. Die Reaktion auf Abweichungen von den erwarteten Zuständen kann einerseits eine psychophysiologische Aktivierung („Alarmreaktion") mit den bekannten neuroendokrinen Änderungen, Angst und daraufhin eingeleitete Copingstrategien beinhalten, zum anderen provoziert sie Verhaltensänderungen in zwei Richtungen. Eine ist die Veränderung zukünftiger Optionen des Systems („So etwas passiert mir nicht noch einmal!"), die andere besteht in der Überarbeitung des internen Wirklichkeitsmodells. Zum Teil kann bereits auf Stufe der Perzeption die Menge des Sinnesdaten-Materials durch Ausblenden irrelevanter Information reduziert werden, d.h. über eine Erhöhung der selektiven Aufmerksamkeit, zum anderen erfolgt eine „aktive Überarbeitung des Gedächtnissystems", wozu als Leistung auch das Vergessen gehört. Die individuelle lebensge-schichtliche Entwicklung des Einzelnen läßt sich im Rahmen dieser Theo-rie als evolvierendes psychobiologisches System betrachten, das der Dyna-mik komplexer Systeme folgt, die bei den aufeinanderfolgenden Verzwei-gungen zu nicht vorhersagbaren Systemzuständen führen (Cramer 1993). Frühe Traumen, die später häufig „vergessen" sind, erweisen sich so als Einflußfaktoren, welche die Menge an Zustandsmöglichkeiten, besonders in einer vulnerablen Phase der Entwicklung, fortlaufend begrenzen kön-nen (ein biochemisches Korrelat hiervon ist z.B. die erhöhte Sekretion von CRH, vgl. Abschn. 5.1). Als Domäne der Psychoanalyse, in der die „Psy-chopathologie des Alltagslebens" (S. Freud) stets von Belang war, erscheint in diesem Zusammenhang eine Suche, die sich auf die dem Individuum da-mals nicht zugänglichen oder nicht gewählten Optionen in den „Verzwei-gungsbäumen" der vergangenen Möglichkeiten richtet, mit dem Ziel, die-se Optionen als Handlungsalternativen zu erkennen – und vielleicht durch neue Bewertung zu bewältigen.

Ein integriertes psychobiologisches Modell der Depression (im folgen-den referiert nach Emrich 1994) kann im Rahmen dieser Arbeit nur kurz umrissen werden. Grundsätzlich lassen sich nach Snyder (1988) bei der In-teraktion zwischen Cortex und limbischen sowie basalen Hirnanteilen zwei unterschiedliche neuronale Verschaltungsarten darstellen: zum einen lo-kale 1:1-Projektionen zwischen Strukturen, die z.B. innerhalb eines Subsy-stems mit kognitiven Prozessen befaßt sind; zum anderen hochdivergente Fasersysteme, die von relativ kleinen Kerngebieten ausgehend weite Teile des Hirns erreichen können. Im Gehirn wird das zweite Verschaltungs-prinzip benutzt, um affektiv und emotional „gefärbte" Signale aus basalen und limbischen Abschnitten in die übrigen, auch cortikalen Regionen zu verteilen – wie im Fall des extrem divergent projizierenden noradrenergen Nucleus coeruleus, der beim Menschen aus nur ca. 3000 Zellen besteht, die letzlich ein Drittel bis die Häfte aller Neuronen des Hirns erreichen. Parallel hierzu findet sich das serotonerge System, das von der Raphe dor-salis aufsteigt und das gesamte ZNS erreicht. Über solche, vom „Reptil-hirn" über das limbische System zum Neocortex aufsteigende hochdiver-gente Fasersysteme mit noradrenergen und serotonergen Transmittern werden somit emotionale Reaktionen des Individuums auf Umweltreize er-zeugt (Emotions-Kognitions-Kopplung; auf diese wirken Antidepressiva und MAO-Hemmstoffe aktivierend ein). Das gegenläufige Verschaltungs-prinzip betrifft die Signale aus den Assoziationsarealen des Cortex, die auf die Mandelkerne (Amygdala) hin projizieren. Den Amygdala kommt nach Aggleton und Mishkin (1986) offenbar die Funktion einer „Eintrittspfor-te" zu, die cortikale Daten, die aus sensorischer Reizverarbeitung wie aus symbolischen (kognitiven) Operationen stammen, im Sinne eines „intelli-genten Interface" in tiefe subcortikale Strukturen „übersetzt", die wieder-um davon getriggert affektive Funktionen steuern (Kognitions-Emotions-Kopplung; auf diese Funktion wirken „Mood stabilizer" wie Carbamazepin und Valproat ein, vgl. Abschn. 5.3). Zwischen Emotions- und Kognitionssy-stem bestehen Feedback-Schleifen in beiden Richtungen. Je depressiver herabgestimmt beispielsweise ein Patient ist, um so weniger wird er seine anstehenden Probleme lösen können, um so aussichtsloser kann seine reale Lage werden, die er schließlich als immer hilf- und hoffnungsloser interpretiert und erlebt. Depressive bzw. maniforme Auslenkungen können somit auch als Ergebnis positiver Rückkopplungskreise („Circulus vitiosus") zwischen beiden Systemen verstanden werden, in denen affektive und kognitive Funktionen wegen mangelnden negativen Feedbacks ungebremst in Extremzustände geraten. Dabei wird die herausragende Rolle der Amygdala deutlich, die bei einem optimalen „gating", d.h. analog zur Funktion eines Signalfilters, verhindern können, daß bestimmte sensorische und kognitive Stimuli überschießende emotionale Reaktionen und damit psychische Auffälligkeiten auslösen. Das generell beobachtete Prinzip depressiver Erkrankungen – die Unfähigkeit des Systems, aversive Stimuli zu vermeiden, d.h. sie beenden, kontrollieren oder ihnen entfliehen zu können (Seligman's Modell der „erlernten Hilflosigkeit") – macht es plausibel, die Dysfunktionalität eines Systems anzunehmen, das normalerweise nach einer Reihe aversiver Reize die Umschaltung zu Vermeidungs- und Bewältigungsaktivitäten bewirkt.

Die Suche nach den neurobiologischen Strukturen und Transmittersubstanzen, die an diesen Prozessen beteiligt sind, verläuft in der gegenwärtigen „Dekade des Gehirns" zunehmend erfolgreich. Nach Mumford (1991) bestehen zwischen Thalamus und Cortex Feedback-Schleifen. Darin stellt der Thalamus als intelligenter Zwischenspeicher („active blackboard") eine aktive Repräsentation bereits vorverarbeiteter Daten aus dem Cortex her und schickt diesem das Material, in einem interaktiven Austausch, zurück für weitere Verarbeitungsschritte innerhalb cortikaler Assoziationsfelder. Die hierbei generierten Resultate können neuropsychologisch als „Konzeptualisierung" beschrieben werden, d.h. dem System werden Hypothesen über Wahrnehmungsgehalte und Richtung der ablaufenden Veränderungen zur Verfügung gestellt. Hippocampale und cortikale Strukturen enthalten wie erwähnt in diesem Prozeß die bisherigen Erlebnisse („stored regularities"), sehr verkürzt kann man sie auch als Bibliothek der individuellen Problemlöseprogramme verstehen. Entscheidend für die Neuropsychologie der Depression sind nun solche Systeme, die einerseits die Konzeptualisierungsleistung steigern, somit letztlich dem Individuum neue Handlungspläne anbieten können, andererseits eine Umschaltung auf die aktive Bearbeitung aversiver Reize ermöglichen. Die Verbesserung der Konzeptualisierung wird nach derzeitiger Erkenntnis vor allem von den aktivierenden, von Mittelhirn und Hirnstamm aufsteigenden Fasern der Raphe dorsalis (serotonerg) erzielt, die auf thalamische Zentren und cortikale Areale einwirken (Baumgarten 1991), parallel auch vom Locus coeruleus (noradrenerg). Depression bedeutet in diesem Sinne also das Ausgeliefertsein an die bisherigen „hippocampalen Weltbilder". Die Überwindung der Depression besteht dann diesen gegenüber im Flexibelwerden der Konzeptualisierung. Die Umschaltung auf Copingprozesse erfolgt offenbar über den lateralen Hypothalamus, der über seine Verbindung zu dopaminergen Arealen in der ventralen Haubenregion als Vermittler von

Selbstbelohnungsimpulsen („Lustzentrum") gilt; bei aversiven Stimuli wird er vor allem vom dorsalen Raphesystem aus inhibiert, was die Generierung von Lustempfindungen blockiert und stattdessen eine Abwende- und Rückzugsmotorik auslöst mit dem Ziel, die entstandene Unlustempfindung zu beenden („Coping"). Die neurochemische Steuerung durch Serotonin bzw. Noradrenalin in den aufsteigenden divergenten Fasersystemen erscheint während der depressiven Verfassung defizitär, ebenso die Aktivierung endogener Opioide, die im gesunden Zustand mit der Umschaltung auf Copingmechanismen einhergeht. Daß Pharmako- wie Psychotherapie letztlich auf die selben Strukturen, d.h. auf molekularer Ebene, „identisch" einwirken – mittels „exogener" bzw. „endogener" Liganden – erscheint als plausible Annahme. Dabei bedeutet eine Kausalität im Sinne des alten Streites zwischen „Psychologismus" und „Biologismus" keinen Fortschritt; hingegen wird erneut deutlich, daß nur der systemtheoretische Erklärungsansatz einer funktionalen Wechselwirkung dem Phänomen der Parallelität von psychischem Zustand und neurochemischer Aktivität gerecht werden kann.

4. Annäherung an eine Systemtheorie von Schlaf- und Affektregulation: Relevante Funktionen des Schlafs

4.1 Basale Prozesse

Einige basale Prozesse können hier nicht weiter verfolgt werden, obwohl ihre möglichen Veränderungen bei Depression weiteren Aufschluß geben könnten und sie damit äußerst interessante Wechselwirkungen eingehen. Hierzu gehören:

1. Restitutive Funktionen des ZNS, z.B. durch einen postulierten energetischen Austausch zwischen Gliazellen und Neuronen, wobei im Rahmen restituierender Prozesse der Anstieg von Wachstumshormon in den Slow-Wave-Phasen plausibel ist.
2. Temperaturregulation im Sinne eines schlafassoziierten „Energiemanagements" als eine von zwei Hauptaufgaben (Hobson 1990) der Schlaffunktionen (Übersicht bei Kasper et al. 1989).
3. Mögliche Beeinflussung von Immunfunktionen. Es ergeben sich Hinweise auf bidirektionale Verbindungen zwischen Schlaf und Immunsystem. Einige der in die Schlafregulation involvierten Peptide wirken auch als Immunmodulatoren. Faktor S aktiviert z.B. Interleukin-1. Umgekehrt hat IL-1 selbst eine deutlich schlafanstoßende Wirkung und wird als Verursacher der vermehrten Schlafbereitschaft bei Infektionen gesehen, wobei generell eine immunstimulierende Wirkung des Schlafes angenommen wird. So fanden Irwin et al. (1992) bei depressiven Patienten wie bei gesunden Kontrollen eine positive Korrelation zwischen der totalen Schlafzeit, Schlafeffizienz und Dauer des Non-REM-Schlafes und der Zytotoxizität der Natürlichen Killerzellen. Dieser Zusammenhang erschien in beiden Gruppen als eigenständiger Effekt des Schlafs.

Bei lang anhaltender Depression am Menschen ebenso wie bei tierexperimentellen Streßparadigmen mit Hilflosigkeit ist eine immunsupprimierende Wirkung, besonders auf die NK-Aktivität, gut belegt (Weisse
1992), wobei den immunmodulierend wirkenden endogenen Opioiden
eine Schlüsselstellung zukommt (Shavit 1991).
Im folgenden konzentrieren wir uns auf einige der mit Affektstörungen
verbundenen Prozesse, insbesonders die neuropsychologischen Defizite
bei Depression.

4.2 Informationsverarbeitung, Gedächtniskonsolidierung und Traumfunktionen während REM- und Non-REM-Schlaf

Generell ist Schlaf offenbar per se notwendig zur Informationsverarbeitung im Sinne einer „Speicherverwaltung". Zumindest wird die ohnehin
eingetretene Ruhemöglichkeit genutzt, die dem ZNS, aufgrund des im
Schlaf drastisch verminderten Anfalls sensorischer Inputs und der Blockade der Motorsysteme während der REM-Phasen, vorübergehend freie Res-
sourcen zur Verfügung stellt. Im „Informationsmanagement" kann nach
Hobson (1990) die zweite Hauptfunktion des Schlafs gesehen werden.
Eine Reihe von Befunden spricht dafür, daß diese Funktion bei Depressiven gegenüber Gesunden verändert ist und die affektive Auslenkung
während der Depression zusätzlich stabilisiert.
Für die einzelnen Schlafphasen ergeben sich Hinweise auf unterschiedliche Fähigkeiten zur Informationsverarbeitung, wobei Lernexperimenten
zufolge REM-Schlaf eher komplexere Operationen ermöglicht als Non-
REM-Schlaf (z.B. Lehmann und Koukkou 1971, Koukou und Lehmann
1983). Nach Koella (1988) bildet die höherfrequente EEG-Aktivität
während des REM-Schlafs eine „hohe Vigilanzlage" des ZNS ab. Koukkou
und Lehmann (1983) diskutieren weitergehend unterschiedliche Verar-
beitungsmodi, die an die vorherrschenden EEG-Frequenzen gekoppelt
und mit den entsprechenden psychophysiologischen Aktivierungszustän-
den verknüpft sind. Z.B. ähnele der Slow-Wave-Schlaf der EEG-Aktivität
Neugeborener und sehr kleiner Kinder, REM entspreche danach mehr
den Zuständen des wachen Hirns und den derzeit zur Verfügung stehenden Bewältigungsmechanismen.
REM dient nach derzeitigem Erkenntnisstand der Bearbeitung von Ge-
dächtnisinhalten, wobei höhere kognitive Funktionen wie Speicherabrufe
und Speicherinput, ebenso assoziative Prozesse, aktiviert werden. Parallel
ausgelöst werden emotionale Abläufe, die dem limbischen System zugeordnet werden können. REM dient danach der Einspeicherung neuer Daten
ins LZG (Breger 1967), was nach Einschränkung anderer Autoren jedoch
nur dann erfolgt, wenn emotional relevante Inhalte für das Individuum vorliegen (Greenberg und Pearlman 1975); diese sollen, im Anschluß an die
„Reprogramming-Hypothese" von Dewan (1970), in den Kontext der bisherigen Erfahrungen integriert werden. Daraus folge eine ständige Modifikation von Gedächtnisstrukturen und der daraus abgeleiteten Strategien.

Hobson (1990) diskutiert Überlegungen, wonach während REM ein Datentransfer vom Kurz- ins Langzeitgedächtnis erfolgt. Während des REM-Schlafs werden Input und Output des ZNS weitgehend blockiert und das System wird, ausgelöst durch die sequentielle Aktivierung spezifischer Neuronengruppen über das cholinerge REM-On-System, in einen Zustand versetzt, der die zuletzt vom Gehirn bearbeiteten Stimuluskonfigurationen reproduziert. Diese stochastischen neuronalen Erregungsmuster – bei denen gewissermaßen die „Tagesreste" (S. Freud) aus noch zu identifizierenden Zwischenspeichern dem Cortex eingespielt werden – würden einer auch in diesem mentalen Modus aufrechterhaltenen Interpreter-Funktion unterzogen, die aus dem „eingespielten Datenmaterial" eine subjektiv als Traumgeschehen erlebte Sequenz erzeugt. Durch die Reaktivierung der charakteristischen synaptischen Kontakte („hot spots") werden elektrophysiologische Abläufe, eingeleitet durch Konformationsänderung synaptischer Proteine, schließlich in strukturelle Veränderungen überführt. Dieser Vorgang der Engrammbildung konnte inzwischen tatsächlich nachgewiesen werden (Bailey und Chen 1983, Übersicht bei Kandel 1991). Crick und Mitchison (1983) vertreten hingegen wie bereits Newman und Evans (1965) die Hypothese, REM lösche irrelevantes Material und schütze das Gehirn somit vor der anwachsenden Informationsflut. Einer anderen Einschätzung nach (Übersicht bei Koella 1988) scheint ein hemmender, vielleicht sogar „löschender" Effekt Non-REM zuzukommen.

Beide Theorien ergänzen sich offenbar. Ziel der Informationsverarbeitung muß eine möglichst effiziente Speicherverwaltung zum Aufbau eines Gedächtnissystems sein, das dem Individuum problemlösendes Handeln durch Bereitstellung von Plänen und Strategien, d.h. von Handlungsregularitäten ermöglicht. Entscheidend sind hierfür die Selektion des relevanten Gedächtnismaterials, dessen Transformation vom Kurz- ins Langzeitgedächtnis, schließlich die Löschung interferierender, die Handlungsfähigkeit störender Information.

4.3 Besonderheiten von Informationsverarbeitung und Traumfunktion bei der Depression. Überlegungen zu möglichen depressiogenen Effekten des Schlafs bei Depressiven

Depressive zeigen sowohl bei klinischen Einzelfallstudien als auch in experimentellen Untersuchungen vermehrt emotional negativ gefärbte Trauminhalte (Überblick bei Riemann et al. 1987).

Die gegenseitige Ausschließlichkeit einer psychologisch/psychoanalytischen versus neurophysiologischen Traumgenerierung, die von beiden Seiten z.T. polemisch vertreten wurde, kann in einem integrativen Konzept überwunden werden: Die „Software" der Interpreterfunktion und Traumsynthese anhand der aktivierten Gedächtnisinhalte ist gerade dem im McCarley-Hobson-Modell nicht mehr erfaßbaren Anteil der „Person" zuzuordnen. Danach triggert die cholinerge REM-on Neuronenpopulation

zwar ein stochastisches Muster, die Art der abgerufenen und konsolidier-
ten Speicherinhalte, ihre emotionale Färbung und das Ausmaß der emotionalen Aktivierung wird jedoch durch den Kontext der Bedeutungsmu-
ster innerhalb der spezifischen Biographie bestimmt. Mangels besserer Be-
schreibungsmuster spricht Hobson (1990) vom „Gehirn-Geist-Gespann".
Hier wäre zu vermuten, daß bei Depressiven, entsprechend ihrer einge-
grenzten Suchstrategien im Wachzustand, auch während des Schlafs die
„psychohygienisch" sinnvolle Funktion des Träumens ins Gegenteil ver-
kehrt ist: anstatt die Suche nach neuen Problemlösestrategien zu erweitern, erfolgt eine Konsolidierung alter bekannter negativer Muster. Diese
können mit Freuds These vom „Wiederholungszwang" in Verbindung gebracht werden.

Formuliert man diese Hypothesen in computeranaloger Form, so kann
es ein Umschreiben alter Hauptschleifen („Main loops") in den Problem-
löse-Programmen des depressiven Individuums praktisch nicht geben; evtl.
abweichend positive Erfahrungen vom Tag würden demnach während des
Traums, den etablierten Interpreter-Funktionen folgend, in den bisherigen Kontext integriert. Es müßte zusätzlich eine verringerte Löschungslei-
stung in der Speicherverwaltung, entweder generell oder sogar spezifisch
für emotional negative Inhalte, erwartet werden. Neurophysiologisch
schlüssig hierzu sind die wahrscheinlich unterschiedlichen Memory-Funk-
tionen während REM- und Non-REM-Phasen, deren Relation in der Depression zugunsten der REM-Anteile bei gleichzeitig vermindertem Tiefschlaf verschoben sind: somit erfolgte bei Depressiven ein Überhang der
Datenintegration ins Langzeitgedächtnis gegenüber dem Löschen. Das
psychopathologische Korrelat fände sich in der verschlechterten Vergessensleistung vor allem für quälende Inhalte („Hereinragen der übermächtigen Vergangenheit", „Konservatismus" und „Hyperrealismus" der Depression, vgl. Emrich 1994).

Die Hypothese von Greenberg und Pearlman (1975), die bei Depressiven einen vermehrten „REM-Druck" aufgrund eines vermehrten Verarbei-
tungsbedarfs belastender Ereignisse vermuten – allerdings aufgrund ange-
nommener, bisher nicht bewiesener Zusammenhänge zwischen Streß und
REM-Schlaf – steht vom Endresultat dazu nicht in Widerspruch. Aufgrund
der defizitären Verarbeitung neuer Erfahrungen bei Depressiven kann
eine zum Tag unterschiedliche Interpreter-Funktion während der Traum-
zeit nicht als wahrscheinlich angenommen werden. Der „depressive Modus" (Mentzos 1982) wirkt nach klinischer Erfahrung, zumindest für die
Dauer der Erkrankung, als Regelsystem mit stark erschwerter Sollwertver-
stellung.

Abschließend sei bereits auf die Wechselwirkungen der depressiven Ver-
arbeitungsmuster mit Neurotransmittern und Hormonen (vgl. Abschnitt
5) hingewiesen. Eine systemtheoretische Betrachtungsweise schließt die
Rückwirkung psychischer Funktionen auf Synthese und Sekretion neu-
ronaler Modulatormoleküle und deren Induktion funktioneller einschließlich struktureller Änderungen im Bereich von Synapse und Axon
mit ein.

5. Gemeinsame Einflußgrößen von Schlaf und Depression: Glucocorticoide und endogene Opioide, einige pharmakologische Effekte

Dieser Abschnitt behandelt einige wichtige Befunde zu den in der vorliegenden Arbeit hauptsächlich betrachteten Mediatormolekülen des CRH/Glucocorticoid- sowie des endogenen Opioidsystems. Beide Systeme spielen nach bisheriger Erkenntnis eine zentrale Rolle bei der Regulation von Streßaktivierung und Streßantwort, Affekt, Emotion, Antrieb und Schlaf und sind zudem in so komplexe Funktionen wie die Aufmerksamkeit, Lernen und Gedächtnis involviert.

CRH, mit dem davon getriggerten ACTH und den Glucocorticoiden einerseits, und die endogenen Opioide, mit ihren drei aufgrund der Precursormoleküle Proopiomelanocortin, Proenkephalin und Prodynorphin unterscheidbaren Peptidsystemen andererseits, besitzen mehrere enge Verbindungen:

1. ACTH und beta-Endorphin sind Bestandteile des gemeinsamen hypothalamischen Precursor-Moleküls Proopiomelanocortin (POMC) (Mains et al. 1977), werden parallel in den gleichen Zellen des vorderen Hypophysenlappens gebildet und durch CRH freigesetzt. Die tageszeitliche Rhythmik von ACTH und Plasma-beta-Endorphin ist ähnlich, beide sind durch Dexamethason zu supprimieren (Matthews et al. 1986). CRH, als bisher einziges hierfür bekanntes Neuropeptid, ist einer der wichtigsten Modulatoren für die Freisetzung von Opioiden aller drei „Peptid-Familien" im Bereich von Hypothalamus und weiteren Strukturen (Übersicht bei Burns und Nikolarakis 1991).

2. Opioiderge Neurone modulieren umgekehrt die Freisetzung anderer hypothalamischer Releasing Hormone einschließlich von CRH (Howlett und Rees 1986).

3. Cortisol, das die Blut-Hirn-Schranke mit Sicherheit passiert, inhibiert über eine Rückkopplungsschleife das POMC-System und aktiviert gleichzeitig Proenkephalin A, damit die Bildung der Enkephaline (Civelli et al. 1983).

4. CRH und Opioide zeigen, gemessen an der Verhaltenssensibilisierung und der Auslösung von epileptiformen Entladungen, von allen Peptiden die stärksten Effekte auf die Amygdala, d.h. den spezifisch affektregulierenden Bereich des limbischen Systems (Übersicht bei Post et al. 1988).

5. Die Gabe von CRH ebenso wie die starke Erhöhung endogener Opioide sind mit depressionsspezifischen Verhaltensweisen assoziiert, die sich tierexperimentell z.B. in „Learned helplessness"-Paradigmen zeigen lassen (Kalin et al. 1985, Shavit et al. 1983).

6. ACTH, endogene Opioide und der Opiatantagonist Naloxon beeinflussen Prozesse wie selektive Aufmerksamkeit, Lernen und Gedächtnis (Martinez et al. 1981, Arnsten et al. 1984, 1985, Buchsbaum et al. 1981).

5.1 Verbindung zu Glucocorticoiden

Gut belegt bei Depressiven sind die vermehrte Ausschüttung des hypothalamischen 41-Aminosäuren-Peptids CRH und die insgesamt höhere Tagescortisolproduktion, so daß die Theorie eines Hypercortisolismus als biologischer Mediator wie auch Korrelat der Depression heute weitgehend akzeptiert ist (vgl. im folgenden die Übersicht bei Gold et al. 1988). Differenzierte tierexperimentelle Streßmodelle untersuchten die Auswirkungen früher Stressoren (wie z.B. Trennung von der Mutter) auf Verhalten und relevante neuroendokrine Systeme. Dabei zeigten sich neben der ausgelösten CRH-Erhöhung regelmäßig eine Aktivierung der Hypothalamus-Hypophysen-Nebenieren-Achse, eine Aktivation des Locus coeruleus und Änderungen der Sensitivität im limbischen System, vor allem der Amygdala, die jenen durch Elektrostimulation ausgelösten Reizschwellenverschiebungen entsprachen (Weiss et al. 1986, Post et al. 1988). Hierdurch beantworten entsprechend frühgeprägte Tiere spätere streßauslösende Ereignisse im Vergleich zu Kontrolltieren mit einer deutlich vermehrten Aktivation des Glucocorticoidsystems. Die Methode des „Amygdala-kindling", mit der die Arbeitsgruppe von Post (Übersicht: Post 1988) mit unterschwelligen Reizen lokale Anfallsphänomene in den Mandelkernen auslöste, bietet zwar, wie von ihnen selbst betont, keinen umfassenden Erklärungsansatz der Depression beim Menschen, zeigt aber doch ein Modell, wie spezifische Lernerfahrungen zu dauerhaften Verschiebungen in neurobiologischen Systemen führen und spätere Copingmöglichkeiten auf verschiedenen Hierachieebenen einschränken können.

Hemmende wie bahnende Effekte von ACTH auf die Gedächtniskonsolidierung bei verschiedenen Aufgaben, z.B. Vermeidungslernen, sind gut dokumentiert (z.B. Gold und Delaney 1981).

Die schlafmodulierenden Effekte von CRH bestehen vor allem in einer Reduktion des Tiefschlafanteils (vgl. Abschn. 2.1). Ob dies ein eigenständiger Effekt ist oder durch weitere Neurotransmittersysteme, z.B. cholinerges, aminerges oder Opioidsystem vermittelt oder ergänzt wird, ist noch ungeklärt.

5.2 Verbindung zu Opioiden

Affektive Wirkungen. Es gibt einerseits Evidenzen für eine antidepressive Wirkung von Opioiden (Emrich et al. 1982, 1981a,b). Elektrokrampftherapien erhöhen die Freisetzung zentraler Opioide wie beta-Endorphin (Carrasco et al. 1982, Emrich et al. 1979) und zeigen einen antidepressiven Effekt. Von Interesse ist besonders, daß die alleinige Stimulation der Amygdala die zentrale Endorphin-Konzentration steigern kann (Liang et al. 1983). Zum anderen lassen sich tierexperimentell durch bestimmte Streßprozeduren, die durch Kontrollverlust und Hilflosigkeit charakterisiert sind, Zustände herbeiführen, die den Beschreibungkriterien einer Depression genügen und mit einer starken Erhöhung der Opioide assoziiert sind. Nur die subjektseitig unkontrollierbare Bedingung führt zu starken Opioidausschüttungen und zu immunsupprimierenden Effekten (Shavit 1991). In diesem Zusammenhang ist ein Experiment von Adrien et al. (1992) von Bedeutung: Sie erzeugten bei Ratten eine „depressive" Symptomatik durch ein „helplessness"-Paradigma und beobachteten eine deutliche Aktivierung der Tiere durch selektiven REM-Schlaf-Entzug; es liegen allerdings keine Daten zu Opioiden vor.

Die Anhedonie bei Depression wird in Zusammenhang mit zentralen Endorphinkonzentrationen gebracht, wobei seit längerem Opioidpeptiden die Steuerung von Gefühlen des Wohlbefindens zugesprochen wird (Beluzzi und Stein 1977). Die systemische Gabe von Naloxon erbrachte allerdings keine signifikanten Änderungen der affektiven Verfassung bei depressiven Probanden (Überblick bei Ågren und Terenius 1988). Zusammenfassend wirken Opioid-Agonisten, die an μ(mu)- oder δ(delta)-Rezeptoren binden, im Sinn einer motivational positiven Verstärkung, κ(kappa)-Rezeptor-Agonisten induzieren hingegen einen aversiven Zustand (Übersicht bei Shippenberg und Bals-Kubik 1991).

Aufmerksamkeit, Explorationsverhalten, Lernen und Gedächtnis. Es kann als gesichert gelten, daß endogene Opioide bei informationsverarbeitenden Prozessen eine zentrale Rolle spielen. So fanden Arnsten et al. (1984) beim Menschen anhand ereigniskorrelierter Potentiale im EEG, daß die Gabe von Naloxon die selektive Aufmerksamkeit erhöht und wiesen umgekehrt nach, daß Reizüberflutung (Lärmstreß) bei Nagern zu einer opioidvermittelten Reduktion des Explorationsverhaltens führt (Arnsten et al. 1985). Bei der Regulation des Explorationsverhaltens konnte ein Einfluß der Met-Enkephalin-Konzentration im Hippocampus nachgewiesen werden (van Abeleen und Gerads 1986). Die Reduktion der selektiven Aufmerksamkeit bei Depressiven ebenso wie die herabgesetzte Fähigkeit zur Vermeidung aversiver Stimuli bei Versuchstieren in „learned helplessness"-Paradigmen kann somit als opioidvermittelt gelten.

Dabei ergaben sich häufig widersprüchliche Effekte von Opioiden wie von Antagonisten auf Aufmerksamkeit, Lernen und Gedächtnis. Im Rahmen einer klassischen Konditionierung im Bereich der Psychoneuroimmunologie konnten Solvason und Kollegen (1990) nachweisen, daß die Kopplung zwischen unkonditioniertem und konditioniertem Stimulus opioidvermittelt geschieht und durch Naloxon komplett blockiert werden kann. Frühere Experimente zu Konditionierung und Vermeidungslernen wiesen ebenfalls eine Beteiligung von Opioiden nach und zeigten, daß Opioide in niedrigen, auch physiologisch auftretenden Dosen, retrograd das Gedächtnis beeinträchtigen. Dieser Prozeß ist durch Naloxon blockierbar, z.T. erfolgt sogar eine Verbesserung des Lernvermögens (z.B. Baratti 1987, Izquierdo et al. 1981, Gallagher und Kapp 1981). Nach anderen Untersuchungen, vorwiegend aber bei höheren und sehr hohen Dosen, tendieren Endorphine und Enkephaline zu einer Blockade der „Vergessensfähigkeit", vor allem, was die Vermeidung aversiver Stimuli betrifft (Koob et al. 1981, Koob und Bloom 1983).

Dosis-Wirkungs-Beziehungen. Ein Teil der häufig widersprüchlichen Wirkungsbefunde aus der Opioidforschung kann durch die Dosisabhängigkeit erklärt werden. Durch zentrale Applikationen von Met-Enkephalin konnten Effekte auf das Immunsystem ausgelöst werden, die einer umgekehrten U-Funktion folgten: geringe Dosen i.c.v. führen zu einer Stimulation einer Reihe vor allem zellvermittelter Immunfunktionen, hohe Dosen wirken hingegen immunsupprimierend, wie bei Opiatabhängigen und in den Opioid-Streß-Experimenten beobachtet (Janković und Marić 1987, 1990). Bei der opiatvermittelten Modulation des Gedächtnisses ließ sich analog hierzu eine U-Funktion nachweisen (Messing et al. 1981). Dosis und Zeitpunkt der Gabe von Agonisten wie Antagonisten während der Gedächtniskonsolidierung sowie die Hirnregion entscheiden somit über den Effekt. Es wurde ein für Aufmerksamkeit wie Lernparadigmen optimaler und dann die kognitive Leistung verbessernder Spiegel von Opioiden postuliert und angenommen, daß zu niedrige wie zu hohe Opioidspiegel gleichermaßen Aufmerksamkeit und Gedächtnisfunktionen beeinträchtigen (Beluzzi und Stein 1981). Es liegt daher nahe, eine analoge Beziehung für die Regulation des affektiven Systems anzunehmen.

Opioide in Amygdala und Hippocampus. Einfluß auf Gedächtnis- und emotionale Prozesse. Ergebnisse von Läsions- und Stimulationsstudien an den Amygdala wiesen schon vor Jahrzehnten darauf hin, daß diese entscheidend an der Regulation der emotionalen Reaktivität und der Gedächtnisspeicherung beteiligt sind; davon speziell ein Kerngebiet, der Nucleus centralis amygdalae (NCA). In den Amygdala finden sich hohe Konzentrationen von Opioiden, vorwiegend Enkephalinen, und deren Precursormoleküle Proenkephalin und Prodynorphin; zudem erfolgt aus dem Nucleus arcuatus eine Innervation durch POMC-haltige Nervenfasern (Gros et al. 1978, Übersicht bei Schafer et al. 1991). Durch Elektrostimulation dieses Kerngebiets konnten Ursin und Kaada (1960) eine typische Furchtreaktion bei der Katze hervorrufen. Eine enge funktionelle Beziehung der Amygdala zur Hippocampusformation konnten zahlreiche Studien belegen. Unterschwellige Elektrostimulation des NCA im unmittelbaren Anschluß an Konditionierungslernen von Vermeidungsverhalten bewirkte einen amnestischen Effekt (Gold et al. 1977). Die Läsion des NCA, aber nicht jene von eng benachbarten Gebieten, bewirkte bei der Ratte eine deutliche Herabsetzung von Furchtverhalten, gemessen an etablierten Parametern des „open-field"-Tests (Werka et al. 1978). Die Injektion von Morphin in den NCA, nicht jedoch in den Nucleus medialis amygdalae, erhöhte die Aktivität im „open-field"-Test und bewirkte, daß soziales Interaktionsverhalten bei den Tieren auch in fremder Umgebung erhalten blieb und nicht wie üblich erheblich reduziert wurde (File und Rodgers 1979). Gallagher und Kapp (1981) demonstrierten an der Ratte, daß die Mikroinjektion von Levorphanol in den NCA unmittelbar nach einmaliger Verabreichung eines aversiven Reizes (leichter Fußschock innerhalb der aufgesuchten Dunkelzone) die spätere Vermeidungszeit im Vergleich zu Kontrolltieren erheblich herabsetzte, Naloxon diese jedoch steigerte. Somit bewirkte die Opioidgabe eine Beeinträchtigung des Gedächtnistransfers vom Kurz- ins Langzeitgedächtnis. Injektionen zu einem späteren Zeitpunkt – sechs Stunden nach dem

Training – oder Injektionen in andere Amygdala-Kerne zeigten diesen Effekt ebensowenig wie die Gabe des chemisch identischen, jedoch räumlich unterschiedlichen Enantiomers Dextrorphan, womit die Stereospezifität der Ligandenfunktion belegt werden konnte. Naranjo et al. (1986) konnten zeigen, daß wiederholte Elektrostimulation der Amygdala (kindling), die zur Entwicklung generalisierter Krampfanfälle führten, einen erheblichen Anstieg von Proenkephalin (PENK)-abhängigen Opioidpeptiden im Hippocampus bewirkten; der gleiche Opioidanstieg wurde auch im entorhinalen und frontalen Cortex sowie in den Amygdala selbst nachgewiesen. Ebenso erhöhten wiederholte elektrokonvulsive Schocks diese Opioidgruppe im Hippocampus und im entorhinalen Cortex der Ratte (Xie et al. 1989), außerdem im Hypothalamus (Yoshikawa et al. 1985). Es läßt sich hieraus folgern, daß die Erhöhung der Biosynthese von PENK-Opioiden im limbischen System auch beim Menschen an den antidepressiven Effekten der Elektrokrampftherapie beteiligt sein könnte.

5.3 Pharmakologische Zusammenhänge mit therapeutisch eingesetzten Substanzen

Benzodiazepine. Das Verteilungsmuster des omega-2-Benzodiazepin-Rezeptors zeigt die höchsten Konzentrationen im limbischen System, und zwar dort in den Amygdala und im Hippocampus (gyrus dentatus), daneben im Gyrus cinguli, schließlich in den Cortexarealen mehr orbitofrontal mit kontinuierlicher Abnahme nach occipital (Dennis et al. 1988). Die Rezeptorverteilung stimmt also weitgehend mit den Regionen überein, die als entscheidende, kritische Elemente der Affektregulation und des Gedächtnisses gelten (Emrich 1994). Die Gabe z.B. von Flunitrazepam wirkt schlafanstoßend. Gleichzeitig wird unter Benzodiazepinen eine Herabsetzung des Memory-Transfers vom Kurz- ins Langzeitgedächtnis beobachtet. Affektiv bewirkt die Gabe von z.B. Lorazepam eine rasche Anxiolyse und Distanzierung vom Grübelzwang bei akut Depressiven.

Antidepressiva. Die Trizyklika Amitriptylin und Clomipramin, jedoch nicht Trimipramin, bewirken eine Supression des REM-Schlafs, ebenso die selektiven MAO-Typ-A-Hemmer Brofaromin und Moclobemid. Dabei erhöhen Amitriptylin, Clomipramin und Moclobemid die Cortisolkonzentration. Trimipramin führt hingegen zu einer Suppression der Cortisolsekretion (Steiger et al. 1993). Dies zeigt die Schwierigkeit, affektive Veränderungen ausschließlich durch das Glucocorticoidsystem zu erklären.

Mood stabilizer. Die Antikonvulsiva Carbamazepin und Valproat zeichneten sich bei den oben erwähnten Befunden zum „Amygdala-kindling" durch eine stabilisierende Wirkung aus. Klinisch besteht gute Evidenz für einen stimmungsstabilisierenden Effekt von Carbamazepin bei affektiven Erkrankungen und bei Drogenentzug (Emrich et al.1984). Der anzunehmende Wirkungsmechanismus liegt daher im „stabilisierenden Eingreifen" dieser Substanzen bei der Umschaltung von Projektionen des Neocortex in das limbische System, wobei Funktionsweise und Transmitter dieses „gatings" noch weiter zu klären sind.

5.4 PET-Studien

Untersuchungen mittels Positronen-Emissions-Tomographie (PET) erbrachten erste Hinweise auf einen gesteigerten Glucosestoffwechsel bei depressiven Schlafentzugs-Respondern im Bereich von Gyrus cinguli und weiteren Teilen des limbischen Systems. Wu et al. (1991) untersuchten zunächst an einem Normalkollektiv den Effekt von Schlafentzug auf den Glucosemetabolismus im Hirn mittels PET. Bei gesunden Probanden ergab sich erwartungsgemäß eine verminderte Vigilanzlage, gemessen mit dem d'-Test, im PET ein herabgesetzter Glucoseumsatz im Bereich von Thalamus und Mittelhirn. Bei 15 ambulant behandelten, seit zwei Wochen medikamentenfreien Depressiven hingegen (Wu et al. 1992) fand sich bei den 4 späteren Respondern – bestimmt anhand von Hamilton-Depression-Scores im Vergleich zu Nonrespondern und 15 gesunden Kontrollen – vor dem Schlafentzug eine erhöhte Vigilanzlage, zudem ein signifikant erhöhter Glucosemetabolismus im Gyrus cinguli und den Amygdala, tendenziell, jedoch nicht signifikant auch im Hippocampus. Schlafentzug bewirkte neben einer gruppengleichen Vigilanzminderung einen signifikanten Rückgang des turnover im Gyrus cinguli; in diesem Bereich und im Hippocampus fanden sich danach keine Unterschiede mehr zu Nonrespondern und Gesunden. Trotz zurückhaltender Interpretation wegen der kleinen Stichprobe kann dies nach Auffassung der Autoren auf eine limbische Überaktivität zumindest in der Untergruppe der Responder hinweisen, wobei Schlafentzug die Stoffwechselaktivität größtenteils reduzierte. Auffälligerweise blieb der deutlich erhöhte Umsatz in den Amygdala erhalten. Ebert et al. (1991) fanden ebenso mittels SPECT ausschließlich bei Respondern eine relative Hyperperfusion im Bereich des limbischen Systems, die durch Schlafentzug zurückging.

6. Integriertes Modell zur Interaktion von Schlaf und Depression

6.1 Zusammenfassung der relevanten Befunde und Einzelhypothesen

1. Die Erklärung kognitiver und emotionaler Phänomene in der Depression und nach Schlafentzug durch die vorliegenden Theorien ist noch nicht ausreichend. Es besteht einerseits deutliche Evidenz für circadiane und intrinsische Faktoren, repräsentiert durch die antagonistisch wirkenden hypothalamischen Peptide CRH und GHRH. Der veränderte Glucocorticoidstoffwechsel im Sinne eines Hypercortisolismus – in Interaktion mit Wachstumshormon und den REM/Non-REM-Schlaf-assoziierten Verschiebungen der aminerg-cholinergen Balance im ZNS – kann jedoch die Änderungen in den Affekt und Gedächtnis beeinflussenden Komponenten ebenso wie den schnellen Rebound der depressiven Symptomatik nach Kurzschlaf („nap") nicht zufriedenstellend herleiten.

2. Die Einbeziehung der Kognitions-Emotions-Kopplung (vgl. Abschn. 3.4 dieser Arbeit) erbringt ein vollständigeres Modell der Depression. Das affektregulierende System wird in hohem Maß durch die Region der Mandelkerne bestimmt. Dabei ist im besonderen der Nucleus centralis amygdalae an der Regulation emotionaler Zustände und am Gedächtnistransfer beteiligt, speziell an der Speicherung affektiv verknüpfter Stimulus-Muster. Amygdala und Hippocampus stehen als Elemente des „Komparatorsystems" in enger wechselseitiger Beziehung (vgl. Abschn. 5.2). Diese Funktionen werden entscheidend durch endogene Opioide bestimmt.

3. Das Verteilungsmuster der in die Schlafregulation involvierten Neurotransmitter zeigt funktionell-anatomisch bedeutsame Unterschiede. Von den in Frage kommenden Peptiden sind innerhalb des limbischen Systems durchgängig die Opioide in den vorwiegend mit Affekt- und Gedächtnisregulation befaßten Strukturen repräsentiert, in höherer Konzentration vor allem in den Amygdala, ebenso im Hippocampus (gyrus dentatus).

4. Diese Verteilung stimmt weitgehend mit den omega-2-Rezeptoren überein, die mit Benzodiazepinen sowohl schlafanstoßend wie anxiolytisch und kognitiv verbessernd, z.B. durch Unterbrechen des Zwangsgrübelns, besetzt werden können, wobei der Gedächtnistransfer deutlich herabgesetzt ist.

5. Elektrokrampftherapien erhöhen die zentralen Opioide. Diese haben einen deutlichen antidepressiven Effekt. Schlafentzug senkt die Krampfschwelle, was vermutlich zur Aktivierung endogener Anticonvulsiva führt. Die Verschiebung der Krampfschwelle per se ist offenbar entscheidend, denn sowohl EKT wie Carbamazepin können stimmungsstabilisierend wirken.

6. Es bestehen Evidenzen (Abschn. 5.2), daß bei der Verarbeitung affektiv getönter Stimuli die lokale Konzentration von Opioiden in Amygdala und Hippocampus für die emotionale Gestimmtheit und das Ausmaß des Transfers vom Kurz- ins Langzeitgedächtnis von entscheidender Bedeutung ist.

7. Aus den bisherigen Punkten ergibt sich die *zentrale Hypothese:* Als gemeinsam geregelte Endstrecke der schlaf- bzw. affektregulierenden Systeme werden die lokalen Konzentrationen von Opioiden vor allem im Bereich der Amygdala und des Hippocampus, darüber hinaus in Teilen des Mittelhirns postuliert. Hierbei wird ein „mittlerer Arbeitsbereich" angenommen, wie er für die Modulation sowohl von Gedächtnis- wie von Immunfunktionen belegt ist. Dieser bewirkt ein „optimales Gating" des cortico-limbischen Datentransfers in den Amygdala bzw. einen optimierten Datenabgleich in der Hippocampusformation („Komparatorsystem", Abschn. 3.4). Abweichungen des lokalen Opioidspiegels nach unten wie oben führen zur Destabilisierung in den Filter- bzw. Interpreter-Funktionen im System der Kognitions-Emotions-Kopplung und damit zu affektiven Änderungen. Hierbei wird postuliert, daß ein instabiler Zustand in diesem System die notwendigen Regulationsfunktionen

steigert, somit eine erhöhte neuronale Aktivität erfordert mit dementsprechend erhöhtem Glucoseumsatz. Gedächtnisfunktionen sowie Perzeptionsleistungen, speziell die selektive Aufmerksamkeit, werden parallel hiermit moduliert.

Diese Hypothese steht in Einklang mit den Resultaten zu Opioiden in Amygdala und Hippocampus aus Abschn. 5.2, sowie mit den referierten PET-Befunden, insbesondere mit der Überaktivität im Amygdala-Bereich (Abschn. 5.4).

Zusammenfassende Schlußfolgerungen aus der Hypothese

– Im Schlaf kommt es generell zu einer Reduktion aminerger und cholinerger Transmitter, während REM-Phasen wird die aminerge Sekretion praktisch aufgehoben (Hobson 1990). Dieser relative cholinerge Überhang, zudem GHRH und CRH, als ein Hauptmodulator der endogenen Opioide, wirken nach der Hypothese variierend auf die lokalen Opioidspiegel ein, z.B. über aszendierende Fasern aus dem Locus coeruleus und/oder über das dorsale Raphe-System. Eine Opioid-Senkung während REM- und eine Erhöhung während Non-REM-, vor allem Tiefschlaf-Phasen ist nach den bisherigen Überlegungen (Abschn. 4.2, 4.3 und 5.2) am plausibelsten. Affekt- und Gedächtnisfunktionen verändern sich daher mit den Schlafzyklen, was mit den experimentellen Befunden übereinstimmt.

– Die emotionale Instabilität als Kennzeichen affektiver Erkrankungen, speziell der Depression, hat nach diesem Modell ein Korrelat in einer Instabilität der „gating"-Funktion, wobei der lokale Opioidspiegel vor allem in den Amygdala als kritisches Element angenommen wird. Depressive zeigen nach dieser Hypothese eine labilere Regelfunktion als Nichtdepressive, mit größeren Fluktuationen und einem öfteren, vorwiegend nächtlichen, dann mit CRH-Pulsationen und REM assozierten, „Zusammenbrechen" des Opioidtonus.

– Die therapeutischen Effekte von Schlafentzug bei Depressiven können danach wie folgt erklärt werden: (a) Der nächtlich mehrfache Zusammenbruch des Opioid-Tonus unterbleibt – wobei Ausmaß und Häufigkeit der Absenkungen in der zweiten Nachthälfte parallel zum Anstieg von CRH-Ausschüttung, Cortisol und REM-Phasen zunehmen. Dies könnte auch die Überlegenheit der zeitlich hier plazierten Schlafentzüge erklären. (b) Die „gating"-Funktion wird wegen des stabileren Zustandes optimiert. (c) Der Opioidgehalt des affektregulierenden Systems bewegt sich langsam in Richtung eines konstanteren und höheren Niveaus, womit die Stimmungsaufhellung gegen Abend erklärbar ist.

– Responder auf Schlafentzug zeigen vermehrt Tagesschwankungen, aber auch ein größeres „nap"-Risiko (Abschn. 1.2), was damit gut übereinstimmt.

– Für die geforderte rasche Modulationsmöglichkeit der emotionalen Gestimmtheit sprechen neben der schnellen Sekretionsmöglichkeit von Opioiden aus den neuronalen Speichern ihre kurze Halbwertszeit von wenigen Minuten. Hierdurch könnten die außerordentlich raschen affektiven Zustandsänderungen – mit Rückkehr zur depressiven Ausgangslage nach Schlafentzug – schon durch eine kurze Änderung der Vigilanzlage (Kurzschlafepisode, „naps") bewirkt werden. Die Annahme einer im Schlaf ausgeschütteten „depressiogenen Substanz" kann vermieden werden.

– *Kognitive Phänomene:* Die veränderte Vergessensleistung Depressiver im Sinne einer unzureichenden Copingstrategie – gekennzeichnet durch mentale Wiederholung quälender Inhalte im Sinne von Theunissens „Herrschaft der Zeit (Vergangenheit)", „Nicht-vergessen-können" und Unfähigkeit zur Neubewertung – kann nach dieser Hypothese erklärt werden mit:

(1) Opioid-vermittelten Phänomenen, wie Senkung der selektiven Aufmerksamkeit, Änderung des Explorationsverhaltens und Änderung der hippocampalen Funktion. Hieraus ergibt sich eine Hypothese zur antidepressiven Wirkung der Elektrokrampftherapie: Das Gedächtnis wird dabei zumindest für einen kurzen Zeitraum gelöscht, die Interpreterfunktion des Hippocampus wird kurzfristig außer Kraft gesetzt, schließlich wird die lokale Konzentration der Opioide im limbischen System, insbesonders in den Amygdala, Hippocampus und Mittelhirnanteilen sowie Gyrus cinguli erhöht;

(2) Schlafassoziierten Phänomenen der Informationsspeicherung: (a) Stark verminderter Tief-Schlaf der Phasen 3 und 4 – bei dem eine gewisse „Löschfunktion" angenommen wird; somit wäre eine geringere Schaffung von Speicherplatz anzunehmen. (b) Der gesteigerte Anteil an REM führt zu einer vermehrten Informationsspeicherung im Langzeitgedächtnis. Dies steht im Einklang mit der Hypothese einer REM-assoziierten Abnahme des Opioid-Tonus, zumindest im relevanten limbischen Gebiet. Die Abnahme des Opioid-Tonus in den Amygdala steigert, gut belegt (Abschn. 5.2), die Gedächtniskonsolidierung.

6.2 Arbeitshypothesen

Abschließend werden Arbeitshypothesen formuliert, die größtenteils eine experimentelle Falsifikation der Annahme erlauben sollen, auch tierexperimentell:

1. CRH moduliert zusammen mit den REM-steuernden Komponenten den Opioid-Gehalt in den relevanten Strukturen des affektregulierenden und Gedächtnis-Systems. Diese Modulation besteht am ehesten in einer Senkung.

2. REM-Schlaf moduliert, d.h. vermutlich: senkt, den lokalen Opioid-Tonus. Denkbar sind auch Auslenkungen aus dem optimalen Bereich, die im Anschluß an REM auftreten.

3. Umgekehrt führen GHRH und GH zu einem Opioid-Anstieg. Im Tiefschlaf weisen diese Komponenten daher einen vermehrten Opioid-Tonus auf.
4. Schlafentzug und Antidepressiva wirken z.T. durch REM-Suppression. – Die REM-assoziierten Opioid-Senkungen werden somit unterdrückt.
5. Schlafentzug prolongiert einen stabilen Zustand in den lokalen Opioidspiegeln von Amygdala, Hippocampus und Mittelhirn.
6. „Naps" – zumindest solche mit einem Rebound depressiver Symptomatik – führen in Abhängigkeit vom tageszeitlichen Cortisolspiegel zu einer Reduktion der optimalen lokalen Opioidspiegel. Diese kann, auch aufgrund der niedrigen Halbwertszeit der Opioide, schnell erfolgen.
7. *Spekulativ:* Eine depressiogene Wirkung von REM könnte einerseits über die Gedächtniskonsolidierung defizitärer Konzeptualisierungen und Copingstrukturen im Speicher erklärt werden (Abschn. 4.3). Zum zweiten sind nach Hall und van de Castle (1966) auch bei Gesunden die überwiegende Zahl aller Trauminhalte mit negativen Emotionen, darunter Traurigkeit, Angst und Ärger assoziiert. Die überwiegend negativen Emotionen im Traum könnten durch die REM-assoziierten Opioidsenkungen im Nucl. centralis der Amygdala erklärt werden, da tierexperimentell eine Opioidblockade angstgekoppeltes Vermeidungsverhalten auslösen konnte (Gallagher und Kapp 1981).
8. Carbamazepin und Valproat verändern das „gating" in den Amygdala und bewirken somit eine Veränderung des „Filtereffekts"; dies geht mit Modulation des jeweiligen lokalen Opioid-Tonus einher.
9. Die Wirkung einer abendlichen Gabe von Melatonin, die einen einschlaf- und tiefschlaffördernden Effekt sowie eine Stimmungsstabilisierung auslösen soll, kann über eine Modulation der lokalen Opioidspiegel erklärt werden. – Anhand der streßblockierenden und immunstimulierenden Effekte von Melatonin ließ sich zeigen, daß dessen Wirkung auf Immunozyten durch Opioide vermittelt wird (Maestroni und Conti 1991).
10. *Spekulativ:* Depressive zeigen eine gegenüber Gesunden verbesserte Gedächtnisfunktion vor allem im Bereich des Kurzzeit-Zwischenspeichers, die im Zusammenhang mit durchschnittlich niedrigeren Opioidspiegeln im Hippocampus-Bereich steht.

Literatur

Abeleen JH van, Gerads HJ (1986) Role of hippocampal Met-enkephalin in the genotype-dependent regulation of exploratory behavior in mice. J Neurogenet 3 (3): 183–186

Adrien J, Maudhuit C, Martin P (1992) Antidepressant-like effects of paradoxical sleep deprivation in the learned helplessness design. J Sleep Res 1 [Suppl 1, 2]

Aggleton JP, Mishkin M (1986) The amygdala: sensory gateway to the emotions. In: Plutchnik R, Kellermann H (eds) Emotion. Theory, research and experience, vol 3. Academic Press, Orlando

Ågren H, Terenius L (1988) Opioid peptides and mood: neuroendocrine aspects. In: Ganten D, Pfaff D (eds) Neuroendocrinology of mood. Current topics in neuroendocrinology, vol 8. Springer, Berlin Heidelberg New York Tokyo, pp 273–290

Arnsten AFT, Berridge C, Segal DS (1985) Stress produces opioid-like effects on investigatory behavior. Pharmacol Biochem Behav 22: 803–809

Arnsten AFT, Neville HJ, Hillyard SA, Janowsky DS, Segal DS (1984) Naloxone increases electrophysiological measures of selective information processing in humans. J Neurosci 4 (12): 2912–2919

Avery DH, Wildschiodtz G, Rafaelsen O (1986) REM latency and core temperature relationships in primary depression. Acta Psychiatr Scand 74: 269–280

Bailey CH, Chen M (1983) Morphological basis of longterm habituation and sensitization in Aplysia. Science 220: 91–93

Baratti C (1987) The impairment of retention induced by pentylenetetrazol in mice may be mediated by a release of opioid peptides in the brain. Behav Neural Biol 48: 183–196

Baumgarten HG (1991) Neuroanatomie und Neurophysiologie des zentralen 5-HT-Systems. In: Heinrich K, Hippius H, Pöldinger W (Hrsg) Serotonin. Ein funktioneller Ansatz für die psychiatrische Diagnostik und Therapie? Duphar med communication Bd 2. Springer, Berlin Heidelberg New York Tokyo

Baumgartner A, Riemann D, Berger M (1990) Neuroendocrinological investigations during sleep deprivation in depression. II. Longitudinal measurement of thyrotropin, TH, cortisol, prolactin, GH, and LH during sleep and sleep deprivation. Biol Psychiatry 28: 569–589

Beluzzi JD, Stein L (1977) Enkephalin may mediate euphoria and drive reward. Nature 266:566–568

Beluzzi JD, Stein L (1981) Facilitation of long-term memory by brain endorphins. In: Martinez JL, Jensen RA, Messing RB, Rigter H, McGaugh JL (eds) Endogenous peptides and learning and memory processes. Academic Press, New York, pp 291–303

Berger M, Lund R, Emrich HM, Riemann D (1983) The value of sleep variables as differential diagnostic or prognostic tools in depression. Sleep Res 12: 199

Berger M, Riemann D, Höchli D, Spiegel R (1989) The cholinergic REM-sleep-induction test with RS 86: state- or trait marker of depression? Arch Gen Psychiatry 46: 421–428

Billiard M (1987) Lithium carbonate: effects on sleep patterns of normal and depressed subjects and its use in sleep-wake pathology. Pharmacopsychiatry 20: 195–196

Borbély AA (1987) The S-deficiency hypothesis of depression and the two-process model of sleep regulation. Pharmacopsychiatry 20: 23–29

Borbély AA, Wirz-Justice A (1982) Sleep, sleep-deprivation and depression. Hum Neurobiol 1: 205–210

Bouhuys AL, Flentge F, van den Hoofdakker R (1990) Effects of total sleep deprivation on urinary cortisol, self-rated arousal and mood in depressed patients. Psychiatry Res 34: 149–162

Breger L (1967) Function of dreams. J Abnorm Psychol 72: 1–28

Buchsbaum MS, Reus VI, Davis GC, Holcomb HH, Cappelletti J, Silberman E (1981) Role of opioid peptides in disorders of attention in psychopathology. In: Martinez JL, Jensen RA, Messing RB, Rigter H, McGaugh JL (eds) Endogenous peptides and learning and memory processes. Academic Press, New York, pp 352–365

Bühler KE, Bühler H (1980) Über den Einfluß von Schlafentzug und Ermüdung auf die Stimmung von phasisch-depressiven und gesunden Versuchspersonen. Schweiz Arch Neurol Neurochir Psychiatr 127: 309–322

Burns G, Nikolarakis KE (1991) The control of hypothalamic opioid peptide release. In: Almeida OFX, Shippenberg TS (eds) Neurobiology of opioids. Springer, Berlin Heidelberg New York Tokyo, pp 199–211

Carrasco MA, Perry ML, Dias RD, Wofchuk S, Izquierdo I (1982) Effects of tones, footshock, shuttle avoidance, and electroconvulsive shock on met-enkephalin immunoreactivity of rat brain. Behav Neural Biol 34: 1–4

Civelli O, Birnberg N, Comb M, Douglass J, Lissitzky JC, Uhler M, Herbert E (1983) Regulation of opioid gene expression. Peptides 4: 651–656

Cramer F (1993) Der Zeitbaum. Grundlegung einer allgemeinen Zeittheorie. Insel, Frankfurt

Crick F, Mitchison (1983) The function of dream sleep. Nature 304: 111–114

Dennis T, Dubois A, Benmavides J, Scatton B (1988) Distribution of central omega-1 (benzodiazepine-1) and omega-2 (benzodiazepine-2) receptor subtypes in the monkey and human brain. An autoradiographic study with [3H] flunitrazepam and the omega-1 selective ligand [3H] zolpidem. J Pharmacol Exp Ther 247: 309–322

Dewan E (1970) The programming (P) hypothesis for REM sleep. In: Hartmann E (ed) Sleep and dreaming. Little Brown, Boston, pp 295–307

Ebert D, Feistel H, Barocka A (1991) Effects of sleep deprivation on the limbic system and the frontal lobes in affective disorder: a study with TC-99m-HMPAO SPECT. Psychiatry Res Neuroimaging 40: 247–251

Ehlers CL, Kupfer DJ (1986) Hypothalamic peptide modulation of EEG sleep in depression: a further application of the S-process hypothesis. Biol Psychiatry 22: 513–517

Emrich HM (1990) Psychiatrische Anthropologie. Therapeutische Bedeutung von Phantasiesystemen. Wirklichkeitsrelativismus und Sinnfrage. Pfeiffer, München

Emrich HM (1993) Semantic pressure, hyper-systems, and feelings. In: Atmanspacher H, Dalenoort GJ (eds) Endo/exo-problems in dynamical systems. Springer, Berlin Heidelberg New York Tokyo

Emrich HM (1994) Depression und „Herrschaft der Zeit". Erklärungsmodelle aus der Sicht des Psychiaters. Aus: Forschung und Medizin, Schering, 9. Jahrgang, Heft 1, Dez 1994, S 39–52

Emrich HM, Höllt V, Kissling W, Fischler M, Laspe H, Heinemann H, von Zerssen D, Herz A (1979) Beta-endorphin-like immunoreactivity in cerebrospinal fluid and plasma of patients with schizophrenia and other neuropsychiatric disorders. Pharmakopsychiatria 12: 269–276

Emrich HM, Okuma T, Müller AA (eds) (1984) Anticonvulsants in affective disorders. Excerpta Medica, Amsterdam

Emrich HM, Vogt M, Herz A, Kissling W (1982) Antidepressant effects of buprenorphine. Lancet ii: 709

Emrich HM, Vogt P, Herz A (1981a) Possible antidepressive effects of opioids: action of buprenorphine. In: Vereby K (ed) Opioids in mental illness: theories, clinical observations, and treatment possibilities. Ann NY Acad Sci 398: 108–112

Emrich HM, Zaudig M, Kissling W, Dirlich G, von Zerssen D, Herz A (1981b) Clinical trial of des-tyrosyl-gamma-endorphin in mental illness. In: Vereby K (ed) Opioids in mental illness: theories, clinical observations, and treatment possibilities. Ann NY Acad Sci 398: 470–477

File SE, Rodgers RJ (1979) Partial anxiolytic action of morphine sulphate following microinjection into the central nucleus of the amygdala in rats. Pharmacol Biochem Behav 11: 313–318

Gallagher M, Kapp BS (1981) Influence of amygdala opiate-sensitive mechanisms, fear motivated responses, and memory processes for aversive experiences. In: Martinez JL, Jensen RA, Messing RB, Rigter H, McGaugh JL (eds) Endogenous peptides and learning and memory processes. Academic Press, New York, pp 445–461

Gerner RH, Post RM, Gillin JC, Bunney WE (1979) Biological and behavioral effects of one night's sleep deprivation in depressed patients and normals. J Psychiatr Res 15: 21–40

Gillberg M, Akerstedt T (1981) Sleep deprivation in normals – some psychological and biochemical data from three studies. In: Koella WP (ed) Sleep 1980 (5th European Congress of Sleep Research, Amsterdam 1980). Karger, Basel, pp 16–22

Gold PE, Delaney RL (1981) ACTH modulation of memory storage processing. In: Martinez JL, Jensen RA, Messing RB, Rigter H, McGaugh JL (eds) Endogenous peptides and learning and memory processes. Academic Press, New York, pp 79–98

Gold PE, Hankins LL, Rose RP (1977) Time-dependent post-trial changes in localization of amnestic electrical-stimulation sites within amygdala in rats. Behav Biol 20: 32–40

Gold PW, Kling MA, Demitrack MA, Whitfield H, Kalogeras K, Loriaux DL, Chrousos GP (1988) Clinical studies with corticotropin releasing hormone: implications for hypothalamic-pituitary-adrenal dysfunction in depression and related disorders. In: Ganten D, Pfaff D (eds) Neuroendocrinology of mood. Current topics in neuroendocrinology, vol 8. Springer, Berlin Heidelberg New York Tokyo, pp 55–77

Greenberg R, Pearlman C (1975) REM sleep and the analytical process: a psychophysiological bridge. Psychoanal Q 44: 392–403

Gros C, Pradelles P, Humbert J, Dray F, Le Gal La Salle G, Ben-Ari Y (1978) Regional distribution of met-enkephalin within the amygdaloid complex and bed nucleus of the stria terminalis. Neurosci Lett 10: 193–196

Grunhaus L, Tiongco D, Pande A, Eiser A, Haskett RF, Greden JF, Shipley JE (1987) Monitoring of antidepressant response to ECT with polysomnographic recordings and the dexamethasone suppression test. Psychiat Res 24: 177–185

Halberg F (1968) Physiologic considerations underlying rhythmometry, with special reference to emotional illness. In: Ajuriaguerra J de (ed) Cycles Biologiaues at Psychiatrie. Symposium Bel-Air III. Masson, Paris, pp 73–126

Hall CS, van de Castle RL (1966) The content analysis of dreams. Appleton-Century-Crofts, New York

Hobson JA (1988) The dreaming brain. Basic Books, New York

Hobson JA (1990) Schlaf: Gehirnaktivität im Ruhezustand [Originaltitel: (1989) Sleep. The Scientific American Library New York]. Spektrum der Wissenschaft Verlag, Heidelberg

Hobson JA, Lydic R, Baghdoyan HA (1986) Evolving concepts of sleep cycle generation: from brain centers to neuronal populations. Behav Brain Sci 9: 371–448

Hobson JA, McCarley RW, Wyzinski PW (1975) Sleep cycle oscillation: reciprocal discharge by two brainstem neuronal groups. Science 189: 55–58

Holsboer F (1995) Neuroendocrinology of affective disorder. In: Bloom F, Kupfer D (eds) Neuropsychopharmacology. Fourth generation of progress. Raven, New York

Hoofdakker R van den, Beersma DGM (1988) On the contribution of sleep wake physiology to the explanation and the treatment of depression. Acta Psychiatr Scand 77 [Suppl 341]: 53–71

Hoofdakker R van den, Bouhuys AL, Beersma DGM (1989) The effects of sleep deprivation and sleep on depressive mood and subjective arousal. Biol Psychiat 26: 733–736

Horne JA (1988) Why we sleep. The functions of sleep in humans and other mammals. Oxford University Press, Oxford

Horne JA (1991) Dimensions to sleepiness. In: Monk TH (ed) Sleep, sleepiness and performance. Wiley, Chichester, pp 169–196

Howlett TA, Rees LH (1986) Endogenaous opioid peptides and hypothalamopituitary function. Annu Rev Physiol 48: 527–536

Irwin M, Smith TL, Gillin JC (1992) Electroencephalographic sleep and natural killer activity in depressed patients and control subjects. Psychosom Med 54: 10–21

Izquierdo I, Perry ML, Dias RD, Souza DO, Elisabetsky E, Carrasco MA, Orsingher OA, Netto CA (1981) Endogenous opioids, memory modulation, and state dependency. In: Martinez JL, Jensen RA, Messing RB, Rigter H, McGaugh JL (eds) Endogenous peptides and learning and memory processes. Academic Press, New York, pp 269–290

Janković BD, Marić D (1987) Enkephalins and immunity. I. In vivo suppression and potentiation of humoral immune response. Ann NY Acad Sci 496: 115–125

Janković BD, Marić D (1990) In vivo modulation of the immune system by enkephalins. Int J Neurosci 51: 167–169

Janowsky DS, El-Yousef MK, Davis JM, Sekerke HJ (1972) A cholinergic-adrenergic hypothesis of mania and depression. Lancet ii: 632–635

Kalin N (1985) Behavioral effects of ovine corticotropin-releasing factor administered to rhesus monkeys. Fed Proc 44: 249

Kandel ER (1991) Cellular mechanisms of learning and the biological basis of individuality. In: Kandel ER, Schwartz JH, Jessell TM (eds) Principles of neural science, 3rd ed. Prentice Hall, Englewood Cliffs, New Jersey, pp 1009–1031

Kasper S, Sack DA, Wehr TA (1989) Therapeutischer Schlafentzug und Energiehaushalt. In: Pflug B, Lemmer B (Hrsg) Chronobiologie und Chronopharmakologie. Antidepressiva – Schlafentzug – Licht. Fischer, Stuttgart New York, pp 53–79

Knowles JB, Southmayd SE, Delva N, MacLean AW, Cairns J, Letemdia FJ (1979) Five variations of sleep deprivation in a depressed woman. Br J Psychiatry 135: 403–410

Koella WP (1988) Die Physiologie des Schlafes. Fischer, Stuttgart

Koob GF, Bloom FE (1983) In: Krieger DT, Brownstein MJ, Martin JB (eds) Brain peptides. Wiley, New York, pp 369–388

Koob GF, Le Moal M, Bloom FE (1981) Enkephalin and endorphin appetitive and aversive conditioning. In: Martinez JL, Jensen RA, Messing RB, Rigter H, McGaugh JL (eds) Endogenous peptides and learning and memory processes. Academic Press, New York, pp 249–267

Koukkou M, Lehmann D (1983) Dreaming: the functional state-shift hypothesis. Br J Psychiatry 142: 221–231

Kraft AM, Willner P, Gillin CG, Janowsky D, Neborsky R (1984) Changes in thought content following sleep deprivation in depression. Compr Psychiatry 25: 283–289

Kupfermann I (1991) Hypothalamus and limbic system: peptidergic neurons, homeostasis, and emotional behavior. In: Kandel ER, Schwartz JH, Jessell TM (eds) Principles of neural science, 3rd ed. Prentice Hall, Englewood Cliffs, New Jersey, pp 735–749

Lehmann D, Koukkou M (1971) Das EEG des Menschen beim Lernen von neuem und bekanntem Material. Arch Psychiatr Nervenkr 215: 22–32

Liang KC, Messing RB, McGaugh JL (1983) Naloxone attenuates amnesia caused by amygdaloid stimulation: the involvement of a central opioid system. Brain Res 271: 41–49

Lund R, Schulz H, Berger M, Lauer Ch (1983) REM sleep and body temperature in depressed patients during depression and remission and in control subjects. Sleep Res 12: 209

Maestroni GJM, Conti A (1991) Role of the pineal neurohormone melatonin in the psycho-neuroendocrine-immune network. In: Ader R, Felten DL, Cohen N (eds) (1991) Psychoneuroimmunology, 2nd ed. Academic Press, New York, pp 495–513

Mains R, Eipper E, Ling N (1977) Common precursor to corticotropin and endorphins. Proc Natl Acad Sci USA 74: 3014–3018

Martinez JL, Jensen RA, Messing RB, Rigter H, McGaugh JL (eds) Endogenous peptides and learning and memory processes. Academic Press, New York

Matthews J, Akil H, Greden J, Charney D, Weinberg V, Rosenbaum A, Watson SJ (1986) Beta-endorphin/beta-lipotropin immunoreactivity in endogenous depression. Effect of dexamethasone. Arch Gen Psychiatry 43: 374–381

Mentzos S (1982) Neurotische Konfliktverarbeitung. Einführung in die psychoanalytische Neurosenlehre unter Berücksichtigung neuer Perspektiven. Kindler, München

Messing RB, Jensen RA, Vasquez BJ, Martinez JL, Spiehler VR, McGaugh JL (1981) Opiate modulation of memory. In: Martinez JL, Jensen RA, Messing RB, Rigter H, McGaugh JL (eds) Endogenous peptides and learning and memory processes. Academic Press, New York, pp 431–443

Morgenstern C (1939) Alle Galgenlieder (zusammengestellt nach der Ausgabe 1913, enthält: Galgenlieder, Palmström, Palma Kunkel, Ginganz). Insel Verlag, Leipzig, S 109

Mumford D (1991) On the computational architecture of the neocortex. Biol Cybern 65: 135–145

Munck A, Guyre PM (1991) Glucocorticoids and immune function. In: Ader R, Felten DL, Cohen N (eds) Psychoneuroimmunology, 2nd edn. Academic Press, New York, pp 447–474

Naranjo JR, Iadarola MJ, Costa E (1986) Changes in the dynamic state of brain proenkephalin-derived peptides during amygdaloid kindling. J Neurosci Res 16: 75–87

Newman EA, Evans CR (1965) Human dream processes as analogous to computer programme clearance. Nature 206: 534

Pflug B, Tölle R (1971) Disturbance of the 24-hour rhythms in endogenous depression and the treatment of endogenous depression by sleep deprivation. Int Pharmacopsychiat 6: 187–196

Post RM, Kotin J, Goodwin FK (1976) Effects of sleep deprivation on mood and central amine metabolism in depressed patients. Arch Gen Psychiatry 33: 627–632

Post RM, Weiss SRB, Rubinow DR (1988) Recurrent affective disorders: lessons from limbic kindling. In: Ganten D, Pfaff D (eds) Neuroendocrinology of mood. Current topics in neuroendocrinology, vol 8. Springer, Berlin Heidelberg New York Tokyo, pp 91–115

Reynolds CF, Houck PR, Hoch CC, Stack JA, Sewitch DE, Berman SR, Kupfer DJ (1986) Effects of 36-hour sleep deprivation on recovery sleep and mood in healthy elderly men and women. Sleep Res 15: 220

Reynolds CF, Kupfer DJ, Taska LS, Hoch CH, Swetich DE, Grochocinski VJ (1985) Slow ave sleep in elderly depressed, demented and healthy subjects. Sleep 2: 155–159

Riemann D, Berger M (1989) EEG sleep in depression and in remission and the REM sleep response to the cholinergic agonist RS 86. Neuropsychopharmacology 2: 145–152

Riemann D, Berger M (1990). The effects of total sleep deprivation and subsequent tratment with clomipramine on depressive symptoms and sleep electroencephalography in patients with a major depressive disorder. Acta Psychiatr Scand 81: 24–31

Riemann D, Joy D, Höchli D, Lauer C, Zulley J, Berger M (1988b) The influence of the cholinergic agonist RS86 on sleep with regard to gender and age. Psychiatr Res 24: 137–147

Riemann D, Wiegand M, Berger M (1987) Psychologische Untersuchungen zur Traumaktivität depressiver Patienten. In: Rüther E, Berger M (Hrsg) Depression – Schlaf – Antidepressiva. Neue Ergebnisse aus Forschung und Praxis. Perimed, Erlangen, S 19–29

Riemann D, Wiegand M, Majer-Trendel K, Dippel B, Berger M (1988a) Dream recall and dream content in depressive patients, patients with anorexia nervosa and healthy controls. In: Koella WP, Obál F, Schulz H, Visser P (eds) Sleep '86. Fischer, Stuttgart, pp 373–375

Roy-Burne PR, Uhde TW, Post RM (1984) Antidepressant effects of one night's sleep deprivation: clinical and theoretical imlications. In: Post RM, Ballenger JC (eds) Neurobiology of mood disorders. Frontiers of clinical neuroscience, vol 1. Williams und Wilkins, Baltimore, pp 817–835

Sack DA, Duncan W, Rosenthal NE, Mendelson WE, Wehr TA (1988) The timing and duration of sleep in partial sleep deprivation therapy of depression. Acta Psychiatr Scand 77: 219–224

Schafer MKH, Day R, Watson SJ, Akil H (1991) Distribution of opioids in brain and peripheral tissues. In: Almeida OFX, Shippenberg TS (eds) Neurobiology of opioids. Springer, Berlin Heidelberg New York Tokyo, pp 54–71

Seligman (1983) Erlernte Hilflosigkeit. Psychologie Verlagsunion, Weinheim

Shavit Y (1991) Stress-induced immune modulation in animals: opiates and endogenous opioid peptides. In: Ader R, Felten DL, Cohen N (eds) Psychoneuroimmunology, 2nd edn. Academic Press, New York, pp 789–806

Shavit Y, Ryan SM, Lewis JW, Laudenslager ML, Terman GW, Maier SF, Gale RP, Liebeskind JC (1983) Inescapable but not escapable stress alters immune function. Physiologist 26: A-64

Shippenberg TS, Bals-Kubik R (1991) Motivational effects of opioids: neurochemical and neuroanatomical substrates. In: Almeida OFX, Shippenberg TS (eds) Neurobiology of opioids. Springer, Berlin Heidelberg New York Tokyo, pp 321–350

Sitaram N, Gillin JC, Bunney WE (1984) Cholinergic and catecholaminergic receptor sensitivity in affective illness: strategy and theory. In: Post RM, Ballenger JC (eds) Neurobiology of mood disorders. Frontiers of clinical neuroscience, vol 1. Williams und Wilkins, Baltimore, pp 629–651

Snyder SH (1988) Chemie der Psyche. Spektrum der Wissenschaft Verlagsgesellschaft, Heidelberg. Originalausgabe: (1986) Drugs and the brain. Scientific American Books, New York

Solvason, Ghanta, Hiramoto (1990) Paper presented on the 2nd International Congress on Neurommunomodulation. Abstracts of the 2nd International Congress on Neuroimmunomodulation (NIM), Florence, May 1990

Souetre E, Salvati E, Belugoug JL, Pringuey D, Candito M, Krebs B, Ardisson JL, Darcourt G (1989) Circadian rhythms in depression and recovery: evidence for blunted amplitude as the main chronobiological abnormality. Psychiat Res 28: 263–278

Steiger A (1995) Schlafendokrinologie. Nervenarzt 66: 15–27

Steiger A, von Bardeleben U, Guldner J, Lauer C, Rothe B, Holsboer F (1993) The sleep EEG and nocturnal hormonal secretion – studies on changes during the course of depression and on effects of CNS-active drugs. Prog Neuropsychopharmacol Biol Psychiatry 17: 125–137

Surridge-David M, Maclean A, Coulter M, Knowles J (1986) Mood change following an acute delay of sleep. Sleep Res 15: 286

Ursin H, Kaada BR (1960) Functional localization within the amygdaloid complex in the cat. Electroencephalogr Clin Neurophysiol 12: 1–20

Vogel GW (1983) Evidence for REM sleep deprivation as the mechanism of action of antidepressant drugs. Prog Neuropsychopharmacol Biol Psychiatry 7: 343–349

Vogel GW, Vogel F, McAbee RS, Thurmond AJ (1980) Improvement of depression by REM sleep deprivation. New findings and a theory. Arch Gen Psychiatry 37: 247–253

Wehr TA (1991) Sleep as heat: thermoregulatory mechanisms in therapeutic sleep deprivation. Sleep Res 20A: 480

Wehr TA, Goodwin FK (1981) Biological rhythms and psychiatry. In: Arieti S (ed) American handbook of psychiatry, advances and new directions, 2nd ed. Basic Books, New York, pp 46–74

Wehr TA, Sack DA, Duncan WC, Mendelson WB, Rosenthal NE, Gillin JC, Goodwin FK (1985) Sleep and circadian rhythms in affective patients isolated from external time cues. Psychiatry Res 15: 327–339

Wehr TA, Wirz-Justice A (1981) Internal coincidence model for sleep deprivation and depression. In: Koella WP (ed) Sleep 1980. 5th Eur Cong Sleep Res, Amsterdam 1980. Karger, Basel, pp 26–33

Weiss SRB, Post RM, Gold PW, Chrousos GP, Sullivan TL, Pert A (1986) CRF-induced seizures and behavior: interaction with amygdala kindling. Brain Res 372 (2): 345–351

Weisse S (1992) Depression and immunocompetence: a review of the literature. Psychol Bull 111(3): 475–489

Werka T, Skär J, Ursin H (1978) Exploration and avoidance in rats with lesions in amygdala and piriform cortex. J Comp Physiol Psychol 92: 672–681

Wever RA (1979) The circadian system of man. Springer, New York

Wiegand M (1993) Wirkungen von Schlafentzug und Tagschlaf auf die Befindlichkeit depressiver Patienten. Habilitationsschrift, Technische Universität München

Wiegand M, Berger M (1989) Action of trimipramine on sleep and pituitary hormone secretion. Drugs 38 [Suppl 1]: 35–42

Wu JC, Bunney WE (1990) The biological basis of an antidepressant response to sleep deprivation and relapse: review and hypothesis. Am J Psychiatry 147: 14–21

Wu JC, Gillin JC, Buchsbaum MS, Hershey T, Hazlett E, Sicotte N, Bunney WE (1991) The effect of sleep deprivation on cerebral glucose metabolic rate in normal humans assessed with positron emission tomography. Sleep 14: 155–162

Wu JC, Gillin JC, Buchsbaum MS, Hershey T, Johnson JC, Bunney WE (1992) Effect of sleep deprivation on brain metabolism of depressed patients. Am J Psychiatry 149: 538–543

Wurtman RJ, Waldhauser F (eds) (1986) Melatonin in humans. J Neural Transm [Suppl] 21

Xie CW, Lee PH, Takeuchi K, Owyang V, Li SJ, Douglass J, Hong JS (1989) Single or repeated electroconvulsive shocks alter the levels of prodynorphin and proenkephalin mRNA in rat brain. Brain Res Mol Brain Res 6: 11–19

Yamaguchi N, Maeda K, Kuromaru S (1978) The effects of sleep deprivation on the circadian rhythm of plasma cortisol levels in depressed patients. Folia Psychiatr Neurol Japon 32: 479–487

Yang JD, Elphick M, Shrpley AL, Cowen PJ (1989) Effects of carbamazepine on sleep in healthy volunteers. Biol Psychiatry 26: 324–328

Yoshikawa K, Hong JS, Sabol SL (1985) Electroconvulsive shock increases proenkephalin messenger RNA abundance in rat hypothalamus. Proc Natl Acad Sci USA 82: 589–593

Zarcone V, Gulevich G, Dement W (1967) Sleep and electroconvulsive therapy. Arch Gen Psychiatry 16: 567–573

Zerssen D von, Doerr P, Emrich HM, Lund R, Pirke KM (1987) Diurnal variation of mood and the cortisol rhythms in depression and normal states of mind. Eur Arch Psychiatr Neurol Sci 237: 36–45

Korrespondenz: Prof. Dr. H. M. Emrich, Medizinische Hochschule Hannover, Konstanty-Gutschow-Straße 8, D-30625 Hannover, Bundesrepublik Deutschland

Sachverzeichnis

SpringerNews

Hans-Jürgen Möller,
Arno Deister (Hrsg.)

Vulnerabilität für affektive
und schizophrene Erkrankungen

1996. 31 Abbildungen. VIII, 151 Seiten.
Broschiert DM 59,–, öS 415,–
ISBN 3-211-82703-X

Das Konzept der Vulnerabilität ist aus der psychiatrischen
Forschung der letzten 2 Jahrzehnte nicht mehr wegzudenken.
Dieses Konzept hat in seinen verschiedenen Varianten und
Entwicklungen die heute international führenden Vorstellungen über die Ätiopathogenese schizophrener und affektiver
Erkrankungen maßgeblich geprägt. In diesem Band werden
von führenden Experten die psychopathologischen, epide-
miologischen, genetischen, biochemischen und psychologischen Faktoren dargestellt, die in ihrer Gesamtheit in einem
Vulnerabilitätskonzept zusammengeführt werden. Das Buch
bietet die grundlegenden Informationen für die möglichst
frühzeitige Erkennung und die gezielte therapeutische Beeinflussung psychotischer Erkrankungen.

SpringerPsychiatrie

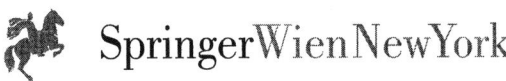 SpringerWienNewYork

P.O.Box 89, A-1201 Wien • New York, NY 10010, 175 Fifth Avenue
Heidelberger Platz 3, D-14197 Berlin • Tokyo 113, 3-13, Hongo 3-chome, Bunkyo-ku

Springer-Verlag
und Umwelt